KB194661

깨달음, 카르마 그리고 내면의 빛

AWAKENING,
karma, and the light within

깨달음, 카르마 그리고 내면의 빛

발행일	2025년 3월 13일		
지은이	베스 림*Beth Lim*		
펴낸이	손형국		
펴낸곳	(주)북랩		
편집인	선일영	편집	김현아, 배진용, 김다빈, 김부경
디자인	이현수, 김민하, 임진형, 안유경	제작	박기성, 구성우, 이창영, 배상진
마케팅	김회란, 박진관		
출판등록	2004. 12. 1(제2012-000051호)		
주소	서울특별시 금천구 가산디지털 1로 168, 우림라이온스밸리 B동 B111호, B113~115호		
홈페이지	www.book.co.kr		
전화번호	(02)2026-5777	팩스	(02)3159-9637
ISBN	979-11-7224-520-7 03510 (종이책)		979-11-7224-521-4 05510 (전자책)

잘못된 책은 구입한 곳에서 교환해드립니다.
이 책은 저작권법에 따라 보호받는 저작물이므로 무단 전재와 복제를 금합니다.
이 책은 (주)북랩이 보유한 리코 장비로 인쇄되었습니다.

(주)북랩 성공출판의 파트너

북랩 홈페이지와 패밀리 사이트에서 다양한 출판 솔루션을 만나 보세요!

홈페이지 book.co.kr • **블로그** blog.naver.com/essaybook • **출판문의** text@book.co.kr

작가 연락처 문의 ▸ ask.book.co.kr

작가 연락처는 개인정보이므로 북랩에서 알려드릴 수 없습니다.

깨달음, 카르마 그리고 내면의 빛

AWAKENING,
karma, and the light within

니르바나를 향한 운명의 동반자

: 명상, 죠티샤 그리고 아쉬탕가 크리야 요가

◆ 베스 림 지음 ◆

 북랩

❧ 서문 ❧

: 깨달음, 그리고 카르마 세탁
(After the Ecstasy, the Laundry)

깨달음의 묘약, K-인삼사탕

필자의 베딕 점성학 스승님 미스터 라오(Mr. K.N. Rao)는 만 62세였던 1993년에 처음으로 미국에 오셨다. 아직 컴퓨터와 인터넷이 널리 발달하지 않았던 아날로그 시대였기에 인도 전통의 베딕 점성학도 오늘날처럼 전 세계적으로 잘 알려지지 않았던 시절이었다. 그럼에도 당대 최고 베딕 점성가로서 미스터 라오의 명성과 인기는 인도 전역은 물론이고 이미 서양 사회까지 널리 퍼져 있었다. 라오 스승님은 예측의 정확성 그리고 정직하고 강직한 성품으로 인해 특히 고국 인도의 정치계에서 잘 알려진 점성가였다. 장관이나 수상 같은 최고위직 정치인들이 비밀리에 상담을 받지 않은 이들이 거의 없을 정도였다. 높은 학력과 고귀한 가족 배경, 잘생긴 외모와 훤칠한 키,

운동과 체스, 탁월한 음악적 재질, 공무원이라는 안정된 직장 등 인도 사회 기준에서 어느 하나 빠지는 데가 없는 일등 신랑감이자 인기 만능 스타였다. 그럼에도 평생 결혼을 마다하고 독신으로 살면서 신(神)을 섬기며 깨달음을 얻고자 하는 열망에만 충실하며 살아오셨다. 어릴 적부터 영적 삶에 대한 지대한 열망으로 가득했지만 모친의 반대로 살아 계시는 동안은 출가를 하지 않겠다는 어머니와의 약속을 지키기 위해 재가 수행자의 길을 택하셨다. 평생 동안 오직 깨달음만을 추구하며 봉사와 헌신으로 신을 섬기는 박티(Bhakti) 요기였던 그분은 낮에는 국가 고위직 공무원(Director General of Indian Audit and Accounts Service)으로 일하고, 밤에는 베딕 점성학 상담과 대학 강연, 연구를 하는 생활을 수십 년간 하였는데, 결코 어떤 보상을 받거나 대가도 요구한 적이 없었다. 그것이 그분에게는 신에게 헌신하는 방식이었기 때문이다. 주말이면 아쉬람이나 영적 구루들을 찾아 자원봉사와 헌신을 하며 보내고, 밤이면 그분의 거처에 몰려오는 온갖 사람들에게 무료로 상담을 해 주고, 컬리지에서 무수한 후학들을 무료로 가르치고 연구하며, 그렇게 수십 년 동안 치열하게 바쁜 삶을 살았던 이유도 모두 당신이 받은 신의 은총을 되돌려주고자 하는 그 분만의 수행 방식이었다.

그처럼 대쪽 같은 성품과 명성을 가진 미스터 라오는 미국에 오자마자 곧 신비주의와 영성에 열광하는 미국과 서양 사회 뉴에이지 집단 사이에서 큰 센세이션을 일으키게 되었다. 데이비드 프롤리(Dr.

　　　　　　　　깨달음, 카르마 그리고 내면의 빛

David Frawley), 로버트 핸드(Robert Hands), 닥터 쵸프라(Dr. Deepak Chopra) 등 많은 유명 인사들이 그에게 달려와 개인 상담을 받았다. 하버드와 MIT 같은 굴지의 미국 대학들에서 초청 강연 의뢰가 쏟아지고, 가시는 곳마다 사람들은 강의에 참석하고 점성술 상담을 받기 위해 줄을 섰다. 필자가 그분과 개인적 인연을 맺게 되었던 것도 그때였다. 유학생 신분으로 미국에 간 지 얼마 지나지 않았을 때였는데, 우연히 그 분의 진정성과 헌신적 열정이 그대로 느껴지는 녹음 강의들을 듣고 감동하여 그분의 책들로 혼자 독학하던 중이었다. 그러다가 그분이 미국에 오신다는 소식을 듣자마자 내가 있던 아이와(Iowa State)에서 뉴저지(New Jersey)로 날아가 주말 코스에 직접 참가하게 되었다. 운 좋게 개인 상담을 받을 기회가 생겨 그분과 함께 앉았을 때 나는 더 이상 내 인생에 대해 궁금하거나 질문할 것이 없었다. 그분은 오랜 수행으로 짙은 광채가 도는 눈으로 나를 응시하며 그러면 왜 왔는지 되물으셨다. "그냥 스승님을 만나 뵙고 싶었을 뿐입니다."라고 대답하자 그분은 인도식으로 고개를 양옆으로 저으며 웃으셨다. 그리고는 그 자리에서부터 베딕 점성학을 개인적으로 가르쳐 주기 시작하셨다. 그 후 몇 년 동안 미국에 오실 때마다 필자가 유학하고 있던 패어필드(Fairfield, Iowa)에 꼭 들르셨고, 나는 그분의 체류와 강의, 상담을 위해 책임지고 모시는 행운을 누리게 되었다. 그리고 내담자들을 개인 상담하는 자리에 같이 앉아 그분이 진행하시는 실전 상담 과정을 지켜보고 배우는 특혜도 가질 수 있었다.

패어필드는 필자가 유학하던 명상 대학을 중심으로 하여, 비단 초월명상 그룹뿐만 아니라 당시 유행하던 온갖 유형의 명상과 요가 등 다양한 뉴 에이지 영성운동을 하는 사람들로 이루어진 영적 커뮤니티였기 때문에 개인 상담을 할 때 가장 많이 받는 질문 중 하나가 "언제 깨달음을 얻을 수 있을까요?"였다. 그럴 때마다 그분은 질문에 답하기 위해 내적인 갈등을 하셔야 했다. 정작 당신이 오로지 '깨달음'을 얻고자 평생을 바치신 분이었기 때문이다. 오랜 헌신의 세월 동안 얼마나 숨은 노력과 피, 눈물, 땀을 쏟으며 수행하고 외길로 정성을 바치셨는지 오직 신(神)만이 아실 것이었다. 그런데 여기에 가정 파탄, 학대, 이혼, 실직, 파산, 비극 등과 같은 개인적 삶의 위기를 겪고 뉴 에이지 영성의 길로 들어오게 된 사람들이 마치 투자한 상품에 대한 보상을 요구하듯 너무나 쉽고 당연하게 언제 자신이 '깨달음'을 얻게 될지 묻고 있었다. 어떤 빈말이나 듣기 좋은 말은 하지 못하시던 그분의 성품에 매번 내담자들의 황당한 질문에 어떻게 대응하고 무마할 수 있었는지 지금 생각해도 미스터리하다. 언제 깨달음을 얻을 수 있을지 하는 질문 외에 사람들이 또 자주 물었던 것은 '전생과 내생'에 대한 질문이었다. 그들은 자신이 과거 생에 어떤 대단한 사람이었거나 지금 열심히 명상하며 영적인 삶을 살고 있으니 내생에는 당연히 좋은 곳에 갈 수 있을 거라는 확언을 듣고 싶어 했다. 라오 스승님께서 평상시 가진 소신은, "과거 전생이 무엇이었든 간에 지금 사실 여부를 확인할 수 있는 방법은 없다. 마찬가지로 죽은 후에 만약 천국에 간다면 보너스가 되겠지만, 그러나 어디에

　　　　　　　　　　　깨달음, 카르마 그리고 내면의 빛

다시 태어날지 어떻게 알 수 있고 장담할 수 있겠는가? 중요한 것은 지금 현재 삶에서 어떻게 하면 바르고 선하게 잘 살고 행복할 수 있을지 아는 것이 더 중요하지 않은가?"였다. 하지만 크리스천교의 선과 악, 보상과 형벌, 지옥과 천국이라는 이분법적 기본 사고와 문화적 배경에서 자라난 서양의 내담자들에게 힌두교 사상의 브라민이 그처럼 현실적이고 직설적인 조언을 하기엔 수용할 수 있는 의식적 거리가 너무 멀었다.

라오 스승님은 이렇게 곤란한 질문들에 즉답을 회피하는 대신에 'K-인삼사탕'을 '깨달음의 묘약'이라며 내담자들에게 건네주기 시작하셨다. 나는 지금까지도 그분이 왜 인삼사탕을 그렇게 불렀는지 모른다. 라오 스승님은 평생 동안 순수한 채식가이면서 곡류를 전혀 드시지 않는 특별한 다이어트를 하고 계셨기 때문에 인도를 떠나 외국에 다니실 때마다 제대로 된 채식 음식을 구하는 어려움이 있었다. 그래서 밀크티와 과일 등으로만 지탱하며 미국 전역 순회를 하던 중이었기에 내가 한국 슈퍼에서 구한 K-인삼사탕을 드렸을 때, 마치 어린아이처럼 좋아하셨다. 아마도 그분에게는 깨달음의 달달한 묘약처럼 부족한 에너지를 보충하는 데 많은 도움이 되었던 것 같다.

'깨달음'이라는 말의 무게

비단 패어필드 사람들뿐만 아니라 그동안 만난 소위 영성의 길을 걷고 있는 여러 종교와 문화의 사람들이 너무나 가볍게 '깨달음'이라는 말을 남발할 때마다 나는 내심 움찔하곤 했었다. 애초에 나로서는 영적인 길에 들어선 이유가 '깨달음'에 대한 어떤 환상 때문이 아니었다. 타고난 내향적 기질로 인해 어릴 때부터 주변 현실에 잘 적응하지 못한 채 혼자 외로움 속에서 방황하고 있다가 명상을 만났을 때, 마침내 나에게 가장 잘 맞는 옷을 찾은 느낌이었다. 그래서 자연스럽게 배움과 영성, 수행의 길로 계속 나아가게 되었을 뿐이다. 그러다가 라오 스승님과 인연이 이어졌고, 엄격한 수행자로서 평생을 한결같이 살아오신 그분을 가까이서 모셔 본 영향 때문이었던지, 아니면 태생적으로 함량 미달의 자의식을 가진 탓이었던지, '깨달음'이라는 말은 언제나 내게 있어 너무나 막중하고 어마어마한 단어로 남아 있었다. 언감생심 내가 얻는다는 것은 말할 것도 없고, 감히 입에 올리기조차 송구하고 거대한 '어떤' 것이었기 때문이다. 석가모니 부처님께서 피골만 상접할 정도로 엄격한 6년간의 고행 끝에, 보리수 아래서 7일 동안 꼼짝하지 않고 앉아 계시다가 마침내 얻으신 '깨달음'이 내포하는 막대한 부피와 무게는, 한낱 미물에 불과한 나 같은 중생이 몇십 생을 거듭해 다시 태어난다 하더라도 함부로 꿈도 꿀 수 없을 것처럼 불가사의하고 어려운 것으로만 느껴졌다.

깨달음, 카르마 그리고 내면의 빛

그래서 라오 스승님을 만나기 이전부터 비록 나름대로 진지한 수행의 길을 걷고 있었지만 자신의 그릇이나 부족함을 너무나 잘 알고 있었기에 현생에서의 깨달음은 말할 것도 없고, 사후에 천국이나 정토불교의 서방낙원에 가고자 하는 것 역시 꿈도 꾸지 않았다. 어떻게 하면 지금 현재, 보다 명확한 의식과 파워, 지혜와 지식, 가치 있는 목적과 방향성으로 살 수 있을지, 그리고 매 순간 후회하지 않을 선택을 할 수 있을지 현실적인 해답을 보여 주는 영성관이 내게는 태생적으로 더 어필됐다. 요동치는 감정적 혼란과 고통, 갈등에서 벗어나 보다 안정되고 조화롭게 사는 법을 아는 것이 '깨달음'이라는 뜬구름을 쫓는 것보다 내게는 훨씬 더 중요한 관심사였다. 그러던 중 죠티샤(Jyotisha)라는 베딕 점성학을 처음 접하자 마치 명상을 처음 배웠을 때처럼 즉각적인 소울의 공명을 느낄 수 있었다. 죠티샤는 베다스(Vedas)의 수족인 베당가(Vedanga)의 눈에 해당한다. 우리의 과거, 현재, 미래를 볼 수 있는 힘을 가지고 있고 삶의 어둠 속에서 빛을 찾을 수 있도록 도와주는 '빛의 학문'이라는 뜻을 가지고 있다. 죠티샤는 물질적인 욕망이나 호기심을 채워 주는 단순한 점성술(占星術)이 아니라 카르마의 법칙에 근거를 둔 영성 과학으로, 우리가 살아가는 동안 최고의 한 인간으로 기능할 수 있게 하고 신성한 본성을 깨달을 수 있도록 내면의 빛을 밝혀 준다. 라오 스승님께서는 당신이 살아오신 삶 전체를 통해 그러한 사실을 증명해 보이셨다. 필자에게도 마찬가지로, 재가수행자로서 가르침과 공부, 가정생활을 병행하며 사는 오랜 시간 동안 곁을 지켜 주는 믿음의 지팡이 역할을 하였다.

그런데 아무리 애초부터 '깨달음'에 대한 환상은 없었다고 하지만, 일단 사람의 몸을 가지고 태어난 이상 우리는 모두 언젠가는 물질적 세계 너머에 있는 인간 영혼의 최고성취와 완성 상태인 '깨달음'을 향해 나아갈 수밖에 없다는 사실을 깨닫기까지는 이후에 펼쳐진 타국에서의 오랜 세월을 지나야 했다. 우리의 의지와는 상관없이 원하든 원하지 않든, 한번 발을 디딘 수행적 삶의 길 끝은 '깨달음'이라는 사실, 그리고 그 길을 가는 중에는 카르마의 법칙에 의해 많은 시험과 장애, 가시와 유혹, 마장(魔障)들이 존재한다는 사실이었다. 이는 마치, 봄, 여름, 가을, 겨울 계절이 순환하고, 태어난 모든 것은 필연적으로 생로병사의 과정을 겪을 수밖에 없고, 높은 곳에서 낮은 곳으로 흐르는 물은 반드시 바다로 합류하게 되어 있는 것과 같은 당연한 자연법칙이었다. 또한 등가의 법칙에 의하면, 세상의 모든 것에는 그에 상응하는 대가가 반드시 있기 마련이다. 그래서 일찌감치 받았던 라오 스승님의 사랑과 은혜가 컸던 만큼이나 그분이 가지신 '깨달음'에 대한 힌두 브라민으로서 완고한 확신과 믿음을 유불교 전통의 한국인이었던 내가 어떤 여과도 없이 그대로 받아들인 결과로 오랜 시간 동안 뼈아픈 고뇌와 정체로 지불해야 했다. 열대국에서 펼쳐진 오랜 칼라(시간)의 시험들, 그리고 헤라클레스적인 노력과 코페르니쿠스적인 의식의 전환이 요구되었다. 현시대의 유마거사(維摩居士)로 알려진 남회근 선사(1918-2012)께서는, "만약 사람들이 깨달음을 얻기 위해선 얼마만큼 노력과 인내의 시간이 걸릴지 안다면 내 집 앞에 잡초가 몇 미터로 자랄 만큼 찾아오는 인적이 드물게 될 것이다."라고 하셨다. 아마 나도 미리 알았다면 감히 이 길을 걸어갈 엄두를 내지 못했을 것이다. 비록 나는 애초에 '깨달음'을 얻을 목적은 아니었다고 우겼지만, 이미 구르기 시작한 카르마의 수레바퀴 앞에서는 이를 멈출 수 있는 방법이 없었다.

깨달음의 진정한 묘약
- 카르마 세탁과 사티 크리야(Sati Kriya, '알아차림'의 정화)

미국에 비파싸나(Vipassana) 명상을 전하고 확산시킨 사람으로 유명한 잭 콘필드(Jack Kornfield, 1945~)는 태국의 대 선사 아잔 차(Ajahn Chah, 1918-1991) 스님의 제자였고, 또 미얀마의 마사히 사야도(Mahasi Sayadaw, 1904-1982) 스님에게서 비파싸나를 배운 후 미국에 가서 비파싸나 명상회 IMS(Insight Meditation Society)를 공동 설립하고 지도하고 있는 재가법사이다. 그가 2000년에 출간한 『After the Ecstasy, the Laundry』(『깨달음 이후 빨랫감』, 2012, 불광출판사)라는 책은 나오자마자 베스트셀러가 되었다. 그동안 '깨달음'이 무엇인가에 대한 책들은 수도 셀 수 없이 많이 나왔지만, 깨달음을 얻은 이후에 어떻게 되는지에 대해 이야기하는 책들은 없었다. 그런데 이 책은 저자가 그동안 만난 동서양의 많은 수행자들이 온갖 신비로운 체험이나 '깨달음'의 경험들을 얻었지만, 이후에 달라지는 것은 아무 것도 없었다는 사실, 세상을 초월하거나 무슨 대단한 초능력이 생기는 것도 아니고, 아무리 오랫동안 수행하고 '깨달음'의 경험이 풍부하더라도 정작 삶의 현장에 서게 되면 깨달은 이들처럼 초연하고 현명하게 처신할 수 있는 능력과는 전혀 별개라는 진리를, 지극히 인간적인 고뇌와 시련들을 겪고 극복하는 과정들을 통해 배우면서 마침내 '실제로' 깨닫게 된다는 체험적 스토리와 교훈들이 담겨 있다. 나도 그들처럼 예외가 아니었다. 아무리 그동안 나름대로 열심히 수행하고 풍부한 영성의 경험을 얻었다 하더라도 이후에 마주한 실질적 삶의 챌린지들 앞에서는 속수무책으로 당하고 무너질 수밖에 없었다. 여전히 이전과 똑같이 불안정한 몸과 마음, 감정으로 다양한 인간 관계성들이 빚어내는 내외적 갈등과 마찰을 겪어야 했고, 현실적 삶에 필요한 의무와 책임들을 이행해야 했으며, 무엇보다도 미국도, 인도도, 한국도 아닌 말레이시아라는 다인종, 다문화, 다수언어, 열대기후의 회교국가에서 마주한 예측 불가 현실들은 무한한 인내심과 절대적 내맡김(Surrender) 외에는 어떤 퇴로도 없게 만들었다.

우리가 '지상의 천국'이라고 불리던 따뜻한 영적 커뮤니티 패어필드 생활을 과감히 정리하고, 남편의 나라 말레이시아로 가고자 결심했을 때는 주변 지인들이 많은 걱정을 했었다. 패어필드를 떠나는 사람들 중 십중팔구는 바깥세상의 물질적이고 혹독한 현실에 적

깨달음, 카르마 그리고 내면의 빛

응하지 못하고 되돌아오는 경우가 다반사였기 때문이다. 하지만 스스로 현실적인 세계관을 가졌다고 믿었던 나는 다를 거라는 자신감이 있었다. 그런데 근거 없는 자신감과 환상, 그리고 30박스의 책을 싸 들고 1997년 6월 1일 새벽에 도착하자마자 펼쳐진 열대국의 무자비한 태양열과 먼지는, 내게 있던 일말의 영적 자부심과 기대, 이상적 무지를 바로 재로 만들었다. 모두가 천사 같고, 아침저녁으로 학교와 마을 전체 주민들이 단체 명상을 위해 골든 돔(Golden Dome)이란 아름다운 명상 홀로 몰려들던 페어필드와는 너무나 대조적이었다. 그러나 후회해도 소용없었고, 다시 돌아갈 수 있기엔 이미 늦었다. 더 이상 영성이나 '깨달음'이라는 배부른 소리나 하면서 고고하고 초연한 척할 때가 아니었다. 갓 돌이 지난 어린 아들, 미국에서 오래 살았던 탓으로 자신의 조국에 대해 나보다 더 외국인 같았던 남편, 그리고 오기 전까지는 말레이시아가 세계 지도 어디에 있는지도 몰랐던 진짜 외국인이었던 나. 이렇게 세 식구가 살아남기 위해서는 이후 들이닥친 냉철한 현실과 치열한 외적, 내적 전투를 해야만 했다. 우리가 도착하자마자 불어온 1997년 IMF 경제 위기, 수도 쿠알라룸포(Kuala Lumpur)에 새 직장을 얻은 남편을 따라 임시로 거주하던 지방의 시댁을 떠나 급하게 살 집을 구하고 나니 금방 바닥이 난 비상 자금, 비회교도 외국인 배우자에 대한 취업 불가와 이민법 제한으로 나는 집에 갇혀 어린 아기와 함께 하루 종일 아파트 벽만 마주할 수밖에 없었던 현실, 설상가상으로 1997년 코먼웰스 게임(Commonwealth Games) 개최국으로서 자원 준비를 하느라 스타

디움 근처에 살고 있던 주민들에게 느닷없이 6개월간 이어진 급수 중단은 난생처음 겪어 보는 열대 기후 속에 아기 우유병 씻을 물이나 샤워는 고사하고, 먹는 물도 걱정해야 할 만큼 절망스러운 상황들을 연출하였다. 게다가 영어권 나라인 줄 알고 왔는데 말레이어와 중국어가 주 언어였기에 일상적으로 부딪히는 소통 장벽은 그렇지 않아도 열병과 향수병에 시달리고 있는 몸과 마음을 더욱 외롭고 힘들게 만들었다. 대중교통이 거의 없고 가까운 시장이나 마트를 가려 해도 차로 움직여야 하는 대도시에서, 유달리 장기 출장을 많이 가야 했던 남편이 며칠씩 집을 비우면 아는 사람 하나 제대로 없는 낯선 외지에서 막 걸음마를 시작하던 아이와 덩그러니 남아 어떻게 할 수가 없는 막막함과 처량함에 눈물이 절로 났다.

그럼에도 불구하고 위대한 토성이 가진 그릿(Grit)의 파워는 참으로 놀라운 생존력을 내 안에서 찾게 해 주었다. 그렇게 어찌어찌 버티다 보니 3년이라는 시간이 지나갔다. 아이가 반나절 유치원을 갈 만큼 자랄 즈음에는 어느 정도 현지에 대한 감각이나 요령도 생기고, 아파트 놀이터에서 사귄 이웃 사람들도 제법 되었고, 무엇보다도 건강을 회복하기 위해 다시 시작한 크리야 요가는 잃어버렸던 삶에 대한 의욕과 자신감을 재충전시켜 주었다. 미국을 떠날 때 바리바리 싸 가지고 왔던 요가 책들을 다시 끄집어내 학교 다닐 때보다 더 열심히 공부하였다. 그리하여 아이가 유치원을 간 사이에, 아파트 거실에서부터 이웃 사람들에게 요가와 명상을 가르치기 시작했

깨달음, 카르마 그리고 내면의 빛

다. 그들에게 죠티샤 상담도 무료로 해 주었다. 다행스럽게 요가 학생들의 수가 빠르게 늘어나서 이후 요가센터를 점점 더 확장해 갈 수도 있었다. 현지에서 알게 된 테라바다(Theravada) 전통의 승려들과 서양인 불교 티처들을 통해 요가학만으로 부족했던 실질적 지혜와 선불교 지식들도 채워 갈 수 있었다. 그러한 때 우연히 읽게 되었던 잭 콘필드의 책은, "아하!" 하는 깨달음을 가져왔다. 그랬구나! 엄청난 무게의 카르마 세탁을 그동안 나도 모르는 사이에 하고 있었구나! 말레이시아 생활 초창기에 겪었던 예상 밖의 많은 챌린지들이, 이후에 요가센터를 확장하고 안정시켜 가는 데 필요한 실질적인 학습, 수련, 정화 과정이었구나! 하는 또 다른 차원의 깨달음을 얻을 수 있었다. 새삼 신이 우리를 가이드 하는 방식이 참으로 오묘하게 와닿았다. 우리가 느끼는 온갖 괴로움과 고통의 원인은 인생이 내가 계획한 대로가 아닌, 신이 계획한 대로 흘러가는 것이라는 사실을 잊고 있기 때문인 것이다.

그동안 나를 포함한 많은 사람들이 오해하고 있던 사실은 '깨달음'이 마치 삶과 죽음의 영원한 사이클에서 자유로워지는, 인간의식의 갑작스럽고 최종적인 영적 성취라고 생각한다는 점이다. 하지만 진정한 깨달음은 스포츠맨이 올림픽 골드메달을 얻듯이 마침내 '획득'하는 것이 아니라 삶의 매 순간에 대한 알아차림(사티, Sati)으로 의식(意識, '내면의 빛')이 점점 성장해 가는 과정 전체를 의미한다. 그 뜻은, 스포츠맨이 오랫동안 하루도 빠지지 않고 하는 피나는 노력과 수련이 모두 금메달로 가는 과정이었듯이, 현재 우리가 어떤 삶을 살고 있든지 더 나은 사람이 되기 위해 끊임없이 배우고, 반성하고, 반영하면서 우리의 성격이나 캐릭터를 정화하고 다듬어 가는 실질적 과정이 바로 '깨달음'이라는 사실이었다. 어제보다 오늘은 더 깨달았고, 내일은 오늘보다 더 깨달을 수 있기 위해 오랜 시간과 공간에 걸쳐 점진적으로 일어나는 변형의 과정이었다. 그래서 수백만 번의 작은 깨달음과 최종적인 큰 깨달음 하나가 있다고 어떤 선사도 말했던 것이다.

작은 깨달음은 셀 수 없이 많기 때문에 큰 문제가 되지 않는다. 핵심은 언젠가 완전히 깨달을 수 있을 때까지 지금 여기에서 매일 조금씩 우리의 이해와 성취 범위, 알아차림을 할 수 있는 의식의 반경을 넓혀 가는 것에 있었다. 만약 누군가가 자신의 신념과 다르거나 대조된다는 이유로 다른 사람의 종교, 생활 방식을 비난하거나, 다른 사람의 문화, 인종을 경시한다면, 그 사람은 이미 영혼의 어둠에 빠지는 중대한 실수를 범하고 있는 것이다. 이러한 작은 깨달음들이 모여서 우리를 점진적으로 깨우쳐 주고 있기 때문이다. 그런데 스마트폰 터치 한 번으로 즉각적인 만족과 충족을 원하는 시대에 살고 있는 많은 사람들은 어려운 부분들은 건너뛰고 원하는 모든 것을 즉시 얻고 싶어 하며, 작은 깨달음을 큰 깨달음이라고 주장하고 있었다. 나도 예외는 아니어서 늘 가슴을 짓누르던 '깨달음'이라는 말의 무게에서 마침내 벗어날 수 있기 위해선 무수한 시행착

깨달음, 카르마 그리고 내면의 빛

오를 지나야 했다. 그리고 일단 작동 버튼을 누른 카르마의 세탁기는 자동적으로 세탁(크리야, Kriya, '정화')을 마치고 멈출 때까지 그저 일상에서 최선을 다하면서 인내하고 수련하고 내맡김으로 기다리는 수밖에는 별다른 깨달음의 묘약이 없었던 것이다. 그래서 지금 누군가 나에게 "언제 깨달음을 얻을 수 있을까?"라고 묻는다면 나 역시도 K-인삼사탕을 건네주는 것 외에는 별달리 해 줄 수 있는 말이 없을 것이다. 혹은 현지에서 유명한 '과일 중의 왕'이라고 불리는 열대 과일 두리안(Durian)을 나눠 줄 수도 있겠다. 나무에서 열린 달콤한 치즈 아이스크림과 같은 맛이 나는 두리안은 냄새가 고약해서 처음에는 '깨달음'이라는 말만큼이나 다양하고 다른 리액션을 하게 만든다. 그러나 일단 익숙해지면 둘이 먹다 하나가 죽어도 모를 만큼 중독성이 강한 진미의 과일이다.

이 책은 어떤 미스터리하고 신비로운 영적 체험이나 현실 세상과 동떨어진 초월적인 깨달음을 얻는 방법과는 거리가 멀다. 그보다는 어떻게 하면 우리 모두가 각자의 본성에 맞는 행복과 건강을 누리며 무병장수(無病長壽)하고, 물질적 부와 영적 풍요로움을 동시에 충족시키며, 마음껏 사랑하고 베풀고 일상적인 깨달음을 얻으며 살 수 있을지, 그리하여 대양(大洋)과 같은 보다 큰 깨달음을 향해 나아갈 수 있을지 하는 실질적인 노하우와 명상법, 아쉬탕가 크리야 요가(Ashtanga Kriya Yoga)를 그동안 필자가 배우고 느끼고 체험하고 깨달은 그대로 담고 공유하고자 노력하였다. 세상의 모든 이들이 지혜와 지식의 빛으로 의식(내면의 빛)을 밝혀 나날이 더 큰 '깨달음'을 얻고 바디, 마인드, 소울 그리고 운명을 바꿀 수 있기를 염원한다. 우리의 매 호흡 속에 생생하게 살아 있는 신의 사랑을 향유하며, 건강과 행복, 부와 풍요로움이 넘치는 축복의 삶을 함께 누리며 살 수 있기를 간절히 기원한다.

그동안 이러한 깨달음의 지혜와 지식을 얻을 수 있기까지는 일일이 나열하기도 어려울 만큼 많은 티처들의 도움과 가이드, 그리고 은총이 있었다.

그분들 앞에 깊은 감사와 경외감으로 두 손을 모은다.

"흐르는 강물은 자기 물을 마시지 않는다.
과일나무는 자기 열매를 먹지 않는다.
태양은 자기를 향해 빛나지 않는다.
꽃은 자기를 위해 향기를 내는 것이 아니다.
다른 이들을 위해 사는 것은 자연의 법칙이다.
우리는 모두 서로 도우며 살기 위해 태어났다.
아무리 어렵더라도⋯ 당신이 행복하면 괜찮은 인생이다.
하지만 당신으로 인해 다른 사람들이 행복하다면 훨씬 더 낫다.

Rivers do not drink their own water.

깨달음, 카르마 그리고 내면의 빛

trees do not eat their own fruit.

the Sun does not shine on itself and

flowers do not spread their fragrance for themselves.

Living for others is a rule of nature.

We are all born to help each other.

No matter how difficult it is⋯ Life is good when you are

happy.

but much better when others are happy because of you."

— Pope Francis

2025년 3월

베스 림

차례

제 2 장

깨달음의 수련과 성취 단계 & 쿤달리니 각성

제3장

아쉬탕가 크리야 요가 수련법

제4장

클로징

제1장

운명, 카르마 그리고
내면의 빛 명상

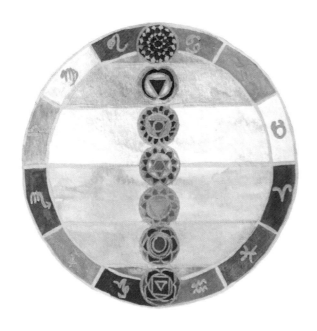

"그대가 타고난 운명의 건축가는 바로 그대 자신이다.

그대가 이룬 운명의 마스터는 바로 그대 자신이다.

그대가 짓고, 그대가 허물 수 있다."

- 스와미 쉬바난다(Swami Sivananda, 1887-1963)

'내면의 빛 意識'

- 운명과 깨달음의 토치 라이트

불을 밝히면 어둠은 사라진다

드높은 하늘에 눈부신 햇살이 작열한다.

당연하지, 여름 나라니까.

덥다고 불평하면 더위가 사라질까?

아니다, 그늘을 찾아 앉으면 자연히 사라지게 되어 있다.

주변에 온통 싸움투성이다.

당연하지, 비좁은 곳에서 서로 아둥바둥거리니까.

비좁다고 불평하면 싸움이 멈출까?

아니다, 드넓은 세상을 향해 가슴을 열면 자연히 싸울 일이 없어
지게 된다.

사람들이 유유자적 매사에 급한 게 없다.

당연하지, 오늘만 있는 게 아니라 내일도 있고 모레도 있는데.

빨리빨리 하라고 독촉하면 더 나은 성과를 거둘 수 있을까?

아니다, 서마양(Semayang, '기도') 올리는 게 우선이다. 모든 게 그분의 관할이니까.

사람들이 항상 무언가에 쫓기듯 너무나 바쁘다.

당연하지, 봄, 여름, 가을, 겨울 눈 깜짝할 사이에 다 지나가 버리는데.

발걸음을 재촉하면 총알 같은 시간을 쫓아 잡을 수 있을까?

아니다, 가던 길을 멈추고 하던 일을 잠시 놓고 큰 심호흡을 하면 세월이 네월로 변한다.

세상이 온통 어둠투성이라고 사람들이 아우성친다.

어둡다고 원망하고 불평하면 어둠이 가실 수 있을까?

아니다, 스위치를 찾아 불을 밝히면 어둠은 자동적으로 사라진다.

그 스위치를 어디서 찾을 수 있을까?

지금 바로 당신의 가슴안에 작은 연꽃 씨앗 크기만 한 환희의 자리가 있다.

핸드폰을 잠시 끄고, 주변을 잠시 정리하고,

허리를 반듯이 펴고, 양손은 무릎에 놓거나 포갠 채 눈을 감고

들이쉬고 Breathing in, 내쉬고 Breathing out….
코끝에서 간질거리는 호흡을 느끼다 보면
어느샌가 당신은 그 환희의 자리 안에 들어앉아 있게 된다….

어느 날 오후, 천둥 번개를 동반한 소낙비가 그친 뒤에 혼자 앞마당에 나와 앉으니 코끝으로 느껴지는 시원한 바람과 따뜻한 햇살에 문득 시인이 된 듯한 감상에 젖어 혼자 긁적거려 본 단상이다. 어느새 근 30년 가까이 살고 있는 말레이시아는 적도 근처에 있어서 해가 긴 나라이다. 한낮의 온도가 30-40° 사이를 오가는 열대국이지만, 소낙비가 자주 내리고 아침저녁으로는 선선하여 그다지 더위 먹을 일들까지는 일어나지 않는다. 무엇보다도 땅이 넓고 열대 나무들이 주변에 많아서 몸과 마음이 절로 여유로워지는 자연환경과 풍부한 천연자원의 축복을 가진 나라이다. 그리고 그 안에 다수 인종과 다양한 종교, 문화, 언어가 서로 공존하고 있는 마치 무지개처럼 화려하면서도 평화로운 나라이다. 곳곳에 넘쳐나는 회교사원이나 힌두사원들에서 수시로 흘러나오는 멜로디한 서마양(Semayang, '기도') 소리와 찬팅 음악들은, 치열하고 경쟁적인 한국인 유전인자를 가진 나 같은 사람조차 느긋하고 심플한 라이프 스타일을 즐기지 않을 수 없게 되는 묘한 마법 같은 힘이 있다. 아무리 쥐고 있으려 해도 내려놓지 않을 수 없고, 아무리 혼자 빨리빨리 하고 싶어도 천천히 같이 갈 수밖에 없는 상황들이 매사에 연출된다.

그렇게 때로는 한국 사람처럼 열심히 치열하게, 때로는 말레이시아 사람처럼 느리고 천천히 살아온 시간들이 이 정도 쌓이고 보니, 그전에는 결코 이해할 수 없었던 부처님의 말씀, "삶에는 고통이 있다, 고통에는 원인이 있고, 그리고 고통을 멈출 수 있는 방법이 있다."라는 말씀이 이제는 어렴풋이 이해되기 시작하였다. 그리고 마하리쉬 스승님이 늘 말씀하던 "삶의 목적은 더 큰 행복에 있다. 삶은 축복이다. 고통은 불필요하다."라는 말씀도 비로소 의식 속 깊이 빛을 비추기 시작했다. 패어필드 시절에 앵무새처럼 같이 따라 외우곤 하던 구절, "모든 것은 의식(意識)이고, 모든 것은 의식에서 비롯되며, 모든 것은 의식 수준에 따라 달라진다"는 것을 이론이 아닌 체험적으로 깨달을 수 있었다.

본질적으로 사람은 누구나 고통받기를 원하지 않는다. 누구나 아름다운 외모와 건강을 소중히 여기고, 그리고 장수, 부, 명예, 파워를 누리며 오래 살기를 원한다. 세상과 시대를 막론하고 모든 문화, 전통, 인종, 성별, 믿음이나 사회제도에서 사람들이 한결같이 더 큰 행복과 사랑, 더 나은 시큐리티, 더 달콤한 소리와 음식, 더 많은 돈과 권력, 더 아름답고 매력적인 것들을 지향하고 가지기를 원한다. 그러나 아무리 많이 가지고 성취하더라도 대부분의 사람들은 자신이 가진 것에 완전히 만족하지 못한다. 그래서 사람들은 고통스러운 것이다. 원하는 것을 가지지 못하는 아픔, 원하는 것과 이별해야 하는 슬픔, 막상 원하는 것을 가져도 충족되지 않는 욕구의 허망함 등 때문이다.

"아직 오지 않은 고통은 비켜 갈 수 있어야 한다." (PYS 파탄잘리
요가수트라 제2장 16절)

이처럼 우리를 더욱더 많고 좋은 것들을 향해 나아가게 만드는
힘은 과연 자연스러운 진화의 법칙에 의한 것인가? 그렇다면 분명
우리가 가진 이지와 분별력에 의지해 보다 높은 가치와 지속적인 행
복의 근원, 영적 혹은 디바인 파워, 니르바나(깨달음)을 향해 나아갈
수도 있을 것이다. 그러기 위해서는 삶에서 고통은 불필요하며, 불
필요한 고통은 반드시 피해 갈 수 있다는 사실에 대한 의식적인 체
험이 필요하다.

"고통을 초래하는 섬세한 원인들은 마음이 미형상화된 존재적
상태로 되돌아갈 때 소멸된다.
이미 표출된 고통의 효과들은 명상을 통해 벗어날 수 있다." (PYS
제2장 10-11절)

아무리 칠흑 같은 밤이 깊다 하더라도 새벽 태양의 빛줄기 하나
로 모든 어둠이 사라지게 된다. 마찬가지로 어떤 고통이나 괴로움도
우리 안에 있는 태양, 영혼의 빛을 가리고 있는 구름을 제거하는 법
을 배우게 되면 고통의 그림자는 자연스럽게 사라지고, 이미 우리들

삶에 가득한 태양 빛의 은총을 누릴 수 있게 된다. 잃어버린 자신의 태양, 영혼을 다른 곳에서 찾아 헤매거나, 빛을 밝힐 수 있는 방법을 애써 찾으려 할 필요가 없다. 단지 내 안으로 눈을 돌려서 나 자신의 내면에 있는 영혼, 나의 태양을 가리고 있는 구름만 제거하면 자연스럽게 내면의 빛, 우리가 타고난 행운과 은혜의 빛이 빛나기 시작할 것이다. 우리가 본능적 욕구의 충동성을 넘어서고, 아픔과 고통을 조장하는 어둠의 힘 위에 설 수 있고, 보다 높은 선(善)과 덕(德)을 수용할 수 있다면 삶은 빛과 축복으로 채워질 수 있게 된다. 그리하여 신(神)과의 합치, 아난다(Ananda, '환희') 의식을 일상적으로 경험할 수 있게 된다. 우리가 꿈꾸고 비전하는 행복한 삶과 충족적인 운명을 실현하며 살 수 있는 카이발얌(Kaivalyam), 지상의 천국, 궁극적인 깨달음에 사후가 아닌 지금 현재 여기에서 도달할 수 있게 된다.

내면의 빛- 운명을 밝히는 참 자아

당신의 참 자아는 당신이 현생에 태어나기 훨씬 이전부터 존재해 왔던 대영혼적 존재이다.

참 자아는 에고 자아보다 더 높은 상위자아(Higher-Self), 우주를 탄생시키는 전지전능한 힘의 에너지로써 흔히 창조주, 신(神), 하느님 등으로 부르기도 하는 신성(神性)적 존재를 의미한다. 힌두교에서는 신을 "파라브라만(Para-Brahman), 진정한 자아, 최고의 자아"라고 부르고 있다. 불교에서는 신을 "본성, 기본 물질, 자성(自性) 또는 다르마카야(Dharmakaya)"라고 부른다.

신은 여기, 저기, 어디에나 없는 곳이 없고, 이것, 저것, 모든 것 안에 다 포함되어 있는 상위자아(上位自我)와 같은 의미이다. 그것은 당신 안에 있고, 당신 주변의 모든 곳에 있고, 지구 별에 있는 모든 것들에 들어 있다. 행성들, 스타들, 은하 세계 그리고 그 너머의 스페이스, 인지의 범위 너머에 있는 세상까지 모두 포함하고 있는 대영혼(大靈魂), 아트만(Atman), 신성(神性)의 빛을 의미하며, 당신 안에 있는 내면의 빛과 같은 본질을 공유하고 있다.

당신의 상위자아는 더없이 광대한 영원의 존재로서 무한의 시간 대에 걸쳐 축적한 모든 것들로 이루어진 막강한 에너지의 결정체, 총체적인 에너지 바디를 의미한다. 그 안에 지구 별에 환생한 당신이 필요한 모든 것을 얻을 수 있는 지식, 지혜, 경험, 노하우들이 그대로 다 들어 있다. 당신의 상위자아는 그보다 더 크고 본질적인 에너지의 힘, 신(神)이라고 불리는 우주적 대영혼에 의해 지탱되고 있다. 그 힘은 감히 말로 표현할 수 없을 정도로 아주 어마어마하고, 흥분되고, 무경계, 무한함, 관대함 자체여서 신(神), 혹은 하느님으로 불리기도 한다. 그런데 신(神)은 사람들이 흔히 믿고 있는 것처럼 정체되어 있는 어떤 불가항력적인 힘이 아니라 계속해서 자라고 있는 다이내믹하고 신비로운 에너지, 더 큰 어떤 것이 되고자 하는 강한 열망과 내적인 드라이브를 가지고 있다. 그러한 자신의 열망을 성취하기 위해 신(神)은 스스로 많은 분신들로 나누고 쪼개어 전 세상에 닿지 않는 곳이 없을 정도로 널리 퍼뜨리게 된다. 이러한 분신들을 불교에서는 니르마나카야(Nirmanakaya)라고 부른다. 그리하여 더 많은 파워를 가질 수 있으며, 더 많은 파워를 가졌을수록 더 크게 자랄 수 있기 때문이다.

우주적 대영혼(참 자아)의 분신인 당신의 영혼(에고자아)은, 당신이 태어날 때, 잠시 동안 지구 별에 머물며 특정한 트레이닝을 하기 위해 에고자아의 모습을 취하고 세상으로 나온 것이다. 그렇게 참 자아로부터 분리되어 나온 에고자아는 다시 원래의 참 자아와 일체가 되어야 한다는 운명적(運命的) 목표를 분명하게 가지고 있다. 그러기 위해서는 무엇보다도 먼저 지구 별에서의 충분한 물질적 경험과 노하우가 필요하다는 사실을 잘 알고 있었다. 그리하여 지구 별에 환생을 결정하기 이전에, 당신의 영혼은 당신의 에고자아가 참 자아로 진화할 수 있기 위해 필요한 트레이닝에 가장 적합하고 도움이 될 만한 환경이나 여건을 주의 깊게 숙고하는 과정을 거치게 된다. 당신의 영적 에너지를 담을 수 있는 바디, 당신의 성장과 진화에 도움이 될 수 있는 부모, 문화적, 지리적 여건, 다양한 인적 관계들, 카르마적인 연결성, 그리고 진화적인 측면에서 최상의 시간 등, 필요한 모든 면들을 아주 면밀하게 체크한 뒤, 마침내 당신의 영혼은 선택한 에고자아의 모습으로 이 세상에 들어오게 되는 것이다. 에고자

아는 참 자아로의 회귀를 위해 지구별에서 주어진 시간 동안 숙명과 운명 사이에서 팽팽한 줄다리기를 하면서 살아가게 된다.

운명(運命)과 숙명(宿命) 그리고 내면의 빛(의식, 意識)

그렇게 특정한 에고자아의 모습을 취하게 된 우리는 주어진 '운명(運命)'의 배를 타고 인생(人生)이라는 삶의 대양을 항해하게 된다. 그런데 참 자아는 에고자아의 모습을 취할 때 자신의 본성에 대한 기억들을 모두 망각한 채 태어나게 된다. 그래야만 필요한 새로운 삶의 레슨들을 제대로 터득할 수 있기 때문이다. 그래서 살다 보면 누구나 한 번쯤은 자기 삶의 목적과 의미, 본성과 자기정체성에 대한 의문, 타고난 운명이나 사주팔자에 대한 궁금함 등을 가질 수밖에 없다. 예기치 못한 삶의 불행이나 좌절, 시련 앞에 섰을 때, 혹은, 칠흑 같은 어둠에 둘러싸인 것처럼 막막하고 무기력한 느낌들이 밀어닥칠 때, 이러한 인생과 운명에 대한 의문들은 더욱더 강렬해지게 된다. 나는 누구인가? 나는 어디서 왔다가, 어디로 가는가? 내가 타고난 삶의 소명은 무엇이고, 과연 어떻게 사는 것이 바르고 가치 있는 삶인가? 이에 대한 답을 얻기 위해 어떤 이들은 점집이나 철학관 등을 기웃거리거나 혹은 별자리 점성술이나 오컬트 관련된 사이트나 책들을 뒤적거려 보기도 한다. 혹은 아예 운명이나 사주팔자라는 말 자체를 종교적인 터부나 미신으로 치부하면서 삶에 대한 어떤 의문도 차단하거나 외면하는 것으로 대처하는 이들도 있다. 각자 어떤 방식으로 대처하든지 이러한 의혹들은 사실상, 개인이 가진 믿음이나 신념 체제, 철학적 태도와는 아무런 상관이 없는 근원적인 삶의 이슈들로써 살다 보면 언제든 불쑥불쑥 머리를 들고 올라오는, 가장 본질적이며 누구도 피해 갈 수 없고 누구나 풀어야 하는 타고난 운명의 숙제에 해당한다. 이러한 운명의 숙제를 풀 수 있는 핵심적 열쇠는 바로 우리의 의식(意識) 안에, 즉, '내면의 빛(the Light Within)' 네트워크 안에 깊숙이 숨겨져 있다.

그렇다면 숙명이나 운명이란 무엇이고, 당신의 삶에서 얼마나 고정되어 있으며, 얼마나 바꿀 수 있는가? 그리하여 어떻게 당신이 원하는 운명으로 설계를 할 수 있는가?

일반적으로 많은 사람들이 숙명과 운명을 같은 것으로 여긴다. 그래서 일단 태어나면 모든 것이 바위에 새겨진 듯이 고정되어 있고, 피할 수도 없으며, 전 인생을 통해 변하지도 않는 것이 숙명 혹은 운명이라고 모두 믿고 있다. 그러나 숙명과 운명은 엄연히 다르다.

숙명이라는 단어를 사전에서 찾아보면, '잘 숙(宿)+목숨 명(命), 숙분(宿), 나눌 분(分), 숙 운(宿), 날 때부터 타고난 정해진 운명, 또는 피할 수 없는 운명'으로 정의하고 있다. 숙명은 한자로 잘 숙, 목숨 명을 사용한다. 그래서 잠자고 있는 생명, 우리의 자유의식이 발휘

되지 않는 영역으로 사전의 정의처럼 고정적인 의미를 가지고 있다. 숙명은 영어로 Fate라고 하는데, 흔히 우리가 잘 사용하는 '팔자', '사주팔자'라는 말과도 상통한다.

운명(運命)이라는 단어를 사전에서 찾아보면 '어떤 법칙 또는 힘에 의해 목숨이나 미래가 결정된 상태'라고 정의하고 있다. 그런데 운명은 한자로 운(運)은 운전할 운, 명(命)은 목숨 명을 사용한다. 생명을 운전한다는 의미, 우리가 운전대를 잡고 운전을 한다는 의미를 가지고 있다. 운명을 영어로는 Destiny라고 한다. Destined place, 우리가 어디론가 가야 하는 곳을 의미한다. 그곳으로 가고 안 가고 하는, 운전대를 잡고 그곳을 향해 운전을 하든 안 하든, 모두 우리의 자유의지에 달려 있음을 나타낸다.

그래서 숙명이란 우리의 의지나 노력으로 바꿀 수 없는 고정된 것들을 나타내는 반면, 운명은 우리의 의지나 노력으로 바꿀 수 있는 유동적인 것들을 나타낸다. 숙명(宿命)은 이미 모든 것이 정해져 있음을 함축하기 때문에 당신이 개인적으로 어떤 삶의 목표나 목적도 가질 필요가 없다는 의미가 된다. 그에 비해 운명(運命)은 당신의 삶이 어딘가로 혹은 어떤 것을 향해 가고 있음을 함축하고 있다. 숙명적 삶이란 유물론적인 관점에서 삶을 이미 정해진 하나의 고정적 물질적인 대상으로 여기며 수동적으로 살아가는 것을 의미한다. 그리하여 시간이 지날수록 점점 더 정체되고 퇴화할 수밖에 없는, 고통스럽고 제한된 삶의 굴레에 갇혀 있도록 만든다. 운명적 삶이란 '의식의 힘'을 통해 이러한 숙명적 삶의 굴레를 인식하여, 삶을 하나의 유동적이고 주체적인 경험 대상으로 여기며 주도적으로 살아가는 것을 의미한다. 그리하여 시간이 지날수록 변화와 성장을 거듭하며, 타고난 잠재성을 충족시킬 수 있는 진화적인 삶을 살아가게 된다. 운명이란 숙명의 삶 너머에 있는, 보다 더 큰 깨달음과 은총의 삶을 향해 나아가는 자율의지적 삶을 의미하기 때문이다.

그러한 의식의 힘이 바로 '내면의 빛', 산스크리트어로는 '죠티스마티(Jyotismati)'이다. 의식(意識)은 숙명과 운명을 하나로 이어주는 근원적인 힘으로, 내면에 있는 '자율의지와 은총'의 빛을 자동적으로 밝힐 수 있게 한다. 의식은 "나는 누구인가?"라고 묻고 있는 주체와 '나의 삶'이라는 객체 사이에서 연결과 소통을 통해 궁극적으로 숙명과 운명이 하나임을 깨달을 수 있게 하는 가장 본질적 요소이기도 하다.

나는 누구인가?

20세기가 낳은 유명한 인도성자 라마나 마하리쉬(1879-1950)는 "나는 누구인가?(Who am I?)"라는 자아탐구법으로 어느 누구의 도움이나 가르침도 없이 17세라는 나이에 홀연히 깨달음을 얻었다. 그는 깨달음을 얻은 이후에도 홀로 이리저리 계속 방황하다가 인도의 타밀나두(Tamil Nadu) 북쪽에 위치한 아루나찰라(Arunnachala)라는 언덕에 자리를 잡게 되었다. 그런데 마하리쉬의 범상치 않은 기운을 알아챈 사람들이 주변으로 몰려들기 시작하면서 마하리쉬의 이름은 인도 전역은 물론이고 전 세계적으로도 빠르게 퍼져 나갔다. 밤낮을 불구하고 내로라하는 유명인사들이나 영적인 추구자들이 마하리쉬의 가르침을 받기 위해 벌떼처럼 몰려들게 되었다. 마하리쉬는 살아생전 어떤 공식적인 강의나 책을 쓴 적도 없으며, 아루나찰나를 한 번도 떠난 적이 없었다. 누구든지 찾아오는 사람들에게 한결같이 "나는 누구인가?"라는 자아탐구법만 꾸준하게 권유한 외에는 어떤 다른 가르침을 준 적도, 어떤 제자들을 공식적으로 수계한 적도 없다. 그럼에도 불구하고 마하리쉬가 세상을 떠난 지 70여 년이 넘은 지금까지 마하리쉬처럼 꾸준하게 근대 뉴에이지 운동에 큰 영향력을 끼치고 있는 거대한(Great) 성자는 찾아보기 힘들다.

라마나 마하리쉬는, "나는 누구인가?"에 대해 끊임없이 묻는 사람들에게 언제나 내면을 들여다볼 것을 가르쳤다. 그에 의하면, "나는 누구인가?" 하면 계속해서 변화를 겪고 있는 몸, 늘 움직이고 있는 들숨과 날숨, 죽는 그 순간까지 항상 바쁘게 움직이고 있는 마음, 다양한 지식이나 경험들에서 굳어지는 지성과 직관력까지 넘어선 자리에 존재하는 본연의 자아, 셀프(Self), 아난다(Ananda, 환희)를 의미한다. 존재의 궁극체인 아난다는 언제나 우리들 가슴 깊숙이 한 자리에 있다. 그런데 우리는 아난다를 찾기 위해 자꾸만 바깥을 향해 치닫는다. 그리고는 "나는 누구인가?"를 찾을 수가 없다고 불평한다는 것이다.

그래서 라마나 마하리쉬가 다음과 같은 예를 한 질문자에게 들려주었다.

"어떤 사람이 여기 홀 안에 앉아 졸다가 세계여행을 하러 떠나는 꿈을 꾸고 있다. 전 세계 방방곡곡을 여행 다니는 꿈이다. 오랜 세월 동안 힘들게 여행 다니다가 이 나라로 다시 돌아와 이곳 아쉬람 안에 들어와서, 여기 홀 안으로 걸어온다. 바로 그 순간에 잠에서 깨어나니, 사실 자신은 앉은 자리에서 한치도 움직이지 않았으며 이제껏 자고 있었다는 것을 깨닫게 된다. 그는 천신만고 끝에 여기 홀 안으로 돌아온 것이 아니라, 사실은 내내 같은 자리에 있었던 것이다. 만약 누가 내게 "왜 우리는 자유로우면서도 구속을 받고 있다고 생각하느냐?"라고 묻는다면, 나는 이렇게 대답할 것이다. "왜 자네는 내내 여기 홀 안에 있었으면서 세계여행을 떠나 사막과 대양을 건너고 있었다고 생각하였는가?" 이 모든 게 모두 마음의 작용이다."

필자가 라마나 마하리쉬의 이러한 독특한 자아탐구법 가르침에 대해 알게 된 것은 미국 유학을 준비하던 시절에 후배가 선물한 작은 책 때문이었다. 라마나 마하리쉬를 소개하는 『나는 누구인가?』

라는 제목을 가진 책이었는데, 정작 책 내용보다는 앞면에 있던 마하리쉬의 사진이 더 인상적이었다. 마치 살아 있는 듯 광채가 뿜어나오는 깊은 눈빛과 잔잔한 미소는 뭐라고 표현할 수 없는 신비와 평화로움 자체였다. 그러나 "나는 누구인가?"라는 추상적 질문만으로 홀로 자아 탐구 수행을 계속하기에는 나 자신이 가진 한계적 경험과 의식 부족 때문에 쉽게 가슴에 경험적으로 와닿을 수가 없었다. 그러던 어느 날 서점에서 폴 브런턴(Paul Brunton)이 쓴 『신비로운 인도를 찾아서(In search of secret India)』라는 명상 기행기를 우연히 발견하게 되었다. 그런데 마지막 장(章)에 라마나 마하리쉬의 지도하에 경험하게 된 신에 대한 신비로운 경험이 내레이션 되어 있는 것이었다. 영국의 유명한 잡지사 편집자였던 폴 브런턴은 고대 영성의 나라 인도의 신비를 파헤치기 위해 파란만장한 인도 기행을 감행하게 되는데, 온갖 사기와 위험, 우여곡절 끝에 아루나찰라에서 라마나 마하리쉬를 만나면서 마침내 그의 인도 명상 기행도 단락을 짓게 되었다. 이러한 폴의 기행문은 당시만 해도 은둔 성자였던 라마나 마하리쉬를 인도 전역뿐만 아니라 서양 세계에 소개하는 중요한 기점을 이루게 되었다. 특히 마지막 장에 묘사되고 있는 폴의 신비로운 명상 경험은 수많은 영성 추구자들의 심금을 울리는 파워풀하고 아름다운 경험들이었다. 나 역시도 폴의 이러한 경험담을 읽었을 때, 온몸에 흐르는 전율을 강하게 느낄 수 있었다. 우리들 누구에게나 존재하는 신에 대한 갈망과 신을 추구하고자 하는 인간 본연의 욕망이 너무도 잘 표현되어 있었기 때문이다.

그리하여 폴 브런턴이 내레이션 하고 있던 신에 대한 직접적 경험들이 언젠가는 내게도 오기를 바라는 희망이 잠재의식 속에 자리하게 되었다. "나는 누구인가?"라는 자신에 대한 질문 또한 의식 한구석에서 늘 서성거리게 되었다. 그런데 "나는 누구인가?"를 알아낸다는 게 결코 생각처럼 싶지가 않았다. 아무리 폴 브런턴의 경험에 감명을 받고 마하리쉬의 가르침을 이지적으로 이해할 수 있다 해도, 그러한 신에 대한 개인적이고 직접적인 경험이 없으니 내게는 한낱 이론에 지나지 않았다. 애초에 신에 대한 막연한 동경과 그리움으로 걷기 시작한 영성의 길이었지만, 경험적으로 내게 있어 신은 여전히 나의 내부보다는 외부에 존재하는 어떤 절대적 존재로 남아 있을 수밖에 없었다.

그러다가 유학 시절 초기에 신의 학문이라고 불리는 베딕 점성학을 알게 되면서 삶의 방향 전환이 갑작스레 일어나게 되었다. 나는 생전 처음 보는 사람들로부터 "나는 누구인가?"에 대해 듣게 되었다. 어릴 때부터 홀로 사색에 잠기는 버릇이 자주 있었던 내가 왜 남들과는 달리 영성적 삶의 길을 선택할 수밖에 없었는지도 이해하게 되었다. 그 전까지만 해도 나라는 존재와 삶은 언제나 암흑 덩어리처럼 항상 깜깜하고 막연하게만 느껴졌다. 어릴 때부터 나는 이다음에 자라서 무엇이 되고 싶다는지 하는 현실적 욕망보다는, 내가 누구인지, 산다는 것은 무엇인지 혹은 신을 알고 싶다는 영성적 호기심이 더 깊었다. 그런데 자라면서 나를 그처럼 혼란스럽고 힘들

깨달음, 카르마 그리고 내면의 빛

게 하던 남다른 기질들에 대한 설명들이 생전 처음 보는 사람들을 통해 마치 책을 읽듯 덤덤하게 해명되는 것이었다. 처음으로 내 인생에 빛이 밝혀진 듯한 느낌이었다. 신의 빛이 언제나 내 곁을 감싸고 있어 나는 자연스럽게 내게 가장 잘 맞는 길을 걷고 있었으나 어두운 마음의 굴레에 묶여 그걸 미처 깨닫지 못하고 있었던 것이다. 그런데 베딕 점성학을 통해 의식(意識)의 빛이 밝혀지게 되니 삶도 더 이상 어둠이 아닌 빛으로 전환될 수 있었다. 비단 나의 삶뿐만 아니라 우리 모두의 삶 안에 잠재해 있는 신의 빛을 더욱 이해하고 밝혀내고 싶은 욕망의 씨앗도 내면에서 싹트기 시작했다.

우리는 누구에게나 신성이 내재해 있다. 구약성서에서 신이 자신의 모습으로 인간을 만들었다는 얘기도 있듯이, 우리 안에 있는 신의 실체는 표면적으로 우리가 "나는 누구인가?"라고 하는 정의를 추론해 나가다 보면 드러날 수 있다. 우리가 '나'라고 정의하는, 이름, 성별, 가족 관계, 지위, 성격, 경험, 지식, 소유 재산 등이 진정한 '나'라고 할 수 없는 이유는, 이러한 모든 외부적 정의들은 일단 우리가 잠들게 되면 모두 잊혀 버리는 것들이기 때문이다. 그런데 우리가 잠들어 있는 중에도 사라지지 않는 어떤 힘, 깨어 있거나 잠들어 있거나 항상 우리 안에 내재하면서 자신을 '지켜보고' 있는 어떤 힘이 분명히 있다. 비록 외부적으로 우리가 어떻게 변해 나가든 어린아이에서 청소년으로, 성년으로, 그리고 늙은이로 변해 가더라도, 감정적으로 아플 때나, 슬플 때나, 행복할 때나, 고통스러울 때나, 혼란스러울 때라도 한결같이 변하지 않고 안에서 스스로를 '지켜보고' 있는 어떤 힘이 분명히 있다. 그 힘의 실체가 바로 신성에서 비롯된 "나는 누구인가?"의 주인공인 것이다.

그런데 그 주인공의 실체가 너무 형이상학적이어서 오감의 작용과 반작용에 의해 움직이고 조종되는 우리네 한정된 의식으로선 도저히 감을 잡을 수가 없다. 그래서 나라는 '주체'와 삶이라는 '객체' 사이에서 연결과 소통을 담당하고 있는 근원적인 힘, 의식(意識)의 파워, 사티(Sati, '내면의 빛')를 밝힐 수 있어야 한다. 그러기 위해서는 "나는 누구인가?"라는 정체성을 상기하고 회복할 수 있는 통합적인 크리야(Kriya, 정화) 수련이 필요하다. 점성학의 렌즈를 통하게 되면 주관적인 '나'의 밖에 있는 객관적인 '나'에 대한 인식과 이해에 많은 도움이 될 수 있다. 카르마적으로도 '나'에게 주어진 칼라(Kala, '시간') 의 흐름이 어떠한지, 우리 삶의 사건이나 현상들이 일어났거나 일어날 시점들이 과거, 현재, 미래라는 시간과 공간 속에 어떻게 정렬되었는지 이해하고 수용할 수도 있게 된다. 그런 다음 카르마의 세탁을 빠르고 효율적으로 해 주는 아쉬탕가 크리야 요가, 몸과 마음, 영혼의 크리야 수련으로 보다 성숙한 깨달음과 새로운 운명의 길로 나아갈 수 있게 된다.

깨달음, 카르마 그리고 내면의 빛

2.
당신은 어떤 운명과 성공을 원하는가?

어부의 노래

"어떤 미국인 사업가가 인도를 여행하고 있었다. 어느 날 오후, 한 어촌을 지나게 되었다. 아직 해가 중천에 떠 있는 한나절이었는데, 한 어부가 고기 잡을 생각은 않고 강가 옆에 자리한 울창한 나무숲 아래 누워, 밀짚모자로 얼굴을 가린 채 콧노래를 부르며 낮잠을 즐기려 하고 있었다. 미국인 사업가는 가난한 어부 주제에 남들보다 몇 배 더욱 열심히 일을 해도 모자랄 판에 대낮에 한가히 낮잠이나 자는 어부가 너무 한심하기만 했다. 그래서 말을 걸었다.

"어이, 이보쇼! 지금 뭐 하는 거요?"
"보면 모르오? 낮잠 즐기는 중이오."

어부가 시큰둥하게 대답했다.

"아니, 어부가 고기를 잡아야지, 한낮에 웬 낮잠이오?"
"오늘 잡을 양은 이미 다 잡았수다."
"그게 무슨 말이오? 오늘 몫을 이미 다 잡았다니? 아직 해가 중천에 떠 있으니 일을 더 하면 더 많은 고기를 잡을 수도 있지 않소?"

어부는 사업가를 물끄러미 쳐다보며 물었다.

"오늘 잡을 양보다 더 많이 잡아서 뭘 할 거요?"

어부의 천하태평 느긋한 대답에 미국인 사업가는 안달이 났다.
그래서 열변을 토하기 시작했다.

"아니, 열심히 일해서 고기를 더 많이 잡으면 그만큼 돈을 많이 벌 수 있지 않소?"
"돈 많이 벌어서 뭘 할 거요?"
"돈 많이 벌면 그 돈으로 좋은 물건들도 살 수 있고, 좋은 집이나 차도 살 수 있고, 큰돈도 모을 수 있어요!"
"큰돈 모아서 뭘 할 거요?"
"큰돈 모으면 일찍 은퇴하여 인생을 즐기며 살 수도 있잖소?"

깨달음, 카르마 그리고 내면의 빛

그렇게 미국인 사업가는 어부에게 자신의 사업관을 열심히 설교하며 어깨를 으쓱거렸다. 그러자 어부가 의아한 표정을 지으며 되물었다.

"당신의 눈에는 지금 내가 뭘 하고 있는 것 같소?"

위의 이야기는 라오 스승님께서 수업 중에 너무 자신의 것들을 밝히는 미국인들에게 식상하여 은근히 비유 삼아 들려주셨던 스토리다. 미국인들은 보통 자기 주관이 강하며, 효율성과 합리성을 중시하기 때문에 다양한 인간관계에서 굉장히 계산적이며 공과 사의 구별이 뚜렷하다. 그리고 미래지향적이어서 어떤 프로젝트든 노력하고 투자한 만큼 미래에 최대의 결과를 얻기를 기대하고 현재를 희생하며 살려고 하는 기질들이 강하다. 그래서 물질적으로는 풍부할지 모르나 정신세계는 나날이 황폐해져 간다. 그런데 현재에 쉽사리 만족하지 못하고 늘 뭔가를 추구하며 살고 있는 미국인들에 비해 인도인들은 비록 물질적으로는 가난할지 모르나 부유한 영혼의 뿌리가 민족성 깊이 자리를 하고 있어 일개 어부까지 소소한 것에 만족하고 감사할 줄 아는 영성을 보여 준다는 교훈을 전하기 위해 스승님께서는 위의 스토리를 인용하셨다.

그런데 나는, 스승님의 관점이나 미국인, 인도인의 관점 중 어느게 더 낫거나 옳다고 동의하지 않았다. 물질적으로나 영적으로나 너무 한 결으로 치중하는 것을 지지하지 않기 때문이다. 양쪽 무게가 비슷해야만 저울의 균형이 잡히는 것처럼 우리네 인생도 장자나 노자 같은 지혜안으로 조화를 이루며 살 수 있을 때가 가장 충족된 삶이다. 하지만 사람들은 이야기 속의 미국인이나 인도인처럼 자꾸만 한쪽으로 치우치려는 경향들이 강하다. 그러다가 삶의 절정에 다 달았을 때, 혹은 최저 바닥에 떨어졌을 때, 종종 사람들은 방향 감각을 잃고 '나는 누구인가', '우리는 왜 사는가', '어디서 와서 어디로 가는 것일까' 하는 인생의 의문들을 가지게 된다. 사느라 정신없을 때는 목표를 향해 달려가느라, 바쁠 때는 그러한 반영들이 돈과 시간이 남아도는 사람들이 하는 부질없는 사치처럼 몰아붙인다. 그러나 살면서 우리가 피해 갈 수 없는 삶의 역전의 순간에 다다랐을 때는 기울어진 균형을 다시 바로잡기엔 이미 때가 늦은 경우가 허다하다. 그리고는 뒤늦게 후회들을 한다. 사람들은 보통 자신에게 없는 것을 갈망한다. 가지고 있는 것은 지키고 또 더 많은 것을 가지기 위해 자꾸만 달리고 있다. 우리네 인생의 끝은 어디일지 달리는 동안은 생각하고 싶지 않아 한다. 그러다가 끝이 보이면 다시 되돌아가기 위해 바둥거린다. 해가 떨어지기 전에 달려서 돌아올 수 있는 만큼의 땅을 보장받았던 어떤 사람이 욕심에 눈이 어두워 계속 앞으로만 달리다가 뒤늦게 혼신의 노력을 다해 되돌아 달렸지만, 목적지에 이르러 넘어져서 죽었다는 이야기는 결코 남의 이야기만은 아닌 것이다. 우리는 양극단이 아니라 중도라는 조화를 지향하며 산다는 게 말처럼 쉬운 일은 아님을 잘 알고 있다. 그렇기 때문에 먼

깨달음, 카르마 그리고 내면의 빛

저 자신이 원하는 것이 무엇인가를 명확히 아는 것이 성공적인 삶을 향한 첫 번째 기본 과제이다.

당신이 원하는 성공과 좋은 운명은 어떤 것인가?

사람은 누구나 자신이 원하는 모든 것이 이뤄지는 성공적이고 좋은 인생을 살기를 원한다. 누구나 풍요롭고 행복하기를 원하고, 자신의 안녕과 행복을 추구할 권리를 가지고 태어났다. 누구나 건강하고 행복하며, 사랑과 부, 선과 영성이 넘치는 삶을 살기를 원하고, 누구나 그처럼 좋은 인생과 운명을 누릴 자격을 가지고 있다. 그렇다면 과연, 진정한 성공이란 무엇이고, 무엇이 우리를 진정으로 행복하게 하는가?

동서고금을 막론하고 어느 나라, 어느 시대에 살고 있는 사람들이든지 모두에게 하나의 공통된 꿈이 있었다. 부자가 되어 잘 살고 싶다는 욕망이었다. 그런데 부에 대한 이러한 열망을 좀 더 깊이 들여다보면, 사실상 사람들이 가장 원하는 것은 풍요롭고 행복한 인생, 사랑, 교육, 가족, 건강, 명예, 부 그리고 장수를 누리고 사는 데 성공한 좋은 인생이다. 그런데 이처럼 좋은 인생을 살 수 있기 위해선, 무엇보다도 돈이 중요하다는 사실, 그것도 아주 많이 그리고 많으면 많을수록 더 좋다는 욕심이 잠재의식 깊이 깔려 있다. 돈만 많으면 자신이 원하는 모든 것을 다 이룰 수 있다고 생각하기 때문이다. 그래서 만약 매직 램프의 행운이라도 얻어 지니가 소원을 묻는다면, 대다수의 사람들이 로또 당첨이나 부에 대한 소원을 첫 번째로 말할 것이다. 설령 현재 부자인 사람이라고 하더라도 더 많은 부를 원할 것이다. 아무리 돈이 많은 사람이라도 세상에는 언제나 자신보다 더 부자인 사람들이 있기 때문이다.

현실적으로 행복하고 성공한 인생을 살 수 있는 기회들은 대부분 우리가 얼마나 돈을 가지고 있는가에 의해 좌우된다. 경제적 자유를 크게 가진 사람일수록 자신의 잠재성을 보다 더 자유롭게 발현하며 자신이 원하는 좋은 인생과 의미 있는 삶을 지향할 수도 있다. 돈은 삶의 많은 기회들을 열어 주는 문이 되기 때문에 사람들의 마음속 깊이 강한 열망과 욕구의 중심에 자리하고 있다. 그래서 돈이 없는 사람들은 어떻게 하면 돈을 벌 수 있을까 끊임없이 생각하고, 돈이 많은 사람들은 어떻게 하면 가진 재산을 지키고 보호하고 또 앞으로 더 늘릴 수 있을지 알고 싶어 한다.

사람들이 추구하는 것은 비단 돈만이 아니다. 경제적 안정이나 막대한 은행 잔고 외에도, 어떤 이들은 권력이나 지위를 추구하고, 또 다른 이들은 이름이나 유명세, 혹은 무제한의 향락이나 섹스 등을 원하는 사람도 있다. 위의 스토리에 나오는 비즈니스맨처럼 더 좋은 직장이나 커리어, 더 좋은 집이나 차, 숱한 해외여행이나 크루

깨달음, 카르마 그리고 내면의 빛

즈 경험을 즐기는 화려한 라이프 스타일을 원하는 이들이 있다. 또 다른 어떤 이들은 세상을 위해 좀 더 위대한 일을 하거나, 자신이 죽은 뒤에도 인류의 발전에 도움이 될 만한 어떤 유산을 남기기 위해 혼자 전념할 수 있는 조용하고 평화로운 삶을 원할 수도 있다. 또는 어부처럼 하루하루 그날 먹을 양식만 벌 수 있으면 충분한 심플 리빙을 원하는 사람도 있다. 사람들마다 각자 다른 방식으로 자신이 원하는 삶을 추구하고 자신이 바라는 행복과 성공을 경험하면서 살고 있는 것이다.

주목할 만한 사실은 오늘날 우리가 목격하는 온갖 사회적 악과 가중된 혼란이, 성공과 충족을 추구할 각자의 권리와 욕망을 과도하게 추구하는 결과로 생겨나는 현상이라는 것이다. 목표를 이루는데 이해관계가 겹치거나 상충되는 다른 무리들을 짓밟는 한이 있더라도 자신에게 유리하다고 여겨지는 행위들을 개인적 집단적으로 쫓고 있기 때문이다. 그리하여 개인은 물론이며 서로 다른 사회와 국가들 사이에서 일어나고 있는 온갖 복잡하고 무분별한 갈등, 혼란, 다툼, 이간질, 싸움, 전투에는 모두 자신을 위한 부와 파워, 명성, 특권을 늘리고자 하는 강렬한 열망이 이면에서 드라이브하고 있다. 자신이 원하는 것을 추구할수록 정반대로 언제든 잃을지도 모른다는 두려움이 언제나 같이 작용하고 있기 때문이다.

예상치 못한 큰 횡재를 했거나 재산이 많은 사실이 대외적으로 알려졌을 때 행여 이용당하지 않을까 하는 불안감에 가까운 가족이나 친구까지도 의심하고 신경불안증에 시달리는 이들에 대한 사례들이 얼마나 많은가? 실패나 잃음에 대한 두려움은 또다시 더욱 큰 이득, 재물, 권력, 지위 등을 위해 다람쥐 쳇바퀴 돌리듯이 끊임없이 달리게 만든다. 그리하여 아무리 큰 부나 은행 잔고를 가지고 있더라도, 정작 그가 추구하는 좋은 인생의 행복도, 만족도와는 비례하지 않는 아이러니한 현상이 생기게 되는 것이다. 천만 금, 억만 금의 재산, 최고의 권력과 유명세를 가졌음에도 불구하고 실제로 괴롭고 불행한 삶을 살고 있는 많은 이들이 이러한 모순성을 보여 주는 좋은 예이다. 평범한 사람들도 마찬가지이다. 애초에는 자신과 가족이 평생 의식주 걱정은 하지 않아도 될 만큼 평범한 수준의 부를 원했다 하더라도 막상 부의 목표를 이루고 나면, 처음 얼마간은 행복하고 높은 삶의 만족도를 느낄 수 있다. 하지만 시간이 지나면 이내 공허하고 여전히 채워지지 않은 것 같은 느낌에 사로잡히게 된다. 그리하여 어느 날 하루 자신에게 "과연 인생이란 이것이 다인가?"라고 묻게 되는 날이 오게 된다. 부를 쌓기 위해 건강을 해치면서까지 밤낮으로 일을 하며, 그러한 과정에서 인간적 혹은 도덕적으로 중요한 가치들을 희생하는 사람들은 뒤늦게 깨닫게 된다. 돈이란 행복의 근원이 아니며, 단순히 돈이 많다고 해서 사랑과 행복, 만족과 풍요로움으로 가득한 좋은 인생을 보장해 주지도 않는다는 사실이다.

분명히 돈은 우리 삶의 생활 수준과 품격을 높여 주고, 인생의 자유를 줄 수 있는 힘을 가지고 있다. 돈이 있으면 원하는 라이프 스타일을 마음껏 즐길 수 있고, 자신의 이상과 이념을 원하는 대로 추구할 수 있으며, 자신과 사회적, 정치적 가치관을 공유하는 다른 사람이나 집단, 단체들을 자유롭게 서포트 할 수도 있다. 하지만 단순히 더 많은 돈이 생긴다고 해서 그에 비례하여 자신의 삶에 행복이나 만족도가 그만큼 늘어나는 것은 아니다. 예를 들어 100억을 가진 사람에게 1억이 더 생긴다 한들 과연 얼마나 의미가 있겠는가? 잠깐 기분이 좋을 수는 있으나, 더 행복해지는 것은 아니다. 또한 사람이 하루에 쓸 수 있는 돈의 양은 제한되어 있다. 도대체 하루에 얼마나 소비해야 죽기 전에 100억 원의 돈을 다 쓸 수 있겠는가? 그래서 많은 돈은 잠시 동안 에고를 채워 줄 수 있을지 몰라도 더 행복하게 해 주지는 못한다. 부가 우리 삶의 질과 가치를 더 높은 수준으로 향상시켜 줄 수는 있다. 그렇지만 삶의 진정한 만족이나 행복, 평화는 돈으로 살 수 있는 것이 아니다. 삶의 의미를 채워 주는 진정한 친구들이나 질 높은 인간관계성, 건강, 깨달음, 믿음, 신념, 성장, 영적 진보 등은 돈으로 구해질 수 있는 것이 아니다. 이렇게 돈이 행복과 인생의 만족을 제공하는 근원이 아닌 것이 분명한 사실인데, 왜 그처럼 많은 사람들이 절망적으로 돈을 원하는 것인가? 대답은 간단하다.

우리가 삶에서 바라고 원하는 물질적인 것들의 대부분은 충분한 돈이나 자원이 있어야 가능하다. 그래서 항상 돈에 집중하는 것이다. 돈이 많을수록 행복하다고 생각하기 때문이다.

궁극적으로 부에 대한 욕구는 더욱 풍요롭고 만족하며, 기쁨과 사랑, 행복이 가득한 좋은 인생을 살고 싶어 하는 우리의 가장 기본적인 열망에서 나온 것이다. 돈으로 이처럼 기쁨과 즐거움을 가져다주는 것들을 살 수 있고, 그럴수록 삶이 행복하고 좋은 인생이라고 믿기 때문에 사람들은 부자가 되기를 원하는 것이다.

부 vs 행복하고 의미 있는 삶을 향한 열망

사람들에게 왜 부자가 되고 싶은가, 혹은 만약 부자가 되거나 거액의 복권에 당첨된다면 가장 먼저 무엇을 하겠냐는 질문을 하면, 대부분 다른 사람과 사회를 위해 좋은 일을 하고 싶다는 답을 한다. 부에 대한 욕망이 사실은 선행을 하면서 보다 행복하고 의미 있는 삶을 살고자 하는 열망에서 비롯되었으며, 부는 이를 충족시켜 줄 수 있는 중요한 수단으로 보기 때문인 것이다. 그런데 선행이란 꼭 금전적인 형태만 의미하지 않는다. 시간과 재능을 기부하여 힘들고 외로운 사람들에게 정신적 위로나 영적 도움을 주는 것도 아주 훌륭한 선행이다. 그럼에도 이렇게 경제적인 개념으로 가장 먼저 떠올리는 이유는 무엇인가? 대다수의 사람들이 좋은 일을 한다는 것은 금전적인 기부를 하는 것과 동일하게 생각하고 있기 때문이다. 얼마나 세상의 모든 것이 돈의 잣대로 재게끔 구조적으로 프로그램화되어 있고 깊이 의식화되어 있는지 보여 주는 좋은 예라고 할 수 있다. 모든 일에서 이윤과 이득을 얻는 것에 집중하고 실리적인 가치관의 중요성을 강조하는 환경 문화가 널리 팽배해 있다 보니 오늘날처럼 약육강식이나 각자도생 원칙의 치열한 경쟁과 혼란, 온갖 시기와 질시, 사기, 탐욕, 비리가 그만큼 만연해지게 되고, 그리하여 사람들과 사회의 불행을 부추기게 되는 역설적인 현상도 일어나게 되었던 것이다.

부자가 된다고 반드시 행복해지는 것은 아니라는 것은 분명한 사실이다. 그럼에도 많은 사람들이 돈이 많은 것은 적은 것보다 훨씬 더 낫다는 사실에, 그리고 부자인 사람이 가난한 사람보다 더 행복할 것이라는 가설에 대체로 동의를 한다. 그래서 부의 취득을 향한 욕망과 드라이브는 비록 자신의 건강이나 안녕, 친구나 가족, 도덕성을 희생하는 한이 있더라도 사람들의 삶에서 언제나 최우선 순위로 남아 있게 된다. 돈을 향한 열망은 전 세상의 에너지를 집중시키고 권력의 컨트롤과 독점 현상을 야기시키는 강렬한 동기와 원인으로 작용하게 된다.

다른 한편으로는, 이처럼 부를 향한 온갖 노력과 헌신에도 불구하고 많은 사람들이 자신의 삶에서 원하는 만큼의 큰 부를 창출해 내지 못한다. 아무리 많은 사람들이 부자가 되기를 원하고 부를 축적한다 하더라도 대부분 자신이 목표하는 것만큼 부자가 되지는 못한다. 왜 그런 것인가?

    대체로 많은 사람들이 자신은 인생에서 현재보다 훨씬 더 많은 것을 누리며 살 자격과 권리가 있다고 믿고 있다. 그런데 기대하고 당연하다고 여기는 만큼 현실은 언제나 미치지 못하기 때문에 세상이 자신에게 부당하다고 생각하며 억울함과 좌절감으로 살아가는 사람들이 많다. 설령 운명적으로 훨씬 더 잘살고 많은 것을 누리며 살 자격이 있는 사람이라고 하더라도 어떻게 하면 자신에게 주어진 부와 풍요로움의 금고를 찾고 열 수 있을지 알지 못한다. 어떻게 하면 원래 자신에게 할당된 부와 운명적 삶의 성공을 위해 목표를 세우고, 구체적 계획을 짜고 실행에 옮겨서, 보다 행복하고 의미 있는 삶을 이룰 수 있을지 알지 못한다. 혹은 굳이 앞으로 더 나은 풍요로움을 창출하려는 관심보다는 어떻게 하면 불운을 피하고 현재보다 더 나빠지는 것을 막을 수 있을지에 대한 방법만 단순히 알고 싶어하는 사람들도 있다. 그러나 생로병사 현상으로 인한 인생의 고뇌를 누구도 그냥 피해 갈 수 있는 방법은 없다. 이미 원하는 만큼 부와 성공을 이루었든 아니든, 사람들은 언제나 어떻게 하면 더 큰 이득을 얻을 수 있을지 하는 욕망과, 혹시 얻은 것을 잃을지도 모른다는 두려움 사이에서 방황하며 대부분 살아가고 있다. 사람들이 흔히 듣는 인생의 조언, 욕심을 버리거나 줄이는 것이 삶의 고뇌나 불필요한 시련을 피하는 현명한 방법이라는 말은 단지 무책임하고 공허한 충고에 지나지 않게 된다.

본질적으로 우리의 삶이란 잘될 때가 있으면 안 될 때도 있는, 욕망의 성공과 실패의 반복적인 경험들을 통해 이루어지는 과정의 결과물이다. 그러므로 행복하고 좋은 운명에 성공할 수 있기 위해서는 무엇보다도 삶에 대한 오픈 마인드와 자세를 가지고, 현재 어떠한 현실이나 여건에 처해 있더라도 어떻게 하면 마음의 평화와 만족, 삶의 의미와 행복을 찾으며 살 수 있을지 하는 데 있다. 그러한 욕구를 미국의 유명한 심리학자 아브라함 매슬로우(1908-1970)는 인간이 가진 최상위 욕구, 자아실현적 욕구라고 불렀다.

자아실현- 인간의 최상위 욕구

"자아실현을 이룬 사람들은 삶의 기본적인 경험에서 황홀경, 영감, 그리고 힘을 얻는다. …… 만족과 좋은 인생 여부를 결정하는 요인은 사회적이 아니라 내면에 있는 개인이다."

– 아브라함 마슬로우

아브라함 매슬로우는 인간이 지향하는 높은 수준의 능력을 욕구의 5단계 위계설로 만들어 주장하였다. 그에 따르면, 인간은 창조성의 선구자로서, 누구나 가장 높은 의식과 지혜의 수준에 도달할 잠재성을 가지고 있다. 그는 이들을 '자아실현'을 한 사람이라고 부른다. 기본적으로 생명을 유지하고 보호할 수 있는 의식주 문제의 해결이 가장 근본적인 행복의 조건이라는 사실은 모두에게 같다. 일단 이러한 기본적인 의식주 문제가 충족되면 우리는 좀 더 안정적이고 안전하게 느낄 수 있기를 원하며, 사랑과 우정을 나눌 수 있는 파트너십과 사회적 유대 관계를 원하며, 자신에 대한 긍지와 자부심을 느낄 수 있기를 원하며, 그리고 그러한 바탕 위에 최종적으로 자아실현을 경험할 수 있기를 원하는 식으로, 행복의 조건은 점차적으로 옮겨 가게 된다. 우리가 이렇게 일반적으로 필요로 하는 행복의 조건들을 아브라함 매슬로우는 인간 욕구 5단계 이론으로 설명하였다.

우리가 인간의 최상위 욕구인 자아실현적 존재로 빠르게 올라가기 위해서는 아래의 단계에서 너무 많은 시간이나 에너지를 소모하지 않을 수 있는 균형 감각이 필요하다. 현재의 삶이 얼마나 균형을 유지하고 있는지 재 주는 분명한 잣대는 얼마만큼 감사함(gratitude)과 만족함(contentment)을 오늘 우리의 가슴 안에 가지고 있느냐 하는 것이다. 이러한 자아실현적 존재로 성장할 수 있기 위해선 내면 성찰과 자기회귀성, 스스로를 되돌아보고 자신의 내면에서 답을 찾을 수 있는 의식적 능력이 필연적이다. 그것이 당신이 원하는 성공과 행복을 진정으로 성취할 수 있는 지름길이다. 이러한 의식의 힘을 키워 주는 것이 바로 명상이다. 명상(Meditation)은 의식(意識)이라는 내면의 빛을 밝혀서 우리를 '자아실현을 이룬 우주의식'이라는 단계, '깨달음'이라는 더 높은 의식 수준으로 진화할 수 있게 한다.

뿐만 아니라, 명상이 주는 이득과 효과는 육체적, 정신적, 행동적, 영적인 영역을 모두 포괄하고 있기 때문에 우리 삶의 모든 영역에서 성취를 위해서도 꼭 필요한 수행이다. 명상은 건강과 장수, 기쁨과 행복, 자아실현이라는 높은 의식 수준으로 진화, 그리고 타고난 카르마를 극복하고 부와 풍요로움의 새로운 운명으로 바꿀 수 있게 한다. 명상이 바로, 니르바나라고 하는 진정한 깨달음의 묘약인 것이다.

3.
운명, 카르마, 칼라의 로드, 토성

과부와 외아들

가우타미(Gautami)라는 이름의 어떤 브라민 과부가 있었다. 어느 날 그녀의 외아들이 독사에게 물려서 죽게 되었다. 그러자 뱀을 부리는 조련사가 독사를 잡아 과부의 앞에 가지고 와서는 물었다.

"이 뱀을 어떻게 죽여 드릴까요? 토막토막 잘라서 죽일까요, 아니면 산채로 불 속에 던져 죽일까요?"

가우타미는 뱀 조련사에게 독사를 놓아줄 것을 명했다.

"운명이란 아무도 어찌할 수 없는 것이며, 뱀을 죽인다고 뭐가 달

깨달음, 카르마 그리고 내면의 빛

라지는 게 없습니다. 뱀을 죽이는 자체가 또 다른 죄업을 짓는 것에 지나지 않으며, 그런다고 죽은 내 아들이 다시 살아 돌아오는 것도 아닙니다."

그녀가 그렇게 말해도 뱀 조련사는 쉽게 동의를 하지 않아 언쟁이 붙게 되었다. 현명한 가우타미는 아들이 스스로의 운명을 만난 것뿐이니 그녀가 비통해할 이유가 없다고 말했다.

그러는 동안 독사는 죄여 있던 숨통이 느슨해져서 숨을 고를 수 있게 되자 뱀 조련사에게 말했다.

"저는 아무것도 잘못한 것이 없어요. 저는 단지 죽음의 신 야마(Yama)의 지시에 따랐을 뿐입니다."

그래도 뱀 조련사는 소년을 문 행위는 뱀이 하였으므로 뱀이 완전히 무죄일 수는 없다고 주장했다. 그러는 동안 죽음의 신 야마가 나타나서 말했다. 자신은 '운명과 시간의 수레(the Wheel of Destiny and Time)'가 돌아가고 있는 힘에 의해 뱀에게 소년을 물라고 지시하였을 뿐이라고 설명했다. 그러자 뱀 조련사와 죽음의 신 야마 사이의 언쟁이 계속되었다. 그리하여 '칼라(Kala, 시간)'가 나타나서 말했다. 그는 이 모든 게 소년의 카르마에 의해서 생겨난 일이라고 했다. 이미 과거에 '씨앗' 형태로 축적되어 있던 카르마가 때가 되자 카르마의 도구들-야마와 뱀-을 통해 이행된 것뿐이라는 것이었다.

라오 스승님의 유명한 저서 점성학『운명 & 시간의 수레바퀴
(Astrology, Destiny & the Wheel of Time, 1993)』초입부에 나오는 스토
리이다. 라오 스승님은 책과 강의에서 재미있는 이야기 보따리를 종
종 풀어 놓곤 하셨는데, '카르마와 운명, 그리고 시간'이라는 세 요소
가 어떻게 상호작용하는지 위의 우파니샤드 스토리를 비유로 들어
설명하셨다.

카르마의 운명학- 죠티샤(Jyotisha, 베딕 점성학)

죠티샤는 카르마의 운명학으로, 우리의 운명과 카르마, 그리고 칼
라에 대한 이야기들을 품고 있는 고대 인도에서 유래된 점성학이다.
카르마(Karma)란 우리의 과거를 바탕으로 이미 형성되어진 씨앗이
다. 씨앗은 적절한 때와 환경을 접하면 꽃을 피우고 열매를 맺게 되
어 있다. 점성학은 우리가 현생에서 적절한 시간에 고통이나 행복으
로 경험하게끔 이미 정해진 카르마를 별자리의 패턴이라는 상징적
언어로 볼 수 있게 한다. 이러한 별자리들의 패턴과 시간(Time, Kaal)
을 다루는 것이 죠티샤다. 인도와 서양 점성학은 같은 생년 정보를
이용하여 별자리들의 패턴을 다루고 있다는 점에서는 동일하다. 그
러나 운명의 패턴만 짐작할 수 있는 서양 점성학에 비해 죠티샤는
타고난 운명의 패턴뿐만이 아니라 개인의 삶에서 어떤 사건들이 언
제 일어날지에 대한 '시간'(Time, Kaal) 까지 예측한다는 점이 다르다.

깨달음, 카르마 그리고 내면의 빛

위의 스토리에서 과부의 아들이 언제 뱀에 물려 죽을 것이라는 건 '칼라(시간)'의 관할에 들어간다. '칼라'는 남녀노소, 부와 지위 등을 가리지 않는다. 누구나 타고난 카르마를 따라 흥망성쇠를 경험하며 살지만 '칼라'는 묵묵히 자신의 임무를 수행할 '시간'에만 따라 움직일 뿐이다. 칭기즈 칸이나 스티브 잡스 같은 사람도 거역할 수 없는 게 바로 '칼라가 가지고 있는 힘이다.

운명과 카르마의 상호 관계

현재 우리가 가진 충동과 성향은 과거 생과 카르마적으로 연결되어 있다. 우리 자신이 과거 생에 행한 카르마들로 인해 만들어진 행운이나 불운이라는 운명의 라인을 따라 현생에서도 그 길이 그대로 이어지고 있기 때문이다. 그래서 운명을 바꾸고 싶어 하는 많은 사람들이 다양한 자기 계발 책들이나 코스들 참가를 통해 일시적인 동기 부여를 받을 수 있을지는 모르지만, 본질적으로 그들 자신의 카르마로 만들어진 가로수 길을 따라 그대로 걷고 있는 것에 지나지 않는지라 대부분 실패를 할 수밖에 없는 이유이다. 새로운 운명의 길을 만들기 위해서는 단순히 노력이나 자유의지만으로 불가능하다. 명상을 통한 선명한 의식의 힘을 키우지 않는 한 진정한 자유의지의 실현이란 없기 때문이다. 단지 1초라는 시간 안에 당신이 미처 감지하지 못하는 수백만의 소소한 생각과 충동들이 스쳐 간다는 과학적 사실이 이러한 무의식적 힘에 대한 사실을 증명해 주고 있다. 그래서 명상을 통해 의식이라는 내면의 빛을 밝힐 수 있어야 한다. 명상으로 닦고 선명해진 의식은 이러한 무의식적 생각과 충동들을 알아챌 수 있게 하고, 비집착할 수 있는 진정한 자유의지와 지혜를 주며, 그리하여 당신이 새로운 길과 운명으로 나아갈 수 있도록 부추기게 된다.

우리의 운명은 과거에 행한 모든 행위들의 카르마적 잔재들이 우주 어딘가에 마치 은행 잔고처럼 남아 있다가 적절한 시기와 환경이 무르익음에 따라 현생에서 우리에게 운명이라는 형태로 출금을 하게 된 것과 같다. 지금 우리가 하는 모든 생각과 느끼는 감정, 충동, 의지, 습관, 성향 등도 모두 과거의 카르마적인 영향에서 생성되어 나왔다. 의식은 눈에 보이지 않는 어떤 거대한 의식의 물줄기에 연결되어 있기 때문에 마치 강물이 흐르듯 우리가 의식하지 못하는 사이에 지속적으로 정신적, 심리적 물결로 흘러나오고 있는 것이다. 무의식적이고 습관적으로 일어나는 이러한 잠재의식(Samskara, 삼스카라)의 물결들은 명상을 통해 높은 수준의 의식 수준에 이르렀을 때만 비로소 주목할 수 있게 된다. 그전까지는 강력한 무의식의 흐름에 완전히 지배당한 채로 살고 있는 것이다. 그렇기 때문에 운명을 바꾸기 위해서는 무엇보다도 먼저 우리를 붙잡고 있는 이러한 무의식의 올가미를 깨고 그로부터 자유로워져야 한다. 현재 우리가 하는 모든 생각과 행동의 패턴들을 컨트롤하고 있는 카르마적 성향들을 어떻게 깰 것인지 먼저 배우지 않으면 언제든 과거의 익숙한 습관적 숙명으로 되돌아가서 퇴행할 수 있다. 숙명을 운명으로 바꾸고 깨달음의 삶을 살기 위한 계획을 행동으로 옮기게 될 때 종종 예상치 못한 시련이나 질병 등 많은 장애물들을 만나게 되는 이유도 과거의 카르마적 잔재로 인해 형성된 무의식의 파워가 그만큼 끈질기고 강력하기 때문이다.

하지만 대부분의 사람들은 평소에 하는 생각의 패턴과 습관들을 깰 수 있는 의지력이 부족하다. 물방울처럼 자동적으로 의식의 수면 위로 떠올라 오는 수많은 충동 그리고 일상적으로 이를 따라가고 있는 무의식의 흐름들을 알아차릴 수 있는 의식의 선명함이 결여되어 있기 때문이다. 그래서 당신이 만들어 낸 카르마의 고리를 단순히 그대로 따라 살아갈 뿐, 새로운 운명으로 바꾸기가 참으로 어려울 수밖에 없는 것이다. 원인을 극복할 수 없으면 결과도 극복할 수가 없다는 원칙이 우리의 운명을 바꿀 수 있는 핵심 열쇠이다. 그런데 오늘날처럼 자기계발 붐 시대에서 뉴에이지 구루나 심리학자들이 반복하고 있는 가장 흔한 레퍼토리는, 인생을 바꾸기 위해선 '자유의지'가 중요하다는 것이다. 하지만 우리가 알지 못하는 사이에 무의식적인 카르마에 지배를 당하고 있기 때문에 거울처럼 자신의 모든 생각과 행동을 비춰 줄 수 있는 선명한 의식을 먼저 키우지 않은 한 진정한 자유의지를 발현할 수가 없다. 명상과 선명한 의식은 보이지 않는 생각의 물결들이 어떻게 충동들을 만들어 내는지 흐름을 깰 수 있게 하고 결과적으로 우리의 운명과 행운을 바꾸는 것도 가능해지게 된다.

카르마의 법칙과 영혼의 본디지(bondage)

대부분의 사람들은 카르마(Karma)라는 용어에 대해 "뿌린 대로 거둔다"라는 뜻으로 이해하고 있다. 맞는 말이긴 하지만 카르마에 대한 설명으로 충분하지는 않다. 카르마적 본디지(bondage, 구속, 속박)가 가진 복잡함이나, 카르마적 인상들이 어떻게 나타나거나 어떻게 제거할 수 있을지 보여 주기 않기 때문이다. 카르마의 법칙을 단순히 원인과 결과의 함수로만 보는 피상적인 이해, 그리하여 선을 행하고 악을 피하는 것이 카르마 이론의 요점이라 여기는 것은 카르마에 대한 잘못된 인상들을 남길 수 있다. 사실상 이보다 더 진리에서 멀어질 수는 없다. 그럼에도 대부분의 사람들은 선한 일을 하면 결국 자신이 깨달음, 신과의 합일, 고통으로부터 궁극적인 자유 등과 같은 좋은 결과를 얻을 것이라고 계속 생각하고 있다. 선을 행하고 악을 피하는 것이 아무런 이득이 없다는 의미는 아니다. 덕이 넘치는 행위들을 하게 되면 우리에게 좋은 건강과 풍요로움 외에도 많은 다른 이득을 가져오기 때문에 아주 유익하다. 마찬가지로 부덕한 행위들은 질병이나 가난 및 기타 비참한 상황들을 가져오게 된다. 그래서 선을 행하고 악을 피하는 것만이 현명한 선택이라 할 수 있다. 하지만 이러한 접근 방식만으로는 어떻게 삶의 고통을 해결할 수 있을지에 대한 답을 주지 못한다. 단지 현생이나 다음 생에서 좀 더 편안하고 즐거운 삶을 살 수 있는 법만 알려 줄 뿐이다. 카르마의 법칙을 보다 분명히 이해할 수 있기 위해선 카르마적 인상이 어떻게 생겨나는지, 그리고 어떻게 속박을 일으키고 또 어떻게 벗어날 수 있는지에 대한 이해가 먼저 필요하다.

가장 근본적인 영적 원리는 초월적인 자아이다. 대부분의 사람들은 자신의 몸, 마음, 에고자아를 '나'와 동일시한다. 그러나 '나'의 진정한 자아는 무한하고, 드러나지 않고, 순수한 의식이다. 그런데 사람들은 '나'라는 사람이 가진 신체적, 감정적, 심리적 조건들이 '나'라고 생각한다. 또한 '나'를 둘러싸고 있는 그러한 조건들에 얽매이고 제한되어 있다고 생각하기 때문에 자유롭고 행복한 목샤의 삶을 살기보다는 인생에서 고통을 받고 있는 것이다. 이러한 본디지는 영혼이 과거의 다양한 생각, 말, 행동들로 생겨난 카르마적 인상과 결합함으로 생겨난 결과이다.

우리는 각자마다 자기 존재의 여러 단계를 가지고 있다. 표면적으로는 육체적 바디가 있다. 그러나 보이지 않는 수준에서는 서틀바디, 그리고 카르마적 인상을 담고 있는 섬세한 카르마바디, 즉 코잘바디가 있다. 코잘바디는 다음과 같은 방식으로 카르마적 속박을 초래한다.

먼저, 개별화된 의식(에고자아)은 지속적으로 분노, 교만, 사기, 탐욕 등과 같은 다양한 열정적 감정들을 만들어 낸다. 새로운 열정이나 욕구들은 그에 따른 특정한 인상들을 뚜렷한 에너지 진동의 특성으로 코잘바디에 남기게 된다. 이처럼 코잘바디에 에너지 진동의 형태로 새로운 인상들을 끊임없이 만들어 내는 과정을 카르마의 유입이라고 한다.

카르마적 인상이 코잘바디에 머물게 될 때 이것을 카르마의 본디지라고 한다. 각각의 카르마적 인상은 그것을 만들어 내는 의식 상태의 자질들을 운반하고 있다. 예를 들어, 압도적인 탐욕의 감정을 경험함으로써 카르마가 만들어진 경우, 카르마적 인상은 탐욕에 물들게 될 것이다. 반대로 압도적인 관대함의 감정을 경험함으로써 카르마가 만들어진 경우, 카르마적 인상은 관대함의 긍정성에 물들게 될 것이다. 이런 식으로 카르마적 인상이 자리를 잡게 된다. 코잘바디는 부정적이거나 긍정적인 방식으로 영혼을 묶게 된다. 카르마의 본디지는 일반적으로 두 가지 형태가 있다. 푼야(Punya, 긍정적 카르마)와 파파(Papa, 부정적 카르마). 하지만 어느 경우든지 결과는 카르마의 본디지가 된다. 영혼이 가진 무한한 환희의 본성을 깨달을 수 없게끔 제한된 인식 상태를 초래하기 때문이다.

각각의 카르마적 인상은 특정한 자질(예를 들어, 탐욕이라는 부정적 인상)을 만들게 된다. 그리고 카르마의 유출이 일어날 수 있는 조건과 시기가 무르익을 때까지 코잘바디에 저장되어 있다. 각 인상들은 또한 특정한 강도(예를 들어, 약함, 중간, 강함)를 가지고 있다. 이러한 의식적 상태의 자질과 강도에 따라 새로운 카르마적 인상들이 만들어지게 된다. 예를 들어 길거리에 거액의 돈이 떨어져 있는 상황을 마주했을 때 코잘바디에 탐욕을 유발하는 에너지가 저장되어 있다면 탐욕과 유사한 진동이 일어나면서 그에게 탐욕스러운 선택을 하게끔 만들 것이다. 이처럼 새로운 탐욕 카르마의 유입으로 코잘바디에 있는 탐욕의 에너지 층은 더욱 부정적으로 그의 영혼을 구속하게 될 것이다. 만약 코잘바디에 탐욕과 유사한 에너지가 저장되어 있지 않다면 그는 돈을 보고도 탐욕을 일으키기보다는 주워서 경찰에 신고하여 주인을 찾아 주고자 하는 선택을 하게 될 것이다. 그래서 영혼을 부정적으로 본디지 하는 카르마의 유입이 일어나지 않는 대신에 관대함이라는 긍정성으로 본디지 하는 새로운 카르마의 유입이 일어나게 된다.

이처럼 우리가 삶을 살아가는 데 있어 부정적이든 긍정적이든 카르마적 인상을 지운다는 것은 아주 어려울 수밖에 없다. 요가철학은 이러한 카르마적 딜레마를 해결하는 데 중점을 두고 있다. 카르마는 영혼을 무지, 고통, 제한성에 본디지 한다. 카르마는 마치 거울에 끼인 먼지와 같다. 영원함과 환희의 본성을 가진 우리의 의식을 가리고 속이기 때문이다. 하늘의 태양은 모든 것을 밝게 비춘다. 하지만 먼지가 쌓인 거울은 눈부신 태양 빛을 제대로 반영할 수가 없다. 마찬가지로 카르마적 인상으로 가려진 영혼은 순수의식의 투명한 빛을 반영하지 못한다. 만약 카르마적 인상을 지울 수 있는 방법이 있다면, 언젠가는 영혼이 무제한적인 에너지와 환희로 가득한 자신의 진정한 본성을 깨달을 수도 있을 것이다.

선을 행하는 것이 카르마를 지우지 않는다

카르마에는 푼야(Punya, 긍정적)와 파파(Papa, 부정적)의 두 가지 종류가 있다. 카르마의 본디지도 또한 긍정적인 것과 부정적인 것의 두 가지 유형으로 나타난다. 주로 부정적인 카르마적 인상에 의한 본디지는 사람들에게 고통과 불행의 삶을 경험하게 한다. 주로 긍정적인 카르마적 인상에 의한 본디지는 부, 지성, 건강, 즐거움 그리고 다른 기타 소중한 것들을 경험하며 살아가게 한다. 그래서 현명한 사람은 누구나 부정적인 카르마보다 긍정적인 카르마를 만들기로 분명히 선택할 것이다. 결과적으로 좋은 카르마를 행하면 바람직한 삶의 경험들을 주게 된다. 일시적인 행복을 성취할 수 있는 좋은 방도이다. 뿌린 대로 거두기 때문이다. 대부분의 사람들은 그렇게 생각하고 있다. 사실상 모든 종교나 영적 전통들은 좋은 경험을 하기 위해 좋은 일을 하고 고통을 피하기 위해 악을 피해야 한다는 원리에 기본을 두고 있다. 그런데 문제는 카르마를 지우기 위해선 어떻게 해야 하는지 알려 주지 않는다는 것이다. 좋은 일을 하는 것은 푼야의 긍정적인 카르마를 쌓아서, 나중에 좋은 결과를 가져오는 긍정적 본디지를 하게 된다. 다시 말해서, 평생 동안 오직 좋은 일만 하는 데 바쳤다면 다음 생에 흙수저보다는 금수저로 다시 태어날 가능성이 높아진다. 하지만 금수저로서 호화 맨션에 사는 사람이더라도 오물더미 위에 사는 흙수저만큼이나 자신의 순수한 본성에 대해서는 무지할 수 있다.

카르마 법칙의 수수께끼를 푸는 열쇠

요가 철학을 세운 고대 인도의 성자들은 깊고 실질적인 지혜를 가지고 있었다. 그들은 단지 좋은 일을 하는 것에만 집중하는 삶에서는 목샤가 주는 영원한 행복을 가질 수 없다는 것을 잘 알고 있었다. 아무리 좋은 카르마의 효과라도 결국에는 사라지게 되어 있다. 좋은 건강, 풍요로움, 편안함을 누리는 행운의 삶에 태어났더라도 태어난 모든 사람은 병들고, 늙고, 고통받고, 그리고 죽는다. 이들 성자들은 비록 행복하고, 건강하고 부유한 삶을 살기 위해선 좋은 일과 도덕적인 삶을 살도록 권하였지만, 동시에 카르마적 딜레마를 궁극적으로 해결하기 위해선 다른 방법을 찾아야 한다는 것을 인지하고 있었다. 카르마적 본디지의 원인을 모두 제거할 수 있는 진정한 방법을 알고 있었다. 핵심은 우페크샤(Upeksha, 평정심)에 있다.

"리탐바라 단계(깨달음 의식)에서 생겨난 섬세한 인상들은 다른 어떤 잠재적 인상들로 더 이상 남는 것을 막는다." (PYS 제1장 50절)

평정심은 모든 카르마의 유입을 멈춘다

위에서 카르마적 인상이 어떻게 코잘바디에 유사한 에너지의 진동을 남겨서 새로운 카르마를 유입하는지, 그리하여 영혼을 구속하는지에 대해 살펴보았다. 이러한 삼사라의 사이클을 끊기 위해선 평정심의 마인드를 키워야 한다. 평정심이란 마음의 다양한 긍정적, 부정적 진동들이 고요하게 가라앉아 있는 의식 상태를 의미한다. 카르마의 유입이나 유출이 일어날 때 마음을 고요한 상태로 유지함으로써 새로운 카르마적 인상이 만들어지는 것을 멈출 수 있다. 명상을 통해 얻어지는 사마디(Samadhi)의 절대적 평정성 상태는 순수의식의 고요함 속에 완전히 머물고 있는 것을 뜻한다. 이러한 형태의 평정성은 마음에 가장 섬세한 침묵 상태를 만들며, 아주 효율적으로 카르마를 지울 수 있게 한다. 삶에서 어떤 어려움이나 성공을 경험하든지 마음의 평정성을 유지하는 연습은 다양한 방식으로 목샤를 빠르게 성취할 수 있는 동력을 만들어 준다. 삶에서 일어나는 온갖 좋고 나쁜 굴곡 속에서도 침착하고, 중립적이며, 행복할 수 있게 된다. 그리하여 기존의 카르마적 인상은 지워지고 다른 새로운 카르마적 인상으로 대체되지도 않는다. 마침내는 순수자아 의식을

깨달음, 카르마 그리고 내면의 빛

덮고 있던 카르마는 완전히 소멸되고 목샤, 깨달음을 성취할 수 있게 된다.

운명과 자유의지: 세 가지 유형의 카르마

카르마에는 세 가지 유형이 있다. 산치타, 프라라브다 & 아가마 카르마. 모든 과거의 행위들로 인해 저장된 카르마의 총체는 산치타 카르마(Sanchita Karma)이다. 그중에서 일부가 유출되어 현생에서 경험하도록 할당된 것은 프라라브다 카르마(Prarabdha Karma)이다. 호로스코프에 볼 수 있는 것은 프라라브다 카르마로써 정해진 숙명의 영역에 해당한다. 점성학 차트는 프라라브다 카르마의 지도와 같다. 특정한 타입의 프라라브다 카르마가 나타날 것이며, 언제 그러한 효과를 경험할지 하는 스케줄까지 알 수 있게 한다. 아가마 카르마(Agama Karma)는 현생에서 새로운 카르마가 우리의 자유의지로 만들어지는 운명의 영역이다. 우리가 자유의지로 운명(아가마 카르마)을 만들 수 있는 능력은 주어진 스케줄에 따라 계속 진행되고 있는 숙명(프라라브다 카르마)에 의해 계속 충돌하거나 상쇄되고 있다.

호로스코프에 반영된 프라라브다 카르마는 세 가지 강도를 가지고 있다. 미약함, 중간 정도, 강력함. 만약 특정한 시기에 나타나는 프라라브다 카르마의 강도가 미약하다면 그가 행사하는 자유의지의 힘을 능가할 수 없다. 그리하여 그가 원하는 결과의 실현을 위한 선택을 쉽게 할 수 있다. 만약 중간 정도의 강도면 자유의지를 행사하는 데 어느 정도 장애를 겪게 될 것이다. 하지만 강도가 강력한 프라라브다 카르마가 나타나고 있다면 자유의지로만 피해 갈 수가 없다. 그럴 때는 그저 수용하는 것이 최상의 대책이다.

프라라브다 카르마와 아가마 카르마의 관계는 상호작용적이다. 삶의 질을 향상시키고 행복과 발전을 위해서는 우리가 노력을 쏟아야 하는 것은 당연하다. 그렇지만 삶에서 어떤 것들은 그저 받아들이는 수밖에 없다. 그래서 성 프란체스코는 "주여, 우리가 바꿀 수 없는 것을 평온하게 받아들이는 은혜와, 바꿔야 할 것을 바꿀 수 있는 용기 그리고 이 둘을 분별하는 지혜를 허락하소서…"라고 기도하였다.

그런데 보통의 사람들 경우에 호로스코프에 나타나 있는 카르마의 강도는 대부분 미약하거나 중간 정도이다. 아주 강력한 경우는 매우 드물다. 그럼에도 일반적으로 사람들은 자신의 문제가 실제보다 훨씬 더 크다고 믿는 경우가 많이 있다. 그래서 바른 호로스코프 리딩을 통해 그들이 가진 오해나, 의심, 두려움 등이 자신의 완전한 잠재성을 발현하는 것을 막고 있다는 사실을 깨우치고, 자유의지를 이용해 삶의 행복과 질을 향상시킬 수 있기 위한 것이 진정한 죠티샤(베딕 점성학)의 목적이다.

카르마와 칼라의 블루도면
- 호로스코프(Horoscope, 출생차트)

베딕 점성학은 단순한 점성술 시스템보다 더 이상인 영성과학으로써, 심오한 삶의 철학이 그 안에 깊이 자리를 하고 있다. 카르마의 법칙은 요가 철학을 포함한 모든 동양 철학의 근본이 되는 특히 점성학의 가장 기본 토대를 이루고 있는 메커니즘이다. 점성학을 잘 이해하면 점성가뿐만 아니라 모든 영성의 길을 가는 수련자들에게 삶의 고통에 대한 설명에 필요한 맥락을 제공한다. 더 중요한 것은 고통의 원인과 이를 근절할 수 있는 메커니즘을 알려 준다.

베딕점성학의 가장 중심에는 윤회와 카르마의 법칙이 자리하고 있다. 베딕점성학에서 행성들은 '그라하(Graha)'라고 하는 데, '우리를 잡고 놓아주지 않는다'라는 의미를 가지고 있다. 그라하들이 가진 카르마의 힘은 우리를 잡아채서 어떤 특정한 상황이나 상태로 끌고 들어가거나, 혹은 끌고 나온다는 의미를 가지고 있다. 그리하여 내외부적으로 삶의 다양한 경험을 하게 만든다. 우리는 모두 태어났을 때 특정하게 형성된 어떤 육체적, 정신적, 심리적 패턴들을 가지고 있다. 출생 시 행성과 스타들의 위치가 이러한 패턴들을 투영하고 있다. 당시에 올려다본 하늘에서 운행 중이던 행성과 스타들의 위치를 마치 사진을 찍듯이 그대로 캡처 한 것이 바로 호로스코프(출생차트)이다. 개개인 영혼의 카르마들은 마치 우리가 입고 있는 겹겹의 옷처럼, 우리들 존재를 에워싸고 있다. 호로스코프는 기호와 숫자로 표기된 개인 영혼이 가진 총체적 카르마의 블루도면이라 할 수 있다. 모든 원인에는 그에 따르는 결과가 있으며, 모든 결과에는 그 이전에 원인이 있었다. 이것이 카르마, 인과의 법칙이다. 그래서 한날한시에 태어난 일란성 쌍둥이라고 하더라도 완전히 다른 성격이나 삶을 사는 경우도 자주 볼 수 있다. 현재는 우리가 과거에 한 행위의 결과가 겉으로 드러난 모습이고, 미래는 현재 우리가 하는 행위들의 결과로 나타나게 될, 아직 드러나지 않은 우리의 미지수 모습이다. 카르마의 법칙은, 짧게는 현생에서만 일어나거나 적용되기도 하지만, 길게는 무수한 전생과 앞으로의 후생을 통해 무한대로 적용되기도 한다.

그래서 먼저 출생차트를 통해 우리가 가지고 있는 과거 생의 습관이나 성향들을 알 수 있고, 다샤(Dasa, 시간의 흐름)에 따라 언제 그러한 결과들이 나타날지 알 수 있게 된다. 각자가 타고난 욕구, 열망, 욕망, 두려움, 방어 등의 성향 등에 따라 특정한 시기가 되면 어떤 상황이나 특정한 사람들에게 끌리게 되거나 멀어지는 효과들이 생겨나는 것이다. 예를 들어 이성관계, 재정관계, 책임감 등을 다루는 성향이 사람들마다 다르다. 겉으로 보면 아무런 문제 없어 보이는데도 어떤 이들은 항상 잘못된 이성 관계에 빠지는가 하면, 또 어떤 이들은 언제나 경제적인 어려움에 빠져 허우적거리는 이들도 많다. 이러한 성향들은 모두 과거에 형성된 습관이나 생각, 행동에 따라 잠재의식 속에 재어져 있던 것들이다. 그러다가 현생에서 어떤 계기나 기회가 있을 때, 특정한 행동이나 패턴으로 발현시키게 된다. 그로 인한 결과들이 미래에 나타나게 된다. 행성들은 이러한 성향들을 이전시키는 지표라고 할 수 있다. 이들이 현재의 하늘에서 어떤 특정한 위치에 있을 때, 우리들 잠재의식 속에 내재하고 있던 특정한 에너지를 자극시켜 내외부적으로 어떤 특정한 사건이나 현상이 일어나도록 한다. 행성들은 모두 의식의 일부분을 형성하기 때문에 행성들 간 작용하고 있는 자력이나 중력은 우리의 의식에 깊은 영향을 미치게 된다. 특히 토성의 트랜짓(Transit, '현재 하늘에서 운행 중에 있는')은 출생차트에서의 위치와 맞물려 삶에서 중대한 긍정적 혹은 부정적인 터닝 포인트를 만들게 된다.

토성의 트랜짓, 사데사티
- 카르마의 정화(타파스)가 필요한 수련의 시간

베딕 점성학에서는 일주일을 형성하는 일곱 행성들 외에 라후와 케투까지 포함하여 총 9개 행성들을 활용한다. 라후와 케투는 실제 행성이 아니라 일식과 월식을 일으키는 천문학적 포인트들이다. 하지만 전생과 현생, 미래 생의 카르마 흐름에 결정적인 역할을 하는 그림자 행성으로 중요하게 다루어지고 있다. 카르마적으로 다른 행성들에 비해 중대한 비중을 가진 또 다른 행성은 토성이다. 지구가 속한 태양계에서 토성은 태양으로부터 가장 멀리 있고 또 가장 느리게 움직이는 행성이다. 출생차트에서 "우리가 어떻게 집중하고, 책임을 지고, 삶을 체계화하는가" 하는 근원적인 힘, 그릿(Grit)의 파워를 상징하고 있다. '카르마의 로드'라고도 불리는 토성은 우리가 전생에서 가져온 부정적인 카르마가 집중되어 있는, 그래서 아주 강도 높은 노력과 수련(타파스, Tapas)이 필요한 영역을 의미하기도 한다. 토성은 무지의 결과로 빚어지는 괴로움과 슬픔을 대변할 뿐만 아니라 우리가 계속해서 괴로움을 만들어 내는 방식으로 행동하도록 부추긴다. 토성은 심리적 콤플렉스를 자극시키는 기능을 통해 이러한 일을 하고 있다. 예를 들면, 어떤 사람이 전생에 무지로 인해 이기적인 행동들을 많이 한 경우를 들 수 있다. 이번 생에서 그는 많은 부족한 것들을 때문에 심리적 열등감을 만들어 내는 어려운 환경에서 자라게 된다. 이러한 열등감은 다시 그가 이기적인 방식으로 행동하게끔 부추기게 된다. 그러다가 그가 가진 카르마의 결과들이 모두 소멸되었을 때 비로소, 토성은 그 동안 고통의 주범이었던 무지의 베일을 심리적 각성이라는 형태를 통해 벗겨 준다. '아하!' 하는 깨달음의 순간들이 모여서 보다 큰 자유로움과 깨달음을 향해 점진적으로 나아갈 수 있게 한다. 이런 방식으로 토성은 자신의 영향 아래 있는 삶의 영역에서 성공적인 충족을 얻는 것을 지연시키게 만든다.

토성은 태양을 한 번 회전하는 데 약 29-30년이 걸린다. 토성이 원래의 나탈(Natal, '타고난') 위치로 되돌아오는 데 그만큼 시간

　　　　　깨달음, 카르마 그리고 내면의 빛

이 걸린다는 말이기도 하다. 이를 토성 회귀 혹은 토성 리턴(Saturn Return)이라고 한다. 가장 느리게 움직이는 행성인 만큼 토성이 나탈 위치로 되돌아올 때 그만큼 우리 삶에 미치는 임팩트도 크게 된다. 그래서 많은 사람들이 29-30살을 전후해서 대부분 아주 큰 인생의 변화, 전환기를 맞이하게 된다. 그러다가 59-60살 사이에서 다시 한번 더 토성의 회귀를 맞이하게 되는데, 이때는 목성과 토성이 함께 나탈 위치로 되돌아오는 시기여서 첫 번째의 토성 회귀보다 훨씬 더 큰 임팩트를 가지게 된다. 명리학에서 사용하는 육십갑자 회전과 비슷한 의미를 가지고 있다. 1번째 토성 회귀를 맞이하였을 때 인생에서 어떤 중대한 결의나 변화를 만들었다면 그러한 결과들을 2번째 토성 회귀 때에는 목성의 은총과 함께 작용하여 결과를 제대로 수확할 수 있기 때문이다. 그래서 중대한 사업가나 정치인들, 어떤 분야의 전문가들, 고수, 장인들이라든지 대체로 육십을 전후해서 제대로 빛을 발하게 되는 이유도 여기에 있다. 반면에 아무리 인생 초반부에 크게 성공하고 잘나가던 사람들이라도 50-60대까지 계속 승승장구하는 예들은 보기 드물다. 그래서 오늘날 주변을 돌아보면 나이가 들어 갈수록 오히려 점점 더 초라하고 가난하고 힘들게 사는 이들이 많다. 이런 사람들은 1번째 토성 회귀 때 인생을 전체적 시각에서 잘 정비하고, 준비하거나 제대로 활용하지 못한 경우들이다. 그래서 백세시대를 살고 있는 현대인들에게 카르마의 로드인 토성은 더욱더 중요한 행성이 된다. 백세를 건강하고 유익하고 보람되게 누릴 수 있기 위해서는 위대한 토성이 가진 그릿(Grit) 파워를 바로 이해하고 잘 사용하는 법을 배우는 것이 절체절명의 과제이기 때문이다.

그런데 지금까지 점성학계에서는 토성이 삶의 온갖 괴로움과 비극을 주도하는 아주 나쁘고, 흉하고 힘든 행성이라는 오해와 부당한 대우를 받아 왔다. 그래서 사람들은 경외감이 아니라 두려움과 공포의 대상으로 기피하였다. 이렇게 토성이 무식하고 무자비하게 매도를 당하게 된 주요 원인은 사데 사티(Sade-Sati)에 대한 잘못된 선입견에서 연유되었다. 사데 사티는 '7년 반'이라는 의미로서, 인도 문화에서 사람들이 가장 두려워하고 회피하는 트랜짓(Transit)이다. 출생차트에 있는 달의 위치를 기준으로 해서 현재 운행 중인 토성이 출생 달의 12번째, 1번째, 2번째 사인(Signs)들을 지나가는 기간을 의미한다. 토성은 한 개의 사인에 약 2년 반 정도 머물기 때문에, 출생 달을 기준으로 세 개의 사인들을 지나는 데 약 7년 반이 걸리게 된다. 이 시기를 사데사티라고 하는데, 일반적으로 온갖 어려움이나 괴로움들을 가져오는 아주 부정적인 시기로 잘못 인식되어서 특히 인도 사람들은 사데사티에 대한 깊은 두려움들을 가지고 있다. 이 시기가 되면 아무리 천하를 호령하고 떵떵거리는 왕이나 대장군이라도 모든 재물이나 파워, 권력, 건강을 잃게 되거나 나락으로 추락하게 되는 시기인 것처럼 사람들이 두려움에 떨게 만든다. 일부 물지각한 점성가들은 이러한 공포심을 이용하여 비싼 레머디(Remedies)들을 많이 팔기 때문에 사람들이 피해를 보는 경우도 자

깨달음, 카르마 그리고 내면의 빛

주 생겨나고 있다.

이처럼 사데사티에 대한 잘못된 인상을 깊이 조장하게 만든 안타까운 예로, '위대한 토성(Greatness of Saturn; 1997, Sadhana Publications)'이라는 유명한 스토리가 널리 회자되고 있다.

고대 인도의 우재이니(Ujjayini) 도시에 아주 정의롭고 영웅인 왕 비크라마(Vikrama)가 있었다. 비크라마 왕은 현명하고 어질며, 항상 백성들의 고충에 귀를 기울이며 모든 어려움이나 문제들도 해결해 주려 최선을 다하고, 좋은 일도 많이 하는 훌륭한 왕으로서, 신하들이나 백성들의 존경과 사랑을 한몸에 받고 있었다. 이처럼 훌륭한 왕이 다스리는 우재이니 왕국은 풍요롭고 평화로우며, 모든 백성들이 바르고 행복한 생활을 누리고 있었다.

비크라마 왕은 온갖 지식과 배움에 대한 열정도 높았는데, 특히, 죠티샤(Jyotisa, 베딕 점성학)에 대한 지대한 관심과 존경심을 가지고 있었다. 그래서 우재이니 왕국에는 죠티샤 전문가들뿐만 아니라 아홉 행성들을 대변하는 훌륭한 판딧(Pandit)들이 의회에 많이 모여 있어서, 비크라마 왕에게 항상 유익한 조언들을 하거나 필요할 때마다 왕국의 번영과 성공을 위한 성대한 야기야들을 행하곤 했다.

어느 날 하루는, 어느 때와 같이 신하들과 모든 판딧들이 모여 있는 의회에서 회의를 주관하던 비크라마 왕이 문득, 아홉 행성들 중에서 어느 행성이 가장 최상이고 최악인지 하는 힘겨루기를 하고 싶은 생각이 들었다. 그래서, 태양부터 시작해 케투까지 각 아홉 행성들을 대변하는 아홉 판딧들이 돌아가면서 해당 행성에 대한 좋은 점이나, 파워, 강점, 약점들에 대한 변론들을 하게 만들었다. 각자의 변론들을 다 들어 본 후에 최종 판단은 비크라마 왕이 내리게 되어 있었다. (판딧들이 나열한 아홉 행성들에 대한 변론들은 『베딕 점성학 입문서 1』참고)

그렇게 차례대로 판딧들이 하는 아홉 행성들에 대한 스토리와 변론들을 듣는 동안, 비크라마 왕은 토성이 가진 극도의 잔인함에 대한 생각을 떨쳐 버릴 수가 없었다. 마침내 모든 변론들을 마치고, 누가 가장 훌륭한 행성인지 혹은 최악의 행성인지 판단을 내려야 하는 시점에 이르자 비크라마 왕은 얼떨결에 무심코 내뱉었다.

"토성처럼 눈에 증오가 가득한 아들을 가질 바에야 차라리 자식이 아예 없는 것이 더 낫다. 토성은 자신의 아버지조차도 괴롭혔는데, 다른 어느 누구를 봐줄 수 있을 것인가?"

하필이면 그때 토성이 하늘에서 마차를 타고 우재이니 왕국 위를 지나가고 있다가, 비크라마 왕이 하는 말을 듣게 되었다. 그러자 토성은 마차를 멈추고 내려서 모든 신하와 판딧들, 비크라마 왕이 모여 있던 우재이니 왕국의 의전에 들어섰다. 큰 키에 마른 몸, 절름거리는 다리, 어두운 표정으로 예리한 눈빛을 뿜어내는 무시무시한 모습의 토성이 들어서자마자 비크라마 왕을 포함한 모든 사람들이 깜짝 놀라 두려움에 떨면서 몸을 바닥에 엎드린 채 벌벌 떨었다. 비크라마는 자신이 저지른 실수를 깨닫고 잘못을 빌었으나 이미 때는 늦었다. 자신에 대해 잘 알지도 못하면서 공개적으로 자신에 대한 험담을 하는 비크라마에게 토성은 그의 오만함과 무지에 대한 대가를 치르게 해 주겠다고 말한 뒤 의전을 떠났다. 토성은 무고하게 자신을 모욕한 비크라마에게 단단히 레슨을 가르치기로 결심을 하고 다가오는 재난들에 대한 경고를 하기 위해 들렀을 뿐이었다. 그렇게 해서 토성의 노여움을 사게 된 비크라마 왕의 출생차트에는 사데사티가 막 시작되고 있었다. 토성이 어떤 벌을 내릴지 전혀 알 수 없었던 비크라마 왕은 자신이 한 잘못의 심각성을 깨닫고 깊은 절망감에 빠져들었다. 다른 판딧들이 토성을 위한 야기야(yagya, 제의식)와 우파야(Upaya, 레머디)를 하도록 권유하자, 어떻게든 토성의 분노를 재우고 자신이 저지른 잘못을 만회할 수 있다면 못 할 일이 없겠으나, 아무런 소용이 없을 거라는 걸 비크라마는 본능적으로 깨닫고 모든 제의들을 거절하였다. 그리고 토성이 어떤 식으로 자신에게 형벌을 가져오든 달아나거나 거부하지 않고 그 대가를 그대로 받아들이기로 결심하고 무거운 마음으로 잠자리에 들었다.

다음 날, 비크라마 왕의 사데사티가 시작되자마자 말 장수로 변신한 토성은, 평소 말을 좋아하고 말타기를 즐기던 비크라마 왕이

혹할 만한 멋지고 훌륭한 말을 팔기 위해 왔다. 토성이 변신한 말장수인 줄 꿈에도 모르는 비크라마는 그가 제시하는 말을 보고 첫눈에 반해 시험 삼아 말 위에 타올랐다. 비크라마 왕이 말에 오르자마자 말은 공중으로 펄쩍 뛰어올라서 어디론가 아주 먼 곳을 향해 달려가기 시작했다. 행여 떨어질까 눈을 감은 채 고삐를 꼭 쥐고 있던 비크라마가 마침내 눈을 떴을 때는, 우재이니 왕국이 어디에 있는지도 모를 만큼 아주 낯설고 먼 다른 나라에 떨궈진 채 말은 온데간데 없이 사라지고 없었다.

이것이 모두 토성이 하는 일인 줄 깨달은 비크라마는 그대로 시험을 감내하기로 결심하고 신분을 감춘 채 낯선 왕국의 마을 안으로 걸어 들어갔다. 그곳은 타말린다(Tamalinda) 왕국이었는데, 우재이니 왕국으로부터 약 20마일 정도 떨어진 곳으로서 서로 교류나 왕래가 없는 나라들이기에 비크라마 왕을 알아보는 사람이 아무도 없었다. 그곳에서 잘생기고 훤칠한 비크라마 왕을 본 타말린다 왕국의 공주는 첫눈에 반했다. 그래서 신분을 감추고 있던 비크라마에게 타말린다 왕은 공주와 강제로 결혼을 하도록 명령하였다. 이처럼 사태가 자신의 의지와는 전혀 상관없이 빠르게 진행되는지라 비크라마는 모두 토성의 하는 일인 줄 짐작하고 그대로 조용히 감내하고 있었다. 첫날 밤에 홀로 방에 남겨진 비크라마는 긴장된 마음으로 신부가 들어오기를 기다리고 있었는데, 갑자기 벽에 걸려 있던 호수의 그림 액자 속에 있던 백조가 살아 나와서 침대 곁에 놓여 있던 공주의 비싼 진주목걸이를 입에 물고 다시 그림 속으로 사라졌다. 방에 들어온 신부는 자신이 아끼는 진주 목걸이가 사라진 것을 보고 비크라마에게 행방을 물었으나, 자신이 하는 말을 아무도 믿지 않을 것을 직감한 비크라마는 그림 속의 백조가 진주 목걸이를 물고 사라졌다는 사실을 말하는 대신에 자신은 모른다고만 대답할 수밖에 없었다. 그러자 공주는 비크라마가 겉으로는 점잖은 신사인 척하면서 사실은 도둑이라고 화를 내면서 아버지인 타말린다 왕에게 즉각 알렸다. 노여운 왕이 아무리 이실직고를 명해도 자신은 모른다고 답할 수밖에 없었던 비크라마는 마침내 진주목걸이 도둑으로 몰려서 팔다리가 잘려 나가는 형벌을 당하고 벌판에 내던져졌다. 그리고 그를 불쌍히 여긴 방앗간 주인에게 거두어져서, 방앗간에 숨어 살며 끼니를 얻어먹는 대신에 몸통을 이용해 방아를 찧으며 곡식을 가는 일을 하면서 7년 반을 지나가기를 기다렸다. 한편으로 왕이 하루아침에 사라진 우재이니 왕국에서는 왕을 찾기 위해 사방으로 수소문하고 있었다. 그렇지만 방앗간에서 사지가 잘려 나간 채 빌어먹고 있는 도둑이 비크라마 왕일 줄 어느 누구도 짐작하지 못했다.

그렇게 7년 반 숨은 세월을 지내는 동안, 비크라마는 한 번도 자신이 과거에 누리던 부와 영광, 파워 등에 대해 아쉬워하거나 토성이 내리는 지독한 형벌에 억울함을 느끼지도 않았다. 오히려 과거 자신의 오만함과 경거망동, 부족한 행동들을 모두 되돌아보며 진정으로 뉘우치는 계기가 되었다.

마침내 7년 반의 마지막 날이 되자, 비크라마의 진심 어린 반성과 고행에 감복한 토성은 다시 비크라마 앞에 나타나서 분(Boon, 소원)을 물었다. 비크라마는 자신의 왕국이나 사지를 정상적으로 되돌려 달라고 바라는 대신, 자신이 받은 형벌처럼 지독한 토성의 시험을 앞으로는 그 어느 누구도 받지 않게 해 달라고 토성에게 빌었다. 그러한 비크라마의 순수하고 진심 어린 바람에 감동받은 토성은 비크라마를 다시 예전처럼 훤하고 잘생긴 모습으로 되돌려 놓았을 뿐아니라 공주의 진주 목걸이도 제자리에 돌려놓았다. 그리고 타말린다 왕에게 자신의 신분을 밝힌 비크라마는 그동안 말 못 한 사연들을 들려주었다. 비크라마 왕에게 도둑의 누명을 씌워 잘못된 징벌을 내린 타말린다 왕은 사죄하는 뜻으로 온갖 보물과 함께 공주를 아내로 맞이하게 하고 다른 많은 귀한 선물도 함께 내렸다. 비크라마 왕은 자신을 도와준 방앗간 주인의 딸도 같이 아내로 맞이해 우재이니 왕국으로 화려하게 돌아갈 수 있었다. 이후 그는 우재이니 왕국을 더욱더 지혜롭고 정의롭게 잘 다스리면서 오랜 영광과 번영을 누릴 수 있었다.

이러한 비크라마 왕의 스토리로 인해 사데사티는 인도 문화에서 아주 두려운 재난의 시기라는, 아주 잘못된 평판을 굳히게 되었다. 모든 사람들이 사데사티를 마치 저승사자처럼 꺼려하고 회피하고 무서워하게 되었던 것이다. 사데 사티는, 옛날에 출생 날짜나 시간을 정확하게 잘 모르던 시절, 그저 달의 위치에 기준하여 사용되는 방법이다. 달이 한 개의 사인에 이틀 조금 넘게 머무른다. 그래서 하루 이틀 정도 오차가 있어도 사데사티가 적용될 수 있었기 때문이다. 하지만 실제적으로 사데사티의 부정적인 효과는 그다지 나타나지 않는 경우가 많다. 오히려 사데 사티 동안 토성의 파워가 늘어나서 토성이 상징하는 노력, 집중력이나 책임 의무들을 더욱 효과적으로 활용하게 되어 지위나 이름, 부가 늘어나고 더 잘되는 경우들도 자주 볼 수 있다. 달은 우리의 마음, 감정을 상징하는지라 사데사티 동안 늘어난 책임감이나 스트레스 등으로 인해 육체가 많이 피곤하거나 감정적으로 중압감을 많이 느끼게 되는 시기가 되는 건 사실이다. 하지만 사데사티를 통해 그만큼 감정의 깊이나 삶을 바라보는 시각, 인격의 성숙도가 훌쩍 성장하게 되는 시기이기도 하다. 사데 사티는 부정적인 카르마의 세탁과 정화를 위해 집중적으로 수련이 필요한 시간일 뿐만 아니라 내재하고 있던 깨달음의 잠재성을 활짝 꽃피울 수 있는 영혼의 황금기이기도 하다.

애초에 비크라마 왕이 토성의 징벌을 받게 되었던 이유는 토성의 진면(眞面)을 제대로 알지 못하면서 선입견과 충동성으로 토성을 모욕했기 때문이다. 우리 주변에도 이처럼 "아차" 하는 찰나의 순간에 엇나간 말이나 행동으로 이후 지대한 대가를 치르는 경우가 얼마나 자주 일어나는가? 보이스피싱에 당해 평생 피땀 흘려 모은 자금을 순식간에 날리거나, 잘못 써 준 보증이나 청탁으로 독박 피해를 당하고 집안이 풍비박산 나는 예들, 욱하는 성격을 참지 못해 내뱉은 모진 말이나 손찌검으로 가정파탄이나 감옥행을 자초하는 사례들은 또 얼마나 흔히 일어나는가? 아무리 비크라마 왕처럼 어질고 덕이 많은 훌륭한 왕이라고 하더라도 잠재의식 속에 숨어 있는 토성의 부정적 카르마 세력이 머리를 들고 올라오면 피해 갈 방법이 없다. 제우스 신의 아들이었던 천하의 영웅 헤라클레스조차도 헤라 여신이 일으킨 광기로 인해 잠시 가족이 사자로 보이는 착각을 일으켜 자신의 가족을 살해하는 중대한 과보를 저지르게 되었다. 그리하여 이러한 과보를 회개하기 위한 헤라클레스의 12과업이라는 위대한 고행을 치러야만 했다. 비크라마 왕은 백성들의 존경과 사랑을 한 몸에 받던 일국의 왕에서, 아무도 자기를 알아보는 사람이 없는 타국에 갑자기 내몰려 도둑으로 억울한 모함을 당하고, 사지가 잘려 나가는 형벌을 받고, 방앗간에서 방아를 찧으며 7년 반을 인내하는 시간을 보내야 했다. 그럼에도 어떤 원망이나 원한도 품기보다는 오히려 그동안 자신이 누린 모든 부와 영광, 파워들로 인해 오만과 자부심에 젖어 살았던 과오를 반성하고 정화하는 계기로 삼았다. 고행의 끝에 토성이 다시 나타나 소원을 빌었을 때도 예전 삶의 원상복구보다는 다른 사람들이 자신과 같은 고통을 겪지 않게 해 달라는 자비심과 겸허함을 보였다. 그처럼 순수한 의도의 내맡김과 비이기심을 보였기 때문에 결과적으로 그는 예전보다 오히려 더 큰 영광과 깨달음을 얻을 수 있었다. 그것이 바로 카르마의 로드, 위대한 토

깨달음, 카르마 그리고 내면의 빛

성이 주는 카르마 레슨의 핵심이다. 무의식에 사로잡혀 오만하고 거들먹거리게 되면 바로 추락하게 만들며, 의식적인 노력으로 현재 주어진 삶에서 최선을 다하고 감사함과 겸허함으로 인내할 수 있을 때 시간(칼라)의 로드, 토성은 마침내 더 큰 깨달음으로 새로운 운명을 살 수 있는 은총과 축복을 내리게 된다.

4.
내면의 빛(의식, 意識)과 명상의 일반적 효과

사찰의 종소리

어느 섬에 사찰이 하나 세워졌다. 사찰 안에는 천 개의 종들이 있었다. 세상에서 으뜸가는 장인들만 모여 만든 온갖 아름답고, 섬세하고, 귀한 종들이 크고 작은 크기로 사찰안에 가득했다. 바람이 불거나 태풍이라도 몰아치면 모든 종들이 한꺼번에 심포니 오케스트라처럼 울려 퍼지는데, 그 소리가 얼마나 장엄하면서도 우아한지 듣는 이들의 가슴을 파고들어 가 환희의 절정으로 몰입시킬 정도였다.

그런데 수십 세기라는 세월이 지나면서 섬은 바다로 가라앉게 되었는데, 사찰 종들도 따라서 사라졌다. 전해 내려오는 전설에 의하면, 비록 바다에 가라앉았지만 사찰 종소리는 계속해서 끊임없이 울리고 있어 누구든 귀를 기울이면 들을 수 있다고 한다. 이러한 전설에 매료되어 어느 한 젊은이가 종소리를 듣기 위해 수만 마일을 여행하였다. 그는 바닷가에 앉아 사라진 섬을 마주하고 서서 며칠 동안 그 종소리를 듣기 위해 안간힘을 쏟았다. 그러나 아무리 귀를 기울여도 들리는 건 오로지 바다의 소리뿐이었다. 그는 바다의 소리를 듣지 않으려 갖은 애를 썼다. 그러나 아무런 소용이 없었다. 바다의 소리가 세상을 온통 통째로 덮어 버리듯 했다.

그래도 젊은이는 포기하지 않고 몇 주 동안 계속 시도했다. 여전히 들리지 않는 종소리에 낙담할 때마다 그는 마을에 있는 브라민(Brahmin, 프리스트)들이 끊임없이 얘기하는 전설에 귀를 기울였다.

그러던 어느 날, 그의 심장은 분노로 활활 타올랐다. 몇 개월 동안 쉬지 않고 엄청난 노력을 했지만 그래도 아무런 진전이 없으니 너무 실망하여 미칠 것만 같았다. 마침내 그는 포기하기로 결심했다. 아마 자신은 종소리를 들을 수 없도록 운명 지어졌는지도 모른다. 혹은 전설이 사실이 아닐 수도 있다. 어쨌던 그가 떠나기 전 마지막 날이 왔다. 그는 바다와 하늘과 바람과 코코넛 나무에 작별 인사를 하기 위해 바닷가로 갔다. 그는 모래 위에 누워 눈을 감았다. 처음에, 그는 바다의 소리를 들었다…. 그런데, 이내 바다의 소리에 너무나 몰두하게 되어 자기 자신에 대한 의식조차 거의 잃어버렸다. 그 침묵이 너무나 깊다 보니… 침묵의 소리가 생성되었다.

그러한 침묵의 소리 속에… 그는 마침내 들을 수 있었다! 아주 미미한 종소리, 그리고 따라오는 다른 희미한 종소리, 종소리, 종소리…. 그리고는 이내, 천 개의 사찰 종소리가 심포니처럼 조화를 이룬 채 울려 퍼지기 시작했다…! 그의 가슴은 형언할 수 없는 기쁨과 절정으로 가득 차올랐다.

명상으로 밝히는 운명의 토치 라이트
- 내면의 빛(의식)

위의 스토리는 우파니샤드에 나오는 이야기로, 성공적인 명상의 비법을 우회적으로 묘사하고 있다. 명상이란 어떤 인위적인 노력도 요구되지 않는, 가장 자연스럽게 내면의 빛을 밝혀 주는 의식(意識)의 기술이다. 그래서 명상을 하려고 애를 쓰면 쓸수록 더욱더 바른 명상에서 멀어지게 된다.

"어떤 슬픔으로부터도 자유로운 내면의 빛에 대한 경험은 고요한 마음의 상태를 안정시킨다." (PYS 제1장 36절)

대체로 많은 사람들이 명상은 불교나 힌두교에서 행하는 종교적인 행위라는 잘못된 선입견을 가지고 있다. 명상은 단지 분주한 마음의 활동들을 고요히 가라앉히기 위한 수단에 지나지 않는다. 그러면 우리의 의식, 내면의 빛이 우리의 몸과 마음, 영혼을 밝혀 그에 따른 좋은 효과들이 자연스럽게 나타날 수 있게 된다. 규칙적으로 명상을 하게 되면 심신에 깊은 휴식을 제공하고, 우울증과 불안을 감소시켜 주며, 에너지를 늘려 주고, 정신을 맑게 하고, 건강을 증진시키는 효과 등이 있다는 사실은 이미 오래전부터 잘 알려져 있을 뿐만 아니라 과학적으로 충분히 증명이 되어 왔다. 그래서 요즘에는 비단 영적인 스승들뿐만 아니라 많은 사람들이 명상을 권유하고, 의료 전문가들은 환자에게 명상을 처방하기도 한다.

명상은 또한, 모든 영적 전통에서 공통된 수행법이다. 예수님도 명상과 기도를 통해 하느님과 소통할 수 있었으며, 부처님도 명상으로 깨달음을 얻을 수 있었다. 수천 년 동안 전 세계의 모든 영적 종교적 전통, 신비주의자, 성자, 영적 현자들이 공통적으로 명상을 핵심 수행법으로 꼽았다. 삶의 진리와 의미를 찾는 사람들에게 이렇게 명상이 핵심이었던 이유는 무엇인가?

명상은 우리에게 가장 신비롭고 진실의 요람에 있는 근본적인 감정을 경험할 수 있게 해 준다. 명상은 우리의 존재 자체, 내면에 있는 영혼의 광대한 우주 공간을 탐험할 수 있게 한다. 이러한 영혼의 여행에는 어떠한 준비나 세리머니, 외부 장비도 필요하지 않다. 언제 어디서든 주의를 내면으로만 돌릴 수 있으면 된다. 공원에서, 심지어는 출퇴근길 버스나 지하철 안에서도 할 수 있다. 명상은 단순히 마음과 의식만 필요하다. 다른 것은 필요치 않다. 명상은 자신을 돌아보기 위해 마음을 내면으로 돌아서게 하는 것이다. 이렇게 마음이 내면으로 향하면 어떤 일이 일어나는가? 수백 가지 현상이나 경험이 일어날 수 있다. 어떤 형태의 명상을 하는가에 따라 각각 다양한 경험을 불러일으키게 된다. 그만큼 우리 마음의 내면 공간이 광대하다는 것을 알 수 있게 된다. 그러나 모든 명상에는 적어도 한 가지 공통점이 있다. 명상을 시작하면 이내 마음의 활동들이 미묘해지게 된다. 명상을 통해 평소의 일상적인 마음의 활동들보다 존재의 핵심에 더 가까이 있는, 더 미묘하고 깊은 수준의 정신적 활동들을 경험할 수 있고, 그리하여 분주한 외부 세계나 마음의 활동들을 초월할 수 있게 된다.

'나'에게 몸과 마음 그리고 영혼이 있다는 것을 누구나 잘 알고 있다. 하지만 많은 사람들이 그다지 의식을 하지 못한 채 살고 있다. 어떻게 하면 화장이나 치장으로 자신의 외모를 잘 가꾸고 꾸밀지 알고 있을지 몰라도, 혹시 눈이 충혈되거나 염증이 생겼다면 스스로 잘 알아차리기가 어렵다. 본인의 마음이 우울한지, 즐거운지조차 잘 알지 못하는 사람들도 많다. 하물며 영혼의 웰빙 여부에 대해서는 더더욱 무감각한 채로 하루하루 일상적 삶을 살기에만 급급한 모습들이 대부분이다. 세계적 수준의 성형 기술과 의료 체제를 갖춘 건강 복지 선진국임을 자랑하는 한국에서 해마다 각종 암이나 불치병, 우울증이나 공황장애 같은 정신적 질병 환자들이 기하학적으로 급상승하고 있는 현상들은 그만큼 물질적 풍요로움 속에 정신적, 영혼적 빈곤함이 개인적 삶에서나 사회적으로 만연해 있음을 그대로

깨달음, 카르마 그리고 내면의 빛

보여 주고 있는 것이다.

'나'를 구성하고 있는 몸과 마음, 영혼은 서로 다른 존재가 아니라 '나'라는 사람의 라이프 안에서 상호불가분의 관계에 있다. 이들을 하나로 통합해 주고 있는 연결고리가 바로 의식(내면의 빛, 사티(sati), 알아차림)이다. 의식이란 인간이 가진 독특한 자질로서 보다 전체적이며 통합적인 삶을 살기 위해서 계발해야 하는 가장 본질적인 기술이다. 명상이 이러한 기술을 키워 준다. 명상은 몸과 마음, 영혼을 연결시켜 주는 다리이자 링크이다. 명상은 우리의 주의가 몸에서 마음으로 옮겨갈 수 있도록 한다. 그리하여 마음의 패턴을 볼 수 있게 하고, 마침내는 우리의 가장 깊은 본성, 우리의 영혼을 깨달을 수 있게 해 준다. 이렇게 몸과 마음, 영혼 모든 세 분야의 본성과 익숙해질 수 있을 때, 우리는 비로소 삶의 의미와 가치, 보다 나은 선(善)을 지향하고 서포트 할 수 있는 운명적으로 완전체인 '나'를 살 수도 있게 된다. 명상은 나의 몸과 마음 그리고 영혼에 토치 라이트(Torch Lights)와 같은 청명하고 환한 의식의 빛, 내면의 빛(LW, The Light Within)을 밝혀 우리 모두가 보다 나은 삶의 안녕과 행복, 사랑과 연민, 지혜와 은총, 빛과 평화가 가득한 충족적인 삶을 살 수 있게 한다. 나아가 주어진 운명을 바꾸고, 더욱 행복하고 충족적인 깨달음의 삶을 살 수 있게 해 준다.

명상- 운명을 바꾸는 마음 다스림 훈련

카르마의 법칙에 의하면 현재는 과거에 행한 액션들의 결과가 지금의 현실로 나타난 것이다. 그리고 현재 행하는 액션들의 효과는 미래에 특정한 형태의 결과물들로 나타나게 될 것이다. 과거에 어떠했든지 지금 우리가 어떤 식으로 영향을 미치거나 바꿀 수는 없다. 중요한 것은 지금 우리가 처한 현재에서 앞으로의 미래가 결정된다는 사실이다. 그래서, 어떤 테크닉이든지 장기적인 변화와 행운, 나아가 원하는 운명으로 바꾸기 위해서는 무엇보다도 지금부터 긍정적인 행동의 실천을 하는 것이 필요하다. 원하는 목표를 성취하기 위해선 지불해야 하는 대가, 결과를 얻기 위한 실제적 노력이나 일을 해야 함을 기억하고 있어야 한다. 가만히 앉아서 원하는 것이 저절로 이루어지기를 바라거나, 꿈꾸고, 상상하고, 계획만 짜기보다는 원하는 것을 향해 '움직임'을 해야 그만큼 목표에 가까이 갈 수도 있기 때문이다. 그러므로 새로운 운명과 행운을 만드는 권한을 자신의 손에 쥐고 원하는 대로 바꾸기 위해서는 본인 자신이 적극적인 참여자가 되어야 한다. 그저 하늘에 대고 좋은 복이 내려오길 바라거나 기도만 하기보다는 어떤 구체적인 계획을 짜고, 실제 행동으로 체계적인 실천을 해 나가는 강력한 방식을 적용해야만 궁극적인 성공도 거둘 수 있을 것이다.

우리가 삶에서 가장 원하는 것은 무엇인가? 사람마다, 문화마다 정도의 차이는 있겠지만 공통적으로 행복, 건강, 사랑, 공유, 풍요로움과 만족, 평화 등을 원한다. 무엇보다도 삶 전체적으로 과거, 혹은 현재보다 더 나은 미래와 성장, 진화를 누구나 원한다. 그리하여 마치 벌이 달콤한 꿀을 찾아 이 꽃 저 꽃 쉼 없이 날아다니듯이, 우리의 마음은 더 큰 행복과 충족을 느끼게 해 줄 어떤 대상, 의미, 목적 등을 찾아서 끊임없이 갈망하고 방황하며 항상 미지의 어딘가로 향하고 있다. 안타깝게도 이렇게 항상 방황하고 반사적으로 반응하는 마음의 습관에 사로잡혀 많은 사람들이 의식적이기보다는 무의식적으로 살아가고 있는 경우가 대부분이다. 많은 사람들이 날마다의 일상에서 어떤 특정한 방향이나 집중도 하지 않은 채, 마치 나무에서 떨어지는 낙엽처럼 바람이 부는 대로 이리저리 날려 다니며, 삶에 대한 어떤 구체적 생각이나 목적도 없이, 습관적이고 무의식적인 마음이 이끄는 대로 하루하루를 살아가고 있는 것이다. 이런 식으로 작용하는 마음은 자신이 원하는 욕구를 충족시키거나 삶에 대한 적극적인 계획을 세우는 능력이 당연히 부족할 수밖에 없다. 그리하여 운명적 삶의 주인공으로서 타고난 마음의 잠재성을 완전히 실현시키는 데 필요한 자신의 역할을 제대로 할 수가 없다.

그러면 우리는 어떻게 해야 하는가? 먼저, 마음을 다스릴 수 있어야 우리가 원하는 운명으로 바꾸는 데 유용한 도구로 제대로 활용할 수 있게 된다. 이는 마치, 우리가 어떤 장거리 여행을 계획하고 있을 때 먼저 차를 정비해야 멋진 휴가 경험을 즐길 수도 있는 것처럼, 차의 엔진과도 같은 마음의 상태가 양호한지 먼저 점검을 해야 우리가 원하는 운명으로 멋진 드라이브를 할 수도 있게 된다. 날마다 바쁘게 계속 차를 사용만 하고 제대로 정비하지 않았다면 긴 고속도로를 달리는 동안 언제 엔진이 부서져서 고생을 할지 모르고, 아예 목적지 근처에도 가 보지 못한 채 중도에 주저앉게 될 수도 있다. 마찬가지로, 하트가 원하는 운명으로 바꾸기 위해서는 도구인 마음을 먼저 제대로 다스릴 수 있어야 한다. 그러기 위해서는 마음 다스림 훈련, 명상의 수련이 반드시 필요하다. 명상은 생각을 고요하게 가라앉혀 무의식의 마음에 가득한 불필요한 잡념과 무질서한 감정들을 깨끗이 비우고, 순수한 마음으로 보다 깊은 잠재성이 내재하고 있는 영혼의 하트에 접촉할 수 있게 한다.

현재의 운명을 더 좋게 바꾸기 위해서는 먼저 새로운 운명의 씨앗을 잘 피워 낼 수 있는 적재적소의 토양과 여건들을 물색하고 검토하고, 또한 어떻게 하면 잘 자랄 수 있을지 필요한 비료와 캐어, 적절한 관리들을 할 수 있어야 한다. 새로운 운명의 전환에 요구되는 모든 노하우와 필요한 습관 변화에 대해서도 잘 파악하고 있어야 한다. 현재 당신이 삶에서 어떤 물질적 수준, 정신적 사회적 여건하에 있든지, 지금까지의 당신에게 가장 익숙하고 편안한 안전지대임을 의미한다. 그런데 이를 더 나은 방향과 운명으로 바꾸겠다는 결의를 하게 되면 먼저 당신이 안주해 있던 기존지대를 깨야 한다는 말이 되기 때문에 반드시 내외부적 갈등이나 충돌, 반항, 투쟁이 일어날 수밖에 없다. 어떤 식으로 변화를 꾀하든지 기존 습성과 무의식적 세력의 저항과 항쟁을 만날 것이기 때문이다. 반작용 힘의 원칙에 의해, 저항하는 힘이나 장애물이 크면 클수록, 그만큼 더 강력한 운명의 변화를 이룰 수 있기 위한 강력한 의지력과 행동력이 요구된다. 목표를 실현하는 데 필요한 변화의 강도가 강할수록 이를 거부하는 충돌 세력도 그만큼 세질 것이므로 이에 대한 적절한 지식과 만반의 준비가 더욱 필요하다.

이 모든 현상들은 자연스러운 진화의 법칙에 따라 일어나며, 믿음을 현실로 이루기 위해서 당연히 거쳐야 하는 과정이기 때문에 미리 걱정하거나 노파심으로 지나친 준비나 우려를 하는 것은 바람직하지 않다. 하지만 운명을 바꾸는 데 있어 반드시 마주하게 될 이러한 내외부적 부정적 세력을 극복할 수 있기 위해선 그만큼 강한 마음의 근육이 필요하다. 그래서, 마음 다스림의 훈련을 통해 마음의 근육을 키우는 것, 규칙적인 명상이 반드시 필요한 이유이다.

명상은 '공(空), 비어 있는' 마음의 상태를 나날이 키워 갈 수 있게 해 준다. 평소에 디폴트 모드로 배경에 있는 많은 익숙한 생각과 망상은 마치 무의식의 밭에 자라는 무성한 여름 잡초들과 같다. 아무리 뽑아도 근절되지 않는다. 그래서 차라리 잡초보다 더 빨리 자랄 수 있는 큰 작물을 심는 것이 더 효율적인 대처 방법이다. 애초에 '공(空)', 비어 있고 순수의식 자체인, 보다 더 큰 우주적 마음에 주파수를 맞추게 되면 자동적인 습관이나 무의식의 마음보다 더 강력한 의지의 힘이 자라서 어떤 어려움이나 시험을 마주하게 된다 하더라도 소소한 잡초에 지나지 않음을 금방 알아챌 수 있다. 방해하는 저항이 매번 올라온다 하더라도 그에 상응하는 적절한 대응을 할 수 있는 의식의 저력도 점차적으로 자랄 수 있게 된다.

명상이 주는 주요 효과들

그렇다면 어떤 것이 명상이고, 어떻게 하면 우리가 바르게 명상하고 있다는 것을 알 수 있는가? 부처님에 의하면 우리에게는 84,000가지 마음의 흠이 있기 때문에 이를 바르게 고칠 수 있는 명상 방법에도 84,000가지가 있다고 하셨다. 이처럼 사람마다 타고난 카르마와 기질이 무수하고, 각자가 가진 옳고 그름의 가치가 모두 다를 수밖에 없기 때문에 어떤 것이 바른 명상인가 하는 것을 주관적인 경험이나 잣대로 잴 수는 없다. 대신에 과학적으로 잘 알려진 객관적인 기준으로 평가할 수 있다. 명상이 심신의 건강과 삶에 미치는 다양한 효과들이 몇십 년 전부터 이미 수많은 임상실험과 과학적 연구를 통해 객관적으로 증명이 되었기 때문이다. 그러므로 바른 명상이 주는 효과들은 크게 다섯 가지로 분류할 수 있다.

명상은 마음을 고요히 가라앉고, 스트레스를 해소하며, 편안하게 이완시켜 준다.

건강을 증진하고, 수명을 향상시켜 준다.

머리를 청명하게 하고, 기억력과 창조력을 향상시켜 준다.

품행의 긍정적인 변화를 도모하고, 선과 덕을 계발할 수 있게 한다.

각자의 다양한 종교적, 영적 성향에 맞도록 영적 진화를 할 수 있게 한다.

첫 번째, 명상은 마음을 고요히 가라앉히고, 스트레스를 해소하며, 편안하게 이완시켜 준다

현대인들이 겪고 있는 스트레스, 우울증, 혹은 자살 충동 등에 대한 한탄은 오늘날 우리 주변에서 아주 흔히 들을 수 있을 정도로 심각한 상태이다. 그래서 어떻게 하면 생각을 고요하게 하고, 근심과 걱정을 벗어 내고, 스트레스를 해소하여 마음의 평화를 얻을지 하는 방법을 모두가 찾고 있다. 바쁘고 힘든 일상생활로 인한 높은 수준의 스트레스와 압박감은 점점 더 증가하고 있다. 이는 술이나 담배, 심하면 약물 중독, 폭력, 범죄 등과 같은 다양한 신체 기능, 성격, 관계성과 사회성에 장애적 행동을 일으키거나 심지어 암으로 이어질 수도 있다. 이처럼 스트레스로 인해 많은 질병이 발생하고 유발된다는 것은 이미 잘 알려진 사실이다.

대다수의 사람들이 마음을 진정시키고 스트레스를 해소하기 위해 주로 어떤 방식을 사용하는지 생각해 보자. 가장 잘 알려진 방법은 약물 처방에 의존하는 것이다. 불안감을 완화하기 위해, 많은 사람들이 정신을 마비시키는 진정제를 사용하고 있다. 흡연과 음주 역시 스트레스를 완화하고 마음을 안정시키는 것으로 잘 알려져 있다. 너무 불안해서 잠을 잘 수 없다면 수면제를 복용하게 된다. 어떤 사람들은 과격한 액션물의 영화나 드라마, 특히 비명을 지를 수 있게 하는 공포 영화를 보기를 즐긴다. 어떤 사람들은 여러 가지 좋지 못한 이성이나 바쁜 인간관계로 시간을 보내거나, 혹은 스트레스를 해소하기 위한 방편으로 쇼핑중독이나 지나친 성관계에 의존하는 사람들도 많다. 어떤 사람들은 마음을 진정시키고 스트레스를 줄이기 위해 심한 운동을 하기도 한다. 운동은 적어도 앞에서 언급한 수단들에 비하면 가장 건강한 방법이긴 하지만, 너무 심해지면 여전히 다른 부작용들이 따르게 된다.

만약 위에서 언급한 어느 방법도 사용하고 싶지 않다면 명상이 가장 훌륭하고 자연스러운 대안이다. 명상은 단순히 마음을 쉬게 하는 수단이기 때문이다. 한시도 가만히 있지 못하고 천방지축으로 움직이는 원숭이와 같은 마음을 길들일 수 있게 한다. 원숭이를 한 자리에 묶어 두고 강제로 못 움직이도록 할 수는 없지만, 바나나를 주면서 가만히 있는 훈련을 시킬 수는 있다. 마찬가지로 잠시 생각을 내려놓고 마음을 쉴 수 있다면 자연스럽게 이러한 이완이 스트레스를 해소해 줄 것이다. 뿐만 아니라, 과학적 연구에 따르면 명상

깨달음, 카르마 그리고 내면의 빛

은 스트레스 면역성을 높여 주어 시간이 지남에 따라 소소한 일에도 쉽게 스트레스를 느끼거나 더 이상 감정적 반응을 유발하지 않는 것으로 나타났다. 만약 가난한 사람이 시장에서 만 원을 잃었다면 아주 격한 감정적 스트레스를 주겠지만, 그러나 부자인 사람이라면 별로 크게 걱정을 하지 않을 것이다. 둘 모두에게 똑같은 만 원이지만, 각자가 가진 인식과 정신적 건강 상태에 따라 경험과 반응은 다르게 나타나는 것이다.

두 번째, 건강을 증진하고, 수명을 향상시켜 준다

휴가를 마치고 상쾌하고 편안한 모습으로 돌아오는 사람의 모습을 본 적이 있을 것이다. 그런데 명상은 집을 떠나지 않고도 내부적으로나 외부적으로 동일한 작업을 수행할 뿐만 아니라 비용도 전혀 들지 않는다. 마음을 비우고 스트레스 수준을 낮출 수 있으면 자연스럽게 몸도 더 좋아지게 된다. 우리의 생명 에너지인 기(氣, 프라나)는 아무런 방해 없이 순환하기 시작할 것이다. 자동차의 엔진 힌지(hinge)에 기름칠이 잘 되어 있으면 그만큼 오래 지속될 수 있는 것처럼, 마찬가지로 우리 몸 안의 에너지가 어떤 장애나 방해도 없이 잘 흐르면 그만큼 건강을 증진시키고 자연히 수명도 더 길어질 것이다.

다양한 과학적인 연구에 따르면 명상은 또한 스트레스 호르몬인 코르티솔을 감소시키고 행복 호르몬인 멜라토닌과 세로토닌을 증가시킨다. 그러므로 스트레스 해소에 도움이 된다.

명상가는 비명상가보다 생식 호르몬인 DHEA를 더 많이 분비한다. DHEA는 성기능을 보존하고 생식력을 향상시키며, 체중 조절에 도움이 되기 때문에 노화 방지 효과가 있는 호르몬이다. 연구에 따르면 명상가들은 DHEA를 남성의 경우 평균 23%, 여성의 경우 47% 정도 더 많이 가지고 있다.

명상 중에는 산소 소비량이 10~20% 감소하고 수면보다 더 깊은 휴식 상태를 제공한다. 실제로 불면증 환자의 75%가 명상을 하면 정상적으로 잠을 잘 수 있었다.

모든 활동은 에너지를 소비하거나 고갈시키지만, 명상은 에너지를 높여 준다. 그에 비해 명상은 스트레스나 불안의 지표가 되는 혈중 젖산을 감소시키는 유일한 활동이다.

명상은 또한 일반적으로 통증을 줄여 준다. 만성 통증이 있는 사람의 34%는 명상을 시작하면서 진통제 복용을 크게 줄었다.

암 환자의 대처, 혈압 감소, 기억력 향상에 도움이 되는 것으로 알려져 있다.

명상은 또한 알코올 중독자(AA)나 섭식 장애 프로그램과 같은 많은 치유 프로그램에서 중요한 구성 요소이다.

세 번째, 머리를 청명하게 하고, 기억력과 창조력을 향상시켜 준다

연구에 따르면, 규칙적인 명상은 '좌우 뇌의 동시성 기능'을 더 촉진시키는 효과가 있다.

우리의 뇌 신경 세포는 하루 24시간 '뇌파'라는 독특한 패턴의 전

깨달음, 카르마 그리고 내면의 빛

기적 파동을 생성한다. 이러한 뇌파의 패턴은 생각, 감정, 존재 상태, 신체의 다양한 시스템 기능 및 본질적으로 삶의 질 전체와 밀접하게 연관되어 있다.

가장 높고 가장 빠른 뇌파 파동인 가마(Gamma)와 베타(Bea)파 패턴은 불안, 부조화 및 질병과 관련이 있다.

우리가 더 편안해짐에 따라 뇌파는 알파(Alpha)로 느려진다. 이는 좋은 책이나 텔레비전 쇼에 열중할 때처럼 더 집중적이면서 여전히 매우 편안한 상태이다. 이는 우리가 잠과 깨어남 사이에 있을 때 느껴지는 어슴푸레한 의식 상태로 종종 비유하기도 한다.

더 느린 세타(Theta)파는 창의력 증가, 슈퍼 학습, 기억력 증가, 통합적 경험 등 여러 가지 유익한 상태와 관련이 있다. 이 상태를 경험하면 효율성이 높아지게 된다. 세타파는 또한 두뇌가 '엔도르핀'이라는 이완 호르몬을 많이 생성하는 엄청난 스트레스 해소 상태이기도 하다.

가장 느린 뇌파 패턴은 꿈도 꾸지 않고 깊은 잠을 잘 때 생성되는 뇌파 패턴인 델타(Delta)파이다. 일반적으로 사람들은 델타파 상태에서 잠들어 있지만, 깊은 명상 중에 경험하는 편안한 자각은 델타파 상태, 즉, 의식은 아주 활짝 깨어 있지만 몸은 매우 깊은 황홀경 상태에 있는 것과 같은 비물질 상태이다. 이 상태에서의 순수한 행복을 이해하기 위해선 실제로 한 번만 경험하기만 하면 된다.

명상 중에 뇌파를 가마에서 베타, 알파, 세타, 델타로 늦추면 뇌의 일관성이라고 불리는 뇌의 두 반구 사이의 균형이 그에 상응하여 증가하여 우리가 평소처럼 한쪽 뇌를 사용하는 대신 '뇌 전체 기능'의 사용을 장려하게 된다. 이러한 유형의 뇌 기능은 일반적으로 천재와 같은 사람들, 예를 들어, 아인슈타인과 모차르트와 같은 이들의 뇌사용 패턴과 깊은 연관성을 가지고 있다.

그러므로 명상은 뇌파 패턴을 동기화하고 당신이 자신과 세상을 경험하는 방식을 근본적으로 바꾸고, 행복과 내면의 평화를 증가시키며, 천재적인 능력을 활용할 수 있게 한다.

네 번째, 품행의 긍정적인 변화를 도모하고, 선과 덕을 계발할 수 있게 한다

우리는 자신에게 나쁜 습관이 있고 그것을 바꾸고 싶지만 그럴 수 없다는 것을 아는 사람이 과연 몇 명이나 있는가? 우리는 모두 이러한 문제를 가지고 있다. 왜냐하면 습관적 사고가 작용하는 패턴은 매우 강력하기 때문에 변경하기가 어렵다. 이러한 나쁜 습관은 우리의 작은 마음을 지배한다.

깨달음, 카르마 그리고 내면의 빛

우연히 시장에서 만원을 떨어뜨린 부자의 예를 앞에서 언급하였다. 부자는 돈이 많기 때문에 영향을 받지 않는다. 하지만 가난한 사람은 돈이 거의 없기 때문에 영향을 받는다. 마찬가지로 의식이 마치 대양처럼 넓고 거대하며 열려 있다면 얼굴의 잔주름, 직장의 고약한 상사, 통통한 아랫배와 큰 허벅지 등과 같은 소소한 문제들이 우리에게 영향을 미칠 수가 없다. 하지만 의식이 우물처럼 작고 얕고 좁아서 자신의 세계에만 갇혀 있다면, 별거 아닌 작은 문제라도 우리의 작은 세상에 아주 크게 영향을 미치게 될 것이다.

명상은 당신의 의식을 확장하고 시야를 넓히는 데 도움이 될 것이다. 요가에 따르면 우리의 마음은 넓은 바다와 같다고 하였다. 하지만 파도로 덮여 있기 때문에 바다가 얼마나 깊은지 우리가 알 수 없을 뿐이다. 그리고 당신은 배 안에 있는 동안 당신의 작은 배를 적시기에만 너무 바빠서 넓은 바다를 보기 위해 머리를 들어 올려다보지 않았을 뿐이다. 바르게 명상을 하면 뇌파가 자연스럽게 가라앉아 그 깊이를 보게 될 것이다. 당신은 또한 당신의 작은 배를 젓기에만 너무 바빠서 멀리 바다의 광활함을 올려다보는 것을 예전처럼 잃게 되지도 않을 것이다. 바다는 언제나 거기에 있었지만, 그러나 명상을 시작한 당신에게는 이제 새로운 세상이 열리는 것과 같다.

이제 당신의 의식이 열렸기 때문에 바꾸고 싶은 나쁜 습관도 쉽게 바꿀 수 있게 된다. 명상은 또한 분노, 두려움, 불안, 우울증, 슬품, 약물 남용과 같은 극심한 감정을 관리하는 데 도움이 된다. 명상은 당신의 충동적인 생각과 충동을 버리는 방법을 가르쳐 준다.

명상은 쉽고 자연스러운 방식으로 당신에게 주어지는 모든 일들을 보다 조용하고 명확하게 처리할 수 있는 능력을 증가시킨다. 당신은 더 편안해지고, 덜 불안해지고, 더 집중되고, 더 평화로워지고, 또한 다른 사람들과 더 자연스럽게 많은 연결을 시켜 준다.

다섯 번째, 각자의 다양한 종교적, 영적 성향에 맞도록 영적 진화를 할 수 있게 한다

명상은 어떤 특정한 종교에만 국한된 종파적 수행법이 아니라 모든 종교적 또는 영적 수련법들의 기본 토대를 형성하고 있다. 전시대, 전 세계적으로 모든 위대한 종교는 그들의 문화와 영적 수행의 기반에 명상이 있지만, 일반적으로 명상은 동양의 종교에서만 있는 것으로 잘못 여겨지고 있다.

예를 들어 기독교나 천주교는 전통적으로 음성기도, 침묵기도, 예수회 시각화, 아우구스티누스의 관념묵상 방법 등 다양한 형태의 명상법들을 사용해 왔다.

이슬람은 "알라, 알라"에게 기도를 한다. "모든 것이 그분의 뜻과 선택에 달려 있지만, 하느님의 자비를 가져오는 것은 그분의 뜻이나

　깨달음, 카르마 그리고 내면의 빛

선택에 달려 있지 않습니다. 그는 이제 그분의 자비로운 숨결에 자신을 드러냈습니다…"

　　기본적으로, 이러한 모든 영적 테크닉들은, 정신적 안정과 평온함을 얻게 하기 위해, 각자 서로 다른 원칙이나 방식을 사용하고 있을 뿐이다. 이들은 평소 당신을 괴롭히고, 산만하게 하고 충동을 일으키는 머리와 몸의 무 작위적이고 활동적인 사고 충동에서 분리하는 방법을 가르쳐주고 있는 것이다. 그러므로 명상은 당신의 믿음체제가 무엇이든 상관없이 당신의 영적 진보를 향상시켜주고, 더 높은 의식수준의 깨달음도 가능할 수 있게 한다.

5.
삼사라에서 벗어나 깨달음으로 가는 길

"캠포(Camphor)처럼 하얗게 순수한 자비심의 화신,

뱀들의 왕 나가를 목걸이로 휘감은 모든 삼사라의 본질인 이,

하트의 연꽃 안에 언제나 자리하고 있는 이,

바바니(파바티)와 함께 있는 순수한 존재 바바(쉬바)에게 경배를

올립니다."

카루푸라-가우람 카루나바타람(Karupura-gauram Karunavataram)

삼사라-사람 부자겐드라-하람(Samsara-saram bhujagendra-haram)

사다 바산탐 흐리다야라빈데(Sada vasantam hrdayaravinde)

바밤바 바바니-사히탐 나마미(Bhavam bhavani-sahitam namami)

깨달음, 카르마 그리고 내면의 빛

삼사라(Samsara)와 삼스카라(Samskara)에서 돌고 도는 인생

아들이 아직 어릴 때였다. 유난히 동물을 좋아했던 아이는 펫 (Pet)을 가지고 싶어 엄마인 나를 수시로 졸라 대곤 했다. 하지만 나는 어린 시절에 동네 개에게 종아리를 물렸던 트라우마로 인해 애완 동물에 대한 두려움이 아직 남아 있었기에, 이런저런 핑계를 대며 어린 아들의 간청을 들어주지 않았다. 어느 날 아파트 놀이터에서 이웃 소녀가 귀여운 햄스터(Hamster)를 손바닥 위에 놓고 즐기는 것을 보고 그날부터 아이는 햄스터를 사 달라고 조르기 시작했다. 아무리 반려동물이라지만 햄스터도 쥐였기에 더 징그럽다고 나는 학을 뗐다. 대신에 도심의 대형 쇼핑몰에 가면 큰 규모의 펫숍들이 많이 있었는데, 가끔씩 나들이를 가서 햄스터나 다른 동물들을 구경시켜 주겠다는 약속으로 아들을 달랬다. 그날 이후 가족 외출을 할 때면 꼭 펫숍에 들러 이런저런 반려동물들과 함께 놀곤 했는데, 아들은 다른 신기한 동물들에 시선이 끌려 햄스터에 대한 관심을 진작에 접었다. 하지만 나는 작은 투명 상자 안에 갇혀 계속 쳇바퀴만을 열심히 돌리고 있는 햄스터가 왠지 안쓰럽고 신기해서 펫숍에 들를 때마다 한참 동안 지켜보다 오곤 했다. 세상의 많은 사람들이 다람쥐 쳇바퀴 돌리듯이 어디를 가는지도 모르면서 무작정 삼사라 (Samsara)의 수레바퀴만을 열심히 돌리며 살아가는 모습들이 연상되었기 때문인지도 모른다.

삼사라는 '서클 안에서 계속 돌고 돈다'는 의미이다. 이러한 삼사라의 수레를 굴리고 있는 연료는 삼스카라(Samskara, '잠재의식 속에 깊이 배인 카르마적 패턴')이다. 인도의 옛 성자들에 의하면 우리가 삼스카라에서 완전히 자유로워지는 목샤(Moksha, '깨달음')를 얻기 전까지는 '삼사라'의 수레바퀴 안에서 윤회를 거듭하며 영원히 돌고 있다고 하였다. 하지만 무지로 인해 생로병사의 현상이 반복되는 삼사라에서 벗어날 수 없는 것이 고통의 근원이라고 하였다.

우리는 끊임없는 환생을 통해 카르마의 법칙에 따라 조건화된 존재의 상태를 경험하며 고통스럽고 제한된 삶을 살고 있다. 생과 생을 거듭하며 다람쥐 쳇바퀴 돌리듯 삼사라의 수레를 굴리고 있지만 그럼에도 여전히 고통인 줄도 모른 채 당연한 듯이 여기며 살아가고 있다. 수없이 많은 사람들이 어떻게 하면 고통에서 벗어날지 알지 못한 채, 자신들이 무지하다는 사실조차도 인식하지 못한 채 타고난 삼스카라를 따라 반복적인 삶을 살아가고 있는 것이다. 나도 돌이켜보면 어릴 때부터 홀로 떨어져 사물을 주시하고 관찰하는 습관이 있던 것이 무의식적으로 내면세계로 향하는 삼스카라의 끌림 때문이었다. 나의 내면에는 무엇인지 알 수 없는 이질감과 소외감이 항상 자리하고 있었는데, 자라면서도 주변 사람들과 사회에 잘 적응하지 못한 채 늘 혼자서 겉돌게 만들었다. 눈앞에 있는 현상적 세계보다는 우리 안에 있는 존재의 근원이 더 궁금했고, 외부적인 것보다 내면의 세계를 바라보는 것이 더 편하고 익숙했다. 반면 내가 살

깨달음, 카르마 그리고 내면의 빛

고 있던 바깥의 삶은 마치 우물 안에 갇힌 개구리처럼 언제나 가슴을 답답하고 초조하게 만들었다. 늘 누군가 나를 부르며 손짓하는 듯한 소리가 안에서 들렸다. 때로는 하늘의 흰 구름 너머에서 들려오는 신의 목소리 같기도 했고, 때로는 머나먼 수평선 너머서부터 들려오는 마치 바다가 일렁거리는 듯한 소리와 같았다. 그래서 그 소리를 따라 걷고 또 걸었다. 때로는 무작정 걷기도 하고, 때로는 달리기도 했었다. 그렇게 내면 소리의 근원을 찾아 나섰던 삶의 여행이 세월을 돌고 돌아 낯선 땅 말레이시아에 나를 정착하게 만들었던 것이다. 그리고 타국이라는 이질감도 잠시 스치듯 이겨 내고, 이내 요가인의 길을 계속 갈 수 있는 방법을 모색하는 것이 내가 타고났던 삼스카라의 가장 자연스러운 기질이었다.

그러므로 삼스카라는 '굳어진 행동 습관'을 의미한다. 모든 존재와 생물들에 굳어진 습관들의 총체적 집합체가 바로 삼스카라인 것이다. 설령 돌 하나라도 그것에는 특정한 습관 패턴이 있고, 햄스터나 개, 고양이 같은 반려동물, 혹은 뱀, 승냥이, 호랑이 같은 야생동물 등의 경우에는 더욱 강력한 종족 습성들이 있다. 그런데 최소한 돌이나 동물들의 습성은 거의 고정되어 있고 예측 가능한 반면에, 인간 존재는 너무나 다양하고 때로는 놀라울 정도로 예측 불가능한 행동과 습관 패턴들이 각자마다 내면에 들어 있다. 어떤 사람들은 돌처럼 단순하고 예측 가능한 반면에, 또 어떤 사람들은 바람 앞에 등잔불처럼 팔랑거리고 변덕스럽거나 신경 쇠약형일 수도 있다.

철학자 임마누엘 칸트가 매일 오후 똑같은 시간에 하는 산책에 맞추어 타운 사람들은 시계를 맞추기도 했다는 유명한 일화도 있듯이 어떤 사람들은 매사에 정확하고 한 치 빈틈이 없는 반면에, 또 어떤 사람들은 연산군처럼 자신도 통제가 안 될 정도로 광기를 전시하거나 무분별하고 혼란스러울 수 있다. 하지만 설령 우리가 '미쳤다'라고 손가락질할 정도로 무통제적 사람일지라도 어떻게 보면 그는 단순히 자신이 타고난 삼스카라적 패턴을 따라 행동하는 것이기 때문에, 어느 정도 그의 행동은 충분히 예측 가능하다고 할 수 있다.

이것이 바로 삼사라의 핵심 포인트다. 우리 모두는 디폴트적인 삼스카라의 힘으로 마치 다람쥐 쳇바퀴 돌리듯이 삼사라 안에서 우리 자신을 끊임없이 반복하고 있다는 사실이다. 인간의 사고 안에는 누구나 깊은 게으름의 속성이 새겨져 있고, 변화에 대한 저항이 아주 깊이 자리를 잡고 있다. 우리는 모두 변화에 대한 두려움이 있다. 어떤 사람들에겐 이러한 두려움이 너무 커서 '변화'라는 말 자체만으로도 얼어 버리고 만다. 어떤 사람들은 몸을 사리지 않고 위험한 챌린지에 뛰어들면서 마치 아주 용감하고 자유분방한 태도를 가진 듯 남들 앞에서 행동하지만 실제로 내면에는 변화나 외로움에 대한 깊은 두려움을 감추고 있을 수 있다. 그래서 역설적 행위들을 통해 자신의 내면과는 다른 메시지들을 끊임없이 전시하며 관심을 집중받기 위해 애를 쓰는 것일 수도 있다. 이러한 행동 패턴들은 모두 자기패배심의 삼스카라로 인해 자신도 모르게 감정적 의존이나 중독성, 성적 집착, 경직된 윤리 도덕성, 신경질적인 결벽증 등의 삼사라 행위들을 반복하고 있는 것이다. 그런데 만약 햄스터가 쳇바퀴를 돌리는 것을 멈추고 싶다면 단지 바퀴에서 떨어져 나오면 되는 것처럼, 우리가 진정한 자유, 깨달음을 얻고 싶다면, 애초에 삼스카라적 패턴으로 형성된 '나'라는 주체, 즉, 원래 실체가 없음에도 자신의 고유 정체성인 양 붙들고 있는 에고자아를 놓을 수 있을 때 자연스럽게 삼사라의 수레에서도 벗어날 수 있게 된다.

에고자아를 초월하기 위해서는 디폴트된 삼스카라의 자동 모드로 작동하는 몸과 마음, 영혼을 영적인 용기로 다스릴 수 있는 영웅심이 필요하다. 이렇게 에고자아를 초월하여 "삼사라"의 무한한 자기반복성의 수레에서 벗어나서 아트만(Atman), 또는 푸루샤(Purusha)라는 대자아(Self)의 우주적 본성을 본 이가 바로 진정한 영웅, 깨달음을 얻은 사람이다. 자유, 해탈, 목샤, 혹은 진정한 깨달음(니르바나)이란 어떤 삼사라의 조건에도 더 이상 걸리지 않는 완벽한 평정심의 상태를 의미한다. 그 뜻은 깨달은 이도 여전히 현실과 물질 세상을 살아가면서 세상과 사람들에게 부대끼고 온갖 관계성의 드라마들을 경험한다는 것이다. 그렇지만 그에게는 어떤 변화나 죽음에 대한 두려움도 더 이상 없다. 그는 마치 바다에 소금을 아무리 보태도 짠맛의 강도에 어떤 영향도 미치지 않듯이, 삶이 만들어내는 어떤 내외부적 저항이나 혼란, 갈등 등에도 더 이상 흔들리거나 영향을 받지 않는다. 그는 삼사라의 굴레를 벗어나기 위한 영적 용기를 낸 결과로 몸과 마음, 영혼의 삼위일체를 이루는 깨달음을 얻었다. 그리하여 단지 주어진 삶과 의무(푸루샤르타)에 충실하며 담담히 살아가는 진정한 영웅으로 거듭날 수 있었다.

삶의 네 가지 목표(푸루샤르타, Purushartha)

점성학(Astrology)은 태양계 내 행성들의 움직임과 지구상의 관계성을 연구하는 인문·천문과학으로, 행성들의 움직임이나 에너지가 우리들이 살고 있는 물질세계, 실생활과 의식에 어떻게 영향을 미치는지 알기 위해 관찰하고 연구하는 학문이다. 어느 시대를 막론하고 다양한 전통과 문화마다 독특한 점성학 방식이 개발 및 사용되어 왔지만, 오늘날에는 크게 두 부류의 점성학이 활발하게 사용되고 있다. 서양 점성학과 베딕(인도) 점성학이다. 두 점성학이 서로 사용하는 용어들이 비슷하지만, 해석이나 응용 방법은 많이 다르다. 서양 점성학은 중세시대 교회의 압박으로 인해 현재나 미래를 예측하려는 오컬트(Occult)나 점술보다는 심령과학으로써 성격이나 심리를 분석하는 심리학적 분야로만 주로 발전되어 왔다. 그에 비해 베딕 점성학은 베다스(Vedas)에 유래를 두고 있기 때문에 훨씬 범위가 광대하고 깊어서, 성격, 정신, 심리 분석뿐만 아니라 과거, 현재, 미래에 대한 예측을 할 수 있는 다양한 기법들도 무수히 갖추고 있다. 무엇보다도 삼사라(Samsara)라는 윤회와 인과법칙의 굴레에서 벗어나 영

깨달음, 카르마 그리고 내면의 빛

생, 깨달음에 이르고자 하는 영적 목표를 추구하는 신비주의적 영성과학이라는 점에서 단순히 기복 신앙을 점치는 점술이나 성격 심리 분석에 집중하는 어느 점성학들과는 다른 기조를 가지고 있다.

고대 인도의 성자들은 깊은 지혜를 가지고 있었지만 동시에 아주 실질적인 사람들이었다. 이들은 요가나 명상이라는 도구를 사용해 근원적인 삶의 의제인 인간의 고통을 해결하고자 노력하였다. 그리고 베딕 점성학을 통해 행복과 충족을 추구하는 모든 사람들을 실용적으로 도울 수 있고자 하였다. 궁극적으로 이러한 모든 도구들은 깨달음의 의식 상태, 즉, 무한한 환희, 무제한적 의식, 깊고 지속적인 평화와 자유로움 등의 특성을 가진 의식 상태를 어떻게 성취할 수 있을지에 대한 실질적인 지식과 지혜를 알려 준다. 출가자이든 보통의 재가자이든 깨달음을 향한 길이 굳이 가난과 극한 수련의 길일 필요는 없다는 것을 성자들은 잘 이해하고 있었다. 그래서 이들은 인생의 네 가지 가치 있는 목표(푸루샤르타, Purushartha)-다르마, 아타, 카마, 목샤-에 대해 설명하였다. 푸루샤르타는 우리가 충족시켜야 하는 삶의 영역들, 살아가면서 각자 다른 시간의 모퉁이에 섰을 때 누구나 한 번쯤은 크고 작은 방식으로 숙고하게 되는 삶의 주요한 네 가지 목표와 동기들을 말한다. 죠티샤는 이러한 모든 목표들을 어떻게 달성할 수 있을지 돕기 위한 도구로써 깨달음을 향한 삶의 여정에서 정신적, 물질적 측면 모두에서 운명의 정점을 이룰 수 있도록 디자인된 것이다.

다르마(Dharma)는 '정의로움, 꾸준함'이라는 뜻이다. 다르마는 우리가 최상의 선과 지속적인 행복을 얻기 위해서 따르는 바른 행동의 지침을 나타낸다. 다르마는 '나'라는 사람이 살아가는데 필요한 목적의식, 삶의 의미와 분명한 동기를 부여하는 근원적인 힘이다. 우리가 가지고 있는 니치(Niche, 독특함)를 찾아내고, 우리가 타고난 지성이나 재능을 계발하고, 우리에게 적합한 어떤 믿음 제도를 따르는 것 등이 모두 다르마의 범주에 들어간다.

아타(Artha)는 간단히 말해서 '성취'를 뜻한다. 우리가 살아가는데 기본적으로 필요한 것들을 성취하기 위한 행동들을 나타내며, 다른 세 개의 목표(다르마, 카마, 목샤)들을 받쳐 주고 있는 목표이기도 하다. 아타는 사람들이 가장 많은 시간과 에너지를 소모하게 되는 삶의 목표이다. 생존하는 데 최소한으로 필요한 것들을 얻기 위한 행동의 동기를 계속 부여하고 있다. 적절한 수준의 부, 건강의 유지, 물질적인 채무를 갚는 것, 뭔가 의미 있는 일을 하는 것 등은 모두 아타의 범주에 들어간다. 아타는 물질적인 것들을 얻고자 하는 동기를 가지고 있다. 우리의 책임을 완수할 수 있게 하고, 물질적인 것들을 소유할 수 있는 파워를 주며, 물질적 생활에 필요한 것들을 충족시켜 주며, 자신이 느끼는 가치를 확신할 수 있게 해 준다. 예를 들어 좋은 가족이 있으면 심리적으로 우리가 가진 가치성을 높여 주며, 좋은 커리어는 자신의 가치도 한층 높이 느낄 수 있게 해 준다.

깨달음, 카르마 그리고 내면의 빛

카마(Kama)는 충족시키고자 하는 '욕구'를 나타낸다. 개인적 관심사, 욕망, 명성, 사랑, 섹스 등은 모두 카마의 영역에 들어간다. 다르마는 자기 자신감을 나타내는 반면, 카마는 사회적 자신감을 나타낸다. 우리가 원하는 것들을 충족시킬 수 있는 자신감은 주변 환경에 의해 많이 좌우된다는 것을 의미하고 있다. 우리 주변에 있는 사람들, 우리가 자라온 사회, 문화, 관습 등에 따라 우리가 가지는 욕구도 깊은 상관관계를 맺기 때문이다. 이렇게 카마는 욕구적 동기를 가지고 있어서 에고자아를 끊임없이 얽히게 만든다.

목샤(Moksha)는 '깨달음'을 의미한다. 영적인 초월이나 신과의 만남으로 얻어지는 희열 등을 통해 아픔이나 고통으로부터 자유로워짐을 나타낸다. 정신적·감정적인 고요함과 평정심, 감정적으로 집착하지 않는 마음, 죄의 정화, 한 개인보다 훨씬 더 큰 어떤 위대한 힘에 대한 믿음과 의지 등은 모두 목샤의 범주 안에 들어간다.

목샤는 삶의 네 가지 목표 중에서 가장 중요하며, 영원히 계속되고, 영원히 기쁘게 해 주는 유일한 목표이다. 유일하게 취할 가치가 있는 단 한 개의 목표를 가지고 목샤는 유지되고 있다. 나머지 목표들은 이렇게 높은 목표를 달성하는 데 보탬이 될 수 있도록 이상적인 방식으로 짜여 있다. 목샤는 어떤 식으로든 물질적인 어려움으로부터 자유로워지는 것을 나타낸다. 깊은 사고력의 힘을 키우고, 의식을 집중할 수 있는 능력을 키우기 위해서는 먼저 감정적으로 마음이 안정적일 수 있어야 한다. 감정이 여러 갈래로 흩어져 있으면 묵상이나 몰입을 제대로 할 수가 없다. 최종적으로 자신이 원하는 것을 충족시키기 위해서는 한길로 집중하고 몰입할 수 있는 묵상의 저력이 필요하다. 아인슈타인이나 에디슨 같은 뛰어난 발명가들이나 연구가들은, 충족된 결과를 얻을 수 있을 때까지 수십 년 동안 오직 한길로 집중하는 삶을 보냈다. 이처럼 원하는 것이나 목표가 성취되어야 다음 단계로 넘어갈 수 있게 된다. 그래서 목샤는 모든 물질적, 정신적인 제약으로부터 궁극적으로 자유로워지는 것, 최종적인 깨달음을 얻고자 하는 동기를 가지고 있다. 그런데 우리의 의식 속에 깊이 배인 삼스카라로 인해 목샤에 대한 관심이나 수련은 아주 천천히 단계적으로 일어나게 된다.

깨달음이란 결과(結果)가 아닌 과정(過政)

목샤, 즉, 진정한 깨달음이란 단번에 얻어지는 어떤 최종적인 결과가 아니라 오랜 시간에 걸쳐 몸과 마음, 영혼에 일어나는 점진적인 변형 과정을 뜻한다. 완전한 깨달음으로 가는 과정 중에 수많은 작은 깨달음과 변형들이 몸과 마음에 일어난다는 의미이기도 하다. 수백만 번의 작은 깨달음과 최종적인 깨달음이 한 번 있다고 한 이유도 여기에 있다. 그럼에도 많은 사람들이 '깨달음(Enlightenment)'이란 '견성(見性)', 즉 마음의 본성을 보거나 깨닫는 것으로 잘못 이해하고 있다. 마음의 본성을 본다 함은, 갑자기 떠오른 어떤 생각이나 아이디어로 인해 마음이 직관 또는 통찰을 얻게 된다는 의미를 가지고 있다. 그런데 마음이란 삼스카라의 지배하에 있는 생각과 충동들이 모여서 이루어진 것이다. 그렇기 때문에 마음으로 마음의 본질을 꿰뚫을 수 있다는 것은 거울로 비춰 보지 않는 한 자신의 얼굴을 볼 수 없는 것과 같은 한계성을 내포하고 있다. 설령 일정 기간 동안 어떤 집중적 수행으로 '사토리(Satori) 혹은 선정(禪定)' 같은 일시적인 깨달음의 경험을 했다고 해서 니르바나, 깨달음을 영구적으로 얻고 거기에서 끝나는 것이 아니다. 그럼에도 소위 영성의 길을 걷는 많은 이들이 깨달음을 마치 올림픽 선수의 금메달처럼 한 방에 얻는 어떤 훈장과 같은 것으로 잘못 알고 있는 경우를 자주 볼 수 있다. 사실상 스포츠맨에게는 수십 년 동안 하루도 빠짐없이 흘렸던 땀과 노력이 진짜 훈장이었으며, 금메달은 그러한 응축된 노력의 결과에 지나지 않는다. 마찬가지로 깨달음이란 일상적 수련과 단계적으로 일어나는 몸과 마음, 영혼 그리고 의식의 변형 과정 전체를 의미하는 것이며, 니르바나라고 하는 완전한 깨달음의 상태는 그러한 과정으로 인해 마침내 도달하게 되는 의식의 최고 경지를 뜻한다.

깨달음을 향한 수행의 다섯 단계

다양한 전통에 따르면, 깨달음(니르바나)을 향한 수행은 대체로 다섯 단계로 이루어져 있다. 이러한 수련 단계를 통해 몸과 마음, 영혼의 점진적인 변형과 섬세한 에너지 바디들을 성취하고, 깨달음이라는 보다 승화된 운명을 살 수 있게 된다. 그리고 '깨달음 이후에 카르마 세탁'이라는 실질적 수행으로 삼사라를 벗어나 더 높은 레벨의 의식들(디야나, Dhyana, 선정(禪定))을 차례대로 마스터하고, 마침내 완전하고 완벽한 깨달음을 얻을 수 있게 된다.

1번째 깨달음을 위한 지혜와 메리트를 쌓는 준비 단계: 마음을 닦고 품행을 바르게 하며 덕(德)을 쌓는다. 그리고 수련과 영적 지식을 얻는 데 도움이 되는 경전이나 책, 가르침들을 공부한다. 요가철학, 불교철학, 고전, 점성학, 심리학, 자연치유의학 등을 통해 건강한 몸과 마음, 도덕 윤리 의식을 강화하는 데 도움이 될 만한 다양한 지혜와 지식들을 넓혀 간다.

2번째 깨달음을 위한 강도 높은 수련과 명상을 하는 단계: 집중적인 기(氣)·프라나 에너지 수련과 명상, 만트라 진언, 경배나 헌신(박티), 적절한 다이어트, 호흡 수련, 시각화 수련 등, 깨달음을 가속화하는 데 도움이 될 만한 라이프 스타일을 엄격하게 준수한다. 그리하여 몸에 있는 섬세한 에너지 포인트(차크라)들이 열리며, 쿤달리니 각성이 완성되고, 섬세한 에너지 바디들의 정화가 효율적이고 빠르게 일어나는 단계이다.

3번째 깨달음, 도(道)를 보는 단계: 다양한 영적 전통에서 묘사하는 '견성(見性)'을 하였다, 도(道)를 깨우쳤다, 깨달음을 얻었다'라는 타오(Tao) 의식 단계이다. 불교철학의 1번째 디야나(Dhyana, 초선(初禪))에 해당하는 선정(禪定), 요가 철학에서는 '데바 바디(Deva Body)'라는 깨달음 바디를 얻게 되는 단계이다. 이 단계에 이르면 더 이상 어떤 규율이나 의례 의식, 외부 세상의 형식에 매이지 않게 된다. 특정한 종교나 전통에도 더 이상 귀속되지 않는다. 모든 깨달음의 가르침들에 대한 의심이나 불확실함이 사라지고, 확고한 믿음과 본질적인 신념에 안착하게 된다.

4번째 완벽한 깨달음을 위한 참수행을 하는 단계: 보다 진화된 수행으로 2번째(이선, 二禪)부터 4번째 디야나(사선, 四禪)까지 얻게 된다. 그리고 다음 단계의 완전한 깨달음을 얻기 전까지 더 높은 에너지 수준의 깨달음 바디들을 얻게 된다.

5번째 완전하고 완벽한 깨달음의 성취 단계: 더 이상 배울 것도 성취할 것도 없는 완전한 니르바나에 이르게 된다. 석가모니 부처님이 성취한 여래(타타가타, Tathagata)의 수준이다.

그러므로 깨달음을 향한 영적 수련의 과정에는 (1) 몸을 수양하는 것, (2) 마음을 수양하는 것, (3) 캐릭터 수양으로 삼사라를 벗어나는 것, (4) 높은 수준의 에너지 바디와 의식의 성취, 이렇게 네 가지 측면이 모두 포함된다.

먼저, 몸을 수양하는 것은 비단 신체뿐만 아니라 내부의 기·프라나(나디, Nadi)와 나디 채널을 변화시키는 내공 에너지 작업을 포함하고 있다. 왜냐하면 우리 내부에 있는 '에테르 영체(靈體)'라는 섬세한 바다는 본질적으로 기·프라나로 이루어진 에너지이고, 육체는 실제로 응축된 에너지가 보다 견고한 형태로 있는 하나의 '물질'이기 때문이다.

반면에 마음을 수양한다는 것은 마음을 순수하고 클레샤(Kleshas, '장애물')가 없도록 만드는 것을 의미한다. 그러기 위해서는 명상을 실천해야 한다. 명상은 마음의 이면에서 작용하고 있는 의식(意識), 내면의 빛과 같은 순수 존재를 알아차릴 수 있게 한다. 그리하여 의식의 힘을 이용해 생각의 흐름이나 마음의 내용을 채우고 있는 것들을 정화할 수 있게 해 준다.

캐릭터를 수양한다는 것은 영혼의 순수 본성을 가리고 있는 클레샤들, 태어날 때 디폴트 모드로 가지고 온 캐릭터의 좋고 나쁜 카르마적 자질들을 닦아서 원래의 순수의식으로 변형할 수 있어야 함을 의미한다. 많은 수행자들이 아무리 오랫동안 집중적인 수련을 해도 여전히 의심스러운 캐릭터를 전시하거나 높은 수행의 단계로 오른 듯 보이다가 기본적 욕구 조율이나 인성 문제로 순식간에 나락으로 추락하는 예들이 부지기수로 일어나는 것은 모두, 캐릭터의 수양을 무시하였기 때문이다. 그리하여 총체적인 삼스카라의 영향력에서 자유로울 수가 없었던 것이다.

그리고 높은 수준의 에너지 바디와 의식을 성취한다는 것은, 위의 세 가지 수양을 병행할 때 자동적으로 일어나는 깨달음과 니르바나, 인간 존재가 성취할 수 있는 최고의 경지를 의미한다.

이렇게 깨달음을 향한 운명적 삶의 여정에는 몸과 마음, 영혼 그리고 의식의 변형을 위한 수양이 모두 병행되어야 한다. 만약 마음 수련만 하고 몸 수련은 무시한다면 우리의 생명력, 즉 기·프라나를 키울 수가 없기 때문에 내면의 섬세한 에너지 바디(에테르 영체, 깨달음 바디)도 얻을 수 없다. 반대로 마음(생각과 행동)을 닦지 않고 몸의 기·프라나만 닦는다면 비록 섬세한 에너지 바디를 성취한다 해도 여전히 고질적인 삼사라가 만들어 내는 정신적 문제에 봉착하게 될 것이다. 아마도 우리는 이전보다 훨씬 더 멍청한 바보가 될 수도 있는데, 이는 정화되지 못한 카르마적 장애물이 에테르 영체에 문제를 일으킬 수 있기 때문이다. 기·프라나의 파워만을 가진 멍청이가 되지 말아야 하며, 그러기 위해서는 하늘의 더 높은 파워들의 도움을 받을 수 있는 메리트, 덕(德)도 필요하다. 그래서 캐릭터를 정화하고 미덕을 기르는 것이 영적인 길에서 아주 중요한 이유이다.

6.
깨달음을 다지는 거름
- 메리트(Merits)

일곱 개 금 항아리

왕국에서 일하는 한 이발사가 있었다. 하루는 그가 귀신이 들린 나무를 지나가고 있었는데, 갑자기 어디선가 목소리가 들려왔다.

"일곱 개 금 항아리를 가지고 싶은가?"

그는 주변을 둘러보았지만 아무도 없었다. 그러나 욕심이 생겨 공중에다 대고 소리쳤다.
"당연히 가지고 싶지. 가질 수만 있다면!"

"그러면 지금 당장 집으로 돌아가."

그 목소리가 말했다.

"집에 가면 거기 있을 거야!"

이발사는 단숨에 집으로 달려갔다. 신기하게도 일곱 개의 금 항아리가 그를 기다리고 있었다. 모두 금이 가득 채워진 채로, 그런데 그중 한 단지는 항아리 반 밖에 금이 차 있지 않았다. 갑자기 이발사는 반 밖에 채워져 있지 않은 하나의 항아리가 그처럼 신경에 그슬릴 수가 없었다. 당장 가득 채워 놓지 않으면 절대로 행복하지 않을 것 같은 난폭한 심경이 되었다.

그래서 그는 식구들이 가지고 있던 모든 보석들을 죄다 금 동전으로 바꾸어 반밖에 안 채워진 항아리 안에 부어 넣었다. 그런데 아무리 더해도 항아리는 여전히 예전과 같이 반만 채워진 채로 있었다. 이발사는 정말 열을 받았다! 자신과 식구들이 굶주려서 거의 죽을 정도로 끼니도 절약하며 돈을 모았다. 그래도 아무런 소용이 없었다. 아무리 항아리 안에 금을 더해 넣어도 여전히 반만 채워진 채로 남아 있었다.

하루는 왕에게 월급을 올려 줄 것을 사정했다. 그래서 월급이 두 배로 껑충 뛰었다.

또다시 항아리를 채우려고 애를 썼다. 길거리에 나서서 구걸까지 하게 되었다. 하지만 아무리 금 동전을 보태 넣어도 항아리는 반만 채워진 채로 고집스럽게 남아 있었다.

왕은 아주 굶주린 듯 보이는 이발사가 의아했다.

"도대체 무슨 일인가 자네?" 하고 물었다.

"월급이 지금보다 훨씬 적었을 때도 자네처럼 행복하고 만족한 사람은 세상 어디에도 없는 것 같더니, 이제는 두 배로 올려 주었는데도 어찌 그처럼 피곤하고 불만스러워 보이는가? 혹시 자네, 일곱 개 금 항아리를 가지고 있는 게 아닌가?"

이발사는 깜짝 놀랐다.

"전하, 어떻게 아셨습니까?"

왕은 껄껄거리며 웃었다.

"지금 자네 모양새가 귀신한테서 일곱 개 금 항아리를 받은 사람의 증상을 그대로 보여 주고 있다네. 이전에 그 귀신이 내게도 가지고 싶냐고 물었지. 그래서 내가 되물었지. 내가 사용할 수 있는 금인지, 아니면 그냥 꽉 쥐고 손에서 놓지 않아야 할 금인지? 그랬더니 두말도 않고 귀신은 사라졌다네. 그 돈은 쓸 수가 없는 돈이야. 단지 손에 쥐고선 안 놓으려는 욕심만 키울 뿐이라네. 지금 당장 귀신한테 가서 금 항아리를 돌려주고 오게. 그러면 자네는 다시 행복해질 수 있을 걸세!"

등가교환의 법칙은 원하는 무언가를 얻기 위해서는 그와 동등한 대가를 치러야 한다는 뜻이다. 세상에 공짜는 없다. 위의 스토리가 보여 주듯이 모든 것에는 그에 합당한 가치가 있다. 누구나 부자가 되고 싶어 하고 복권에 당첨되는 일확천금을 꿈꾼다. 그러나 높은 금액의 로또에 당첨된 사람들이 5년 후에는 원래보다 더 비참한 상태로 되돌아가는 이들이 많다는 통계도 있듯이, 쉽게 얻어진 행운은 진정한 나의 것이 될 수 없다. 원하는 것을 가지기 위해서는 그만한 물질적 정신적 가격을 지불해야 하는 것이 당연한 이치이다. 특히, 깨달음을 얻고 운명을 바꿀 만큼 큰 변화와 목표를 달성하고자 할 때는, 그만큼 동등한 수위의 강력한 디스플린과 희생을 지불해야만 한다. 우리들 삶에서 실제로 어떤 보상을 받거나 원하는 것들이 물질적인 형태로 형상화될 수 있는 이유는 우리의 생각과 의지, 결의 그리고 메리트가 같이 어우러져서 통합적인 효과를 냈기 때문이다. 흔히 우리가 '카르마'라고 부르기도 하는 '메리트'는, 세상에서 성공한 사람과 아닌 사람들로 가르는 숨겨진 요인이다. 겉으로 보기엔 똑같이 훌륭한 자질과 노력을 하는 듯 보이는 사람들이라 하더라도, 설령 같은 부모와 여건에서 자라난 형제 간이라도 각자 다른 급의 성공을 하는 것처럼, 결국엔 얼마나 메리트가 있는가 아닌가 하는 것이 성공하는 사람과 성공하지 못한 사람들로 나누는 비밀 요소이다. 메리트는 마치 숨겨 놓은 행운의 금고와 같은, 원하는 것이 무엇이든 언제든 살 수 있게 하는 저축 자금과 같은 것이다. 힌두 신화에 나오는 성자나 신들이 헌신자들 앞에 나타나 원하는 것이 무엇이든 들어주는 분(Boon)을 내릴 수 있게 하는 파워이기도 하다. 이미 잘 알려진 시크릿 파워, 끌어당김의 법칙, 긍정적 마인드, 원하는 것들의 시각화 법칙 등, 무수한 자기 계발 테크닉들이 실패하는 이유도, 현재에 나타난 결과들 이전에 원인을 제공했던 행동이나 의식적 습관이 먼저 있었기 때문이다. 과거에 안이하고 무책임한 소비 습관으로 저축해 놓은 돈이 없는데, 아무리 강렬한 욕구와 의지로 이러한 테크닉들을 적용한다 한들 지금 당장 갚아야 할 빚이 사라지거나 큰돈이 그냥 하늘에서 떨어질 수는 없는 것이다. '심은 대로 거둔다'라는 말도 있듯이, 어떤 열매를 거두기 원한다면 그에 상응하는 씨앗을 먼저 심고, 적절한 비료와 물을 주면서 돌보고, 수확할 수 있을 때까지 기다려야 한다.

깨달음을 얻고 새로운 운명을 창조할 수 있는 책임과 의무는 전적으로 우리 자신에게 있다. 현재 처한 운명적 상황의 책임이 당신 자신에게 있기 때문에 그것을 바꿀 수 있는 파워도 당신에게 있는 것이다. 당신이 타고난 운명의 집을 지은 사람은 다른 어느 누구도 아닌 당신 자신이기에 새로운 운명의 집을 지을 수 있는 디자이너, 설계자, 건축가도 바로 당신 자신만 할 수 있다. 그래서 지금 현재 어떠한 운명에 처해 있든지 이전에 지은 크고 작은 메리트의 결과로 보상받은 것임을 깨닫고, 앞으로 더 나은 행운과 부, 풍요로움의 새로운 운명을 창조할 수 있기 위해선 대가를 지불할 수 있는 능력, 메리트를 지금부터라도 축적해야 하는 것이다.

메리트는 전생에서 넘어온 은행 잔고와 같다

아시아 문화에서는 우리 모두가 현생에서 정해진 양의 공덕을 갖고 온다고 믿고 있다. 좋은 선행을 하고 공덕을 많이 쌓아야 복을 얻을 수 있다는 아이디어는 새로운 것이 아니다. 은행 계좌와 마찬가지로 장점의 공덕 잔금이 풍부하면 행운, 건강 및 성공을 보장받는다. 우리가 현생에서 얻는 것은 과거에 쌓은 메리트에 대한 보상인 것이다. 하지만 우리는 지금 공덕 계좌에서 인출하여 계속 사용하고 있기 때문에 공덕 계좌의 잔금을 보충해야만 한다. 계속해서 저축을 인출한다면 우리는 곧 파산하게 될 것이다. 많은 부자와 유명인들이 갑자기 비극을 겪거나 하룻밤 사이에 권력에서 몰락했다는 이야기를 많이 들어 보았을 것이다. 우리는 일반적으로 그를 불행하다고 말하지만, 현명한 이들은 그들이 공덕을 쌓기 위해 열심히 노력하지 않았거나 그들의 부덕이 그들의 공덕을 따라잡았다고 말할 것이다. 인생의 장점과 단점은 금전 거래와 같다. 장점을 축적하는 것은 미래에 대한 투자를 보장하는 것과 같다. 왜냐하면 공덕 쌓기를 실천하는 모든 지혜 문화들은 어떤 것이 잘못된 행위이고 효과가 없는지 말한 적이 없기 때문이다.

좋은 행운과 성공을 위해서는 그만큼 많이 베풀고, 좋은 메리트 (공덕)을 쌓아야 한다는 공덕 쌓기의 법칙, 알게 모르게 많은 자선과 선행을 해야 한다는 아이디어는 특히 중국계 동양 문화권 영향하에 있는 한일중 문화와 인도 등에서 이미 익숙하고 널리 알려진 법칙이다. 그렇다면 이것은 우리가 도움이 필요한 모든 사람을 위해 거리에 나서야 한다는 것을 의미하는 것인가? 돈, 에너지, 시간을 기부하는 것만이 과연 자선인 것인가? 세상의 거의 모든 사람들은 어떤 형태로든 도움이 필요하다. 그렇다면 어떻게 선택하고, 어디서부터 시작해야 하는 것인가? 여기에서 명상이 필요한 중요한 이유이다. 명상은 바른 선을 행할 수 있게끔 의식을 다듬고 보다 효율적으로 공덕을 쌓을 수 있게 해 준다.

성공적으로 메리트를 쌓는 방법

전통적으로 우리가 속한 아시아 문화에서 메리트(공덕)를 쌓는 방식에는 3가지 기본 등급이 있다. 가장 낮은 것부터 가장 높은 것까지 다음과 같이 나누어진다.

물질적인 지원과 자원을 베푸는 것. 이러한 메리트는 몇 포인트의 공덕을 얻을 수 있지만 그다지 높지는 않다. 사람에게 그냥 물고기를 주는 것보다 물고기를 잡는 법을 가르치는 것이 더 좋다.

두려움이 없도록 하는 것. 당신은 사람들이 가진 삶의 두려움과 불안을 줄여 주는 방식으로 공덕을 실행한다. 당신은 그들에게 보호, 평온함, 자신감, 평화를 제공한다. 다리를 건설하고, 병자를 치료하고, 도로를 고치는 것이 전통적인 예들이다.

최고의 가르침을 주는 것. 이것은 가장 높은 공덕 포인트를 주지만 모든 사람이 인생에서 가장 높은 지식을 가르칠 기회를 갖는 것은 아니다. 많은 영적 전통은 그들의 가르침이 가장 높은 가르침이라고 주장하지만, 최고의 가르침은 삶에 참된 평화와 행복을 가져오는 완전하고 통합적인 지식을 말한다. 인류의 고통을 덜어 줄 수 있는 지식과 지혜를 뜻한다.

마찬가지로 이 모든 것에는 그 반대의 작동 원리도 있다. 왜곡되고 일탈적인 가르침은 또한 가장 높은 부덕 포인트를 줄 것이기 때문에 전달하거나 말하는 것에 주의를 해야 한다. 그리고 다른 이들에게 삶의 두려움과 불안을 조장하면 큰 부덕 포인트로 잃게 된다. 그리고 이기적이고 자기 것을 아주 꼭 쥐고 있는 경우에도 점수를 잃게 된다. 요약하자면, 성공적으로 메리트(공덕) 쌓는 방법에는 두 가지 측면이 있다.

- 공덕을 쌓기 위해선 자선, 봉사, 및 최고의 가르침을 베푸는 것.
- 부덕 포인트를 줄이기 위해 잘 정립된 기본 가치관들을 기준으로 하여 자신의 올바르지 못한 품행을 바로잡고 좋은 행실로 다듬어 캐릭터의 결점을 줄이는 것.

효율적으로 공덕을 쌓는 법
- 결점들을 고쳐서 부덕행을 줄이기

공덕을 효율적으로 쌓는 법에 대한 고대 선자들의 지혜로운 가르침은 우리의 불건전한 행동(결점)을 바로잡는 것을 포함하고 있다. 대부분의 사람들이 공덕 쌓기에 대해 논할 때 동전의 뒷면을 무시한다. 다른 측면은 실제로 우리의 단점을 줄임으로써 우리 자신을 향상시키는 것이다. 단점이 감소하면 장점이 자동으로 증가할 수 있다. 예를 들어, 우리가 덜 탐욕스러울 때, 우리는 자동적으로 조금 관대해지게 된다. 우리가 덜 화가 나면 자동으로 더 차분해진다는 뜻이기도 하다.

누구나 자신의 운명을 바꾸고 좋은 사람이 되어 잘 살고자 하지만 그러한 열망을 방해하는 부정적 에너지는 모든 사람의 내면에 있다. 그리하여 살다 보면 언제든지 자신의 내면에 어렵고 힘든 감정적 습관, 자해하고 파괴적인 성향들이 내면 깊이 숨어 있음을 발견하게 될 것이다. 이러한 부정적 에너지들이 올라올 때 이를 규정짓고 비난이나 판단하는 것이 아니라, 효율적이고 긍정적인 방식으로 자신의 감정적 변화와 무드를 재고할 수 있는 기반으로 돌릴 수 있어야 한다. 만약 무시나 방심을 하고 내버려 두게 되면 운명을 긍정적으로 바꾸고자 하는 당신의 노력을 언제든 방해할 수 있는 잠재적 요소이기 때문이다. 우리의 내면에 도사리고 있는 부정적 에너지

깨달음, 카르마 그리고 내면의 빛

들은 다음과 같은 외면적 에너지 형태로 흔히 표출된다.

- 자만심: 다른 사람의 도움이 없이 나 혼자 힘으로 좋은 인생을 충분히 이룰 수 있다는 환상.
- 질시: 내가 좋은 인생을 누리지 못하고 있기 때문에 좋은 인생을 살고 있는 다른 사람들을 망가뜨리려는 것.
- 분노: 다른 사람들을 향한 강렬한 분노는 사실상 나 자신에 대해 분노하고 있기 때문.
- 게으름: 희망의 정반대. 필요한 내면 에너지가 부족한 상태.
- 탐욕: 본인 자신을 계발하기보다는 다른 사람들이 가진 좋은 것들을 훔치고자 하는 욕구.
- 식탐: 인생을 즐기기 위해 과음 과식을 하거나 식도락 등과 같이 건전하지 못한 방식들을 대신 사용하는 것.
- 욕심: 다른 사람들을 소유하고 이용하는 편승 자세로 인생을 살려고 하는 것.

이러한 에너지들은 누구에게나 있는 인간적 불완전함의 씨앗이기 때문에 마치 불씨처럼 언제 어디서든 조건만 갖추어지면 걷잡을 수 없는 거대한 산불로 활활 타오를 수 있다. 힌두신화에서 나오는 루드라(Rudra)는 쉬바 신이 분노한 모습을 대변한다. 평소에 쉬바 신은 깊은 삼매에 잠겨 평정심을 유지하고 있지만, 한번 분노하면 전 우주를 파괴할 듯한 천둥 번개 같은 격노로 휘몰아치는 모습이 루드라다. 마찬가지로, 아무리 정의롭고 훌륭한 캐릭터를 갖추고 바른 행동을 하는 사람이라 하더라도 내면의 부정적 에너지들을 먼저 다스리지 못하면 폭발적인 화력으로 타올라 순식간에 모든 노력을 도로아미타불 재로 만들 수 있다.

메리트를 쌓는 데 필요한 유연성과 규칙들

어떤 좋은 일이나 바른 일을 하면서 메리트를 쌓고자 할 때, 특히 당신이 운명을 바꾸고 좋은 인생을 살 수 있기 위해 필요한 트레이닝을 할 때, 긍정과 감사, 수용과 기쁨 등의 자세를 고무하는 어떤 기본적인 가이드 라인들이 있으면 도움이 될 수도 있다. 하지만 이러한 규칙들이 당신이 어떻게 메리트를 쌓으며 살아야 하는지에 대한 결정권을 가지게 해서는 안 된다. 마치 좋은 사람이란 바르게 사는 것을 의미한다고 단순히 생각하고, 무조건 이러한 규칙들을 지키는 것이 메리트를 쌓는 것이고, 그러면 원하는 행운과 행복이 자동적으로 따라오게 할 거라고 잘못 판단할 수 있기 때문이다.

어떤 규칙이든 사람이 만든 것이다. 이를 따를 때 따르지 않는 것보다 더 정제되고 만족스러운 삶의 경험을 고무시켜 주기 때문에 많은 사람들이 지키며 살고자 하는 것이다. 하지만 보다 깊은 의미에서 좋은 인생을 살고 있는 사람들은 자동적으로 바르고 적절한 행위들을 하기 때문에, 굳이 이러한 피상적인 규칙들이 필요하지 않다. 그들은 누구에게 들었기 때문이 아니라, 내면 깊이에서부터 이미 알고 있었다. 삶이 어떤 것인가, 어떻게 살아야 하는가에 대해 내면을 들여다봄으로써 알게 되었다. 그래서 단순히 그러한 열망을 따라 살아가고 있을 뿐이다. 그들은 규칙을 초월하는 실질적 지혜를 가지고 있다. 자신이 좋아하고 사랑하는 것이 무엇인지를 알고 있고, 그것을 위해 필요한 일들을 하며 살아가고 있을 뿐이다. 그런데 많은 사람들에게는 자신이 정말 무엇을 좋아하고 사랑하는지 알게 되는 것이 쉽지 않다. 그래서 이러한 차이를 인지할 수 있는 배움의 트레이닝이 필요한 것이다. 명상을 통해 선명한 의식을 키울 수 있게 되면, 인생이란 무수한 실수와 실패를 통해 배우고 익혀 나가는 트레이닝 과정임을 알 수 있다. 명상은 우리의 내면에 있는 신성을 자연스럽게 깨우치고 외적으로 표출할 수 있는 파워를 자동적으로 키워 주게 된다. 명상가들은 비명상가에 비해 다음과 같은 유연성과 몇 가지 기본 가치관들을 보다 분명하게 정립하고 있다.

- 사리 분별력: 옳고 그름을 알고 일상적으로, 이성적으로 따를 수 있는 능력(실질적 지혜)
- 정의감: 다른 이들과의 관계성에서 '선, 좋음'이 무엇인지 알 수 있는 능력
- 절제력: 자기 컨트롤을 할 수 있고, 충동적으로 행동하지 않을 수 있는 능력

- 강직함: 좋은 인생을 살기 위해 이를 찾고 추구할 수 있는 용기.
- 믿음과 신념: 무슨 일이 있어도, 설령 실망과 절망, 불안과 의심으로 가득한 암흑 속에 헤매더라도 포기하지 않고 계속 버틸 수 있게 하는 자기 맹세의 힘.
- 희망과 에너지: 좋은 인생을 추구하고자 하는 자신의 결정에 대한 존중과 열정 그리고 에너지 충전을 시켜 주는 강력한 내면의 에너지. 긍정성이나 낙천성과는 아무런 상관이 없다.
- 사랑과 연민: 당신 자신과 다른 사람들에게 연민의 감정을 가지고 대하는 자세. 좋은 인생을 살기 위해서는, 당신 자신이 하는 실수들이나 다른 사람들이 하는 실수에 대해, 반성과 성찰을 할 수 있기 위해 필요한 힘이다. 때로는 아주 고통스럽고, 수치스럽고, 인정하기가 결코 쉽지 않더라도 연민의 감정으로 여과하는 과정을 통해 성장할 수 있게 된다.

이러한 기본 가치들이 우리를 더 행복하게 하는가, 아닌가 하는 사실과는 무관하다. 행복이란 살다 보면 파도처럼 오고 가는 것이기 때문에 자신이 진정으로 좋은 인생을 살고 있는가 아닌가 하는 것을 잴 수 있는 정당한 척도가 아니다. 예를 들어, 아이를 낳아 키우는 것이 보통으로 힘들고 고된 일이 아니라는 사실을 부모들은 잘 알고 있다. 그들에게 자녀 양육하는 것이 행복한지 아닌지 물어본다면 선뜻 '예스'라고 답하는 사람들은 드물다. 그러나 자녀가 없던 시절로 되돌아간다면 더 행복할 것 같은가 물어본다면 전혀 그렇지 않다고 답을 한다. 아이를 낳아 키우는 것은 단순히 행복한 것보다 더 깊은 삶의 만족감을 주기 때문이다. 이처럼 인간적으로 가장 기본적이고 당연히 해야 하는 일을 하는 것 같은 느낌이 주는 만족감은 종족 유지의 본능과 연관되어 있다. 마찬가지로, 우리에게 사리분별을 잘할 수 있는 판단력이나 지혜가 있고, 다른 이들과 좋은 관계성을 맺을 수 있는 정의로운 캐릭터이며, 감정적 충동에 자기 컨트롤을 할 수 있는 절제력이 있고, 어렵지만 옳다고 생각하는 것을 추구할 수 있는 용기가 있다면 시간이 지남에 따라 자신에게 좋은 인생과 운명이란 과연 무엇인지도 자연스럽게 알 수 있을 것이다. 그리하여 원하는 목표를 향해 나아가는 중에 어떤 챌린지나 시련을 만나게 되더라도 믿음과 신념, 희망과 사랑이라는 긍정적인 에너지로 재충전하게 되면 쉽게 좌절하거나 포기하지 않고 결국에는 자신이 원하는 인생의 성공을 거둘 수도 있을 것이다.

메리트를 쌓기 위한 기본 가치들을 키워 가는 데 있어 실수와 실패를 하는 것은 필연적인 과정이다. 만약 당신이 살면서 아무런 실패나 실수도 하지 않는다면 어떻게 배울 수 있을 것인가? 핵심은 실수나 실패하는 것을 피하는 것이 아니라 어떤 실수나 실패를 하더라도 믿고 일어서서 뒤돌아보고, 성찰하고, 정제하고, 그리고는 이를 기반으로 더 나은 스텝들을 차근차근 쌓아 올려 갈 수 있어야 한다. 그래서 사랑과 연민의 감정 자세를 가지는 것이 중요하다. 사람이면 누구나 당연히 실수나 실패를 할 수 있고, 그렇기에 누구든지 무엇이든지 사랑과 연민의 감정으로 용서하고 수용할 수도 있는 것이다. 사람들은 하루에도 몇 번씩 실수나 실패를 한다. 이를 이해하고, 무너지지 말고 뒤돌아보며 잘못된 것을 수정하고 다시 시작할 수 있도록, 그리하여 시간이 지나면 언제나 더 회복할 수 있는 에너지를 부여해 주는 힘이 바로 기본 가치들이기 때문이다. 이러한 기본 가치들은 당신의 실질적 지성을 키워 주는 트레이닝 요소들로써 당신이 더 나은 사람이 되고, 더 큰 잠재성을 실현하며 살 수 있게 하는, 그리하여 궁극적으로 새로운 운명으로 바꾸는 데 필요한 메리트들을 효율적으로 쌓을 수 있게 한다.

모든 사람들은 누구나 건강하고 행복하며, 사랑과 연민을 서로 나누며, 충족되고 의미 있는 운명적 삶을 살기 원한다. 그런데 실제로 그렇게 살고 있는 사람들, 혹은 어떻게 하면 그렇게 살 수 있을지 답을 찾은 사람은 그다지 흔치 않다. 특히 오늘날처럼 모든 것이 빛의 속도처럼 빠르게 변화하고 있는 디지털 시대에 살고 있는 현대인들은 자칫 적응하지 못하면 도태되기 쉽고, 더욱이 치열한 경쟁사회에 살고 있는 한국인들에겐 나날의 생존 여부가 급선무이기 때문에, 이처럼 이상적인 삶을 꿈꾼다는 자체가 사치로 치부될 수도 있다. 그러나 시간이 지나고 삶의 연륜이 어느 정도 쌓이게 되면, 결국 당신의 인생은 당신이 원하고 비전하는 대로 펼쳐진다는 사실, 그리고 당신이 노력하고 지은 대로 반드시 돌아온다는 진리를 새삼 확인할 수 있을 것이다.

깨달음, 카르마 그리고 내면의 빛

"점점 더 많은 사람들의 삶의 의미를 찾기 시작하고 있다. 그들은 삶이 일, 돈, 물건들 이상의 것임을 직접 경험하고 있다.…."

– 티진 토우버(Tijin Touber, 1969~, 뮤지션 & 명상가)

깨달음의 수련과 성취 단계
& 쿤달리니 각성

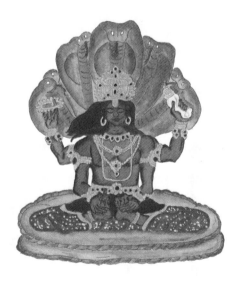

칸다사나(Vishnu in Kandasana, 배꼽 자세)

I.
다섯 바디와 다섯 에너지 바디들

"명상에서 나오는 상태인 공(空)함을 관찰하는 지혜의식, 그것은
그 자체로 고요한 머무름과 특별한 통찰력이 결합되어 이루어진
명상적 안정이다…."

– 14대 달라이 라마

'나'라는 존재를 형성하고 있는 다섯 바디

모든 종교나 영적 스쿨에 의하면 우리의 바디는 총 다섯 층으로
이루어져 있다. 기본적 차원의 바디인 몸, 마음, 영혼 그리고 더 높
은 초월적 차원의 에너지와 에테르 물질로 된 두 바디를 합한 다섯
바디의 영역은 다음과 같다.

(1) 물질적 영역- 육체적 바디(스툴라 데하, Sthula Deha): 물질적 영역의 가장 표면적 바디, 육체를 의미한다. 전생의 카르마에 의해 현생에 받은 '카르마 바디'에 해당한다.

(2) 서틀 영역- 마인드 바디(숙시마 데하, Sukshma Deha): 육체보다 섬세한 서틀바디(Subtle Body), 프라나 또는 기(氣)의 바디를 의미한다. 현생에서 의도(intention)적으로 정화할 수 있는 '마인드 에너지 바디'에 해당한다.

(3) 코잘 영역- 소울 바디(카라나 데하, Karana Deha): 생명의 근원인 코잘바디(Causal Body), 영혼을 의미한다. 현생에서 자율적으로 만들어 가는 '정신과 의지(will)의 바디'에 해당한다.

(4) 슈퍼코잘 영역- 섬세한 에너지 바디(마하카라나 데하, Mahakarana Deha): 영혼의 근원인 슈퍼-코잘바디(Super-Causal Body), 섬세한 에너지 바디를 의미한다. 개인성 너머에 있는 '깨달음의 바디'이다.

(5) 내재적 영역- 내재적 자아의 바디(함사 데하, Hamsa Deha): 내재체(內在體), 내재적 자아(Immanence), 대자아(Self) 혹은 푸루샤(Purusha, 대영혼)를 의미한다. 우주적 합일을 이룬 '완전한 깨달음의 바디'이다.

이들 바디의 에너지 밀도는 물질적 영역의 신체와 가까울수록 강하고 거칠다. 더 완벽하거나 순수한 바디일수록 영적 성취의 단계가 높은 특성을 가지고 있다. 다섯 바디의 영역에서 일어나는 모든 현상들은 세상과 우주의 모든 영역, 에너지, 현상들 이면에 작용하고 있는 인과관계의 상호 작용에 의해 존재하고 있다. 인과법칙은 아주 무한하고, 오래되고, 시작도 끝도 없는 상호의존적 원인들에 의해 애초에 시작된 거대한 혼합적 효과이다.

높은 의식 수준에 달한 마스터나 성자들은 우리 인간이 다양한 수련을 통해 물질계 영역보다 더 섬세한 영적 에너지를 가진 에테르 바디를 키울 수 있는 능력이 있음을 발견하였다. 에너지 밀집도가 단단하거나 불순한 아래의 영역보다 높은 에너지 영역에 속한 바디 일수록 인과적 진화의 층·수준·순서가 더 미묘하고, 정제되고, 정화되고, 근원적이고, 원시적이고, 더 높거나, 더 초월적인 에너지로 구성되어 있다. 조밀하게 진화된 바디일수록 내부에는 더 높은 에너지를 본질적으로 가지고 있기 때문에 깨달음을 얻기 위해선 내부에 있는 초월적 바디들을 분리하기 위한 영적 수련 작업을 해야 한다. 영적 수련 과정을 통해 당신은 더 높은 영역의 에너지 바디들로 구성된 자신의 신체를 만들어 낼 수 있다. 수련은 낮은 영역의 에너지와 물질로 구성된 불순한 신체의 매트릭스 내에서 더 높은 초월적 바디들을 생성해 내는 것을 동반한다. 낮은 단계 바디 내에 있는 에너지의 생명력을 높여 주는 수련을 통해 바디를 충분히 정화하게 되면 더 높은 초월적 바디들을 얻게 된다.

당신이 죽을 때 영혼은 죽음과 함께 풀려나게 된다. 당신이 살아 있는 동안 육체라는 껍질 내에 거주하고 있던 미묘한 본질의 바디가 육체의 죽음과 동시에 분리되는 것이다. 이것이 바로 대부분의 사람들이 일생 동안 자신의 몸 안에서 손님처럼 느끼는 이유이다. 영적 마스터들은 살아 있는 동안 독립적인 미묘한 바디들을 만들어 내고, 그 몸을 사용하여 세상에서 어려움을 겪는 사람들을 돕는 행위, 선한 일들을 할 수 있다. 마찬가지로, 성인의 급까지 되지 못하는 평범한 우리도 몸을 수련하면 그 안에 더 높은 에너지로 구성된 내재체를 생성할 수 있고, 세상의 많은 위인, 성인, 보살들처럼 세상과 다른 사람들에게 덕이 되는 일들을 할 수 있다.

다섯 바디 중에서 카르마의 법칙에 영향을 받는 영역은 에고자아를 형성하는 육체적 바디, 마인드 바디, 그리고 소울 바디까지이다. 마인드 바디와 소울 바디는 우리 눈에 보이지 않는 아우라 바디(Aura Body)로써 육체적 바디를 둘러싸고 있다. 아우라 바디는 우리가 수 없는 전생과 현생에 걸쳐 한 모든 생각, 느낌, 경험들이 그대로 저장되어 있는, 마치 USB와도 같은 것이다. 그 안에 '무의식'의 형태로 온갖 카르마의 정보들이 저장되어 있다. 이처럼 아우라 바디에 저장되어 있는 카르마적 잔재들은 생과 생을 거듭하여서라도 완전히 소멸될 때까지 계속 환생을 하게 만드는 주축이기도 한다. 그러나 타오의식을 얻게 되면, 이러한 에고자아가 소멸되면서 카르마의 법칙에서도 완전히 자유로워진다. 그리고 나머지 두 에너지 바디-섬세한 에너지 바디 & 내재적 자아의 바디-를 성취할 때까지 수행을 계속 이어 가면 궁극적인 니르바나를 완성할 수 있다.

하지만 수행자가 어떤 단계에 있든지 상관없이, 모든 영적 수행은 이론 공부와 수련 실천으로, 수련 실천에서 이론 공부로 진행된다. 이론과 수련은 그가 아직 에고자아 단계, 또는 다른 더 높은 성취 단계에 있는가 그 여부와는 별개로 모두에게 공통적으로 적용되는 수행 방식이다. 빵을 만들려면 밀가루와 물을 섞어야 하듯이, 최종 결과를 얻기 위해서는 이론 공부와 수련 실천(명상과 내면 에너지 작업)을 함께 행해야 한다. 하지만 안타깝게도 많은 전통에서 헌신자들은 영적 책만 연구할 뿐 명상이나 내면 에너지 작업을 수행하지 않는다. 좋은 품행을 강조하지도 않는다. 또 다른 어떤 스쿨에서는 몸 수련만 강조하고 캐릭터와 품행을 다듬는 에너지 작업이나 자기 성찰 수련을 하지 않는다. 올바른 수행과 의식 진화를 위해서는 내면 에너지 수련, 명상 수련 그리고 품행 개선을 위한 캐릭터 수련을 모두 같이 해야 한다. 또한 다른 사람들을 돕는 선행을 하고 메리트를 쌓으며, 다른 사람들의 결점을 이해하고 품으며, 친절하고 수용적인 마인드 자세를 가지는 것이 모두 당신의 성격 일부가 되어야 한다.

요가철학의 다섯 에너지 바디
- 마하 코샤(Maha Kosha)

아인슈타인은 상대성이론을 통해 물질과 에너지가 서로 어떻게 관련되어 있는지, 그리고 고정된 형태인 것처럼 보이는 물질은 사실상 고도로 압축된 에너지의 결정체라는 점을 인류에게 증명해 보였다. 요가철학에서도 마찬가지로 우리의 존재는 다섯 가지 바디와 다섯 코샤(Kosha, '겹, 층')들이 미묘하게 얽혀서 이루어진 에너지 바디들의 복합체라고 설명하고 있다. 일반적으로 '나'라는 존재는 몸과 마음, 영혼, 이렇게 세 가지로 구성되었다고 알고 있다. 요가철학에서는 개인적 영혼 너머에 존재하는 섬세한 두 개의 바디를 더한 다섯 가지 바디들로 보다 세분화한다. 이러한 다섯 바디들을 다섯 겹의 에너지 바디들이 둘러싸고 있다. 고대요가 경전 타이티리야 우파니샤드(taittiriya Upainishad)에 따르면, 우리의 에너지 바디는 수많은 전생과 현생에 걸쳐 누적된 온갖 카르마들이 모여서 '코샤'(Kosha, '겹, 층')라는 다섯 겹의 에너지 바디 혹은 마야(Maya, '환상, 무지')를 이루고 있으며 "아트만"(Atman)이라는 우리의 영혼을 둘러싸고 있다고 한다. 그런데 몸과 마음, 영혼 사이의 경계를 구분하기 어려운 것과 마찬가지로, 이들 코샤들도 여러 옷처럼 따로 분리된 것이 아니라 서로 맞물린 채 같이 엉켜서 '마하 코샤'(Maha Kosha)라는 한 바디를 만들고 있다. 깨달음을 향한 수련과 점진적인 진화 과정을 통해 아트만을 둘러싸고 있는 코샤들을 차례로 제거하고 마침내 완전

한 깨달음(니르바나(Nirvana) 혹은 목샤(Moksha))을 성취할 수 있게
된다.

첫 번째, 아나마야 코샤(Annamaya Kosha)

육체적 바디의 에너지를 담당하고 있다. 육체의 생존에 필요한 기본적 요소들, 물과 음식, 영양분, 휴식 등에 의존하고 있다. 아나마야(아남, Annam, '음식') 코샤는 가장 바깥에 있는 층으로 갓난아기 때의 작은 바디가 현재 성인의 사이즈로 자랄 수 있었던 힘은 우리가 섭취한 음식 때문이었기에 '음식으로 만들어진 바디'라고도 칭한다. 뼈와 살 등으로 이루어진 육체적 바디로써, 평소에 우리가 '나'라는 존재와 제일 동일시하는 바디이기도 하다. 가장 변형하기가 어렵다.

두 번째, 프라나마야 코샤(Pranamaya Kosha)

서틀 바디(프라나, Prana)의 에너지를 담당하고 있다. 기, 생기, 호흡, 생명력 등에 의존하고 있다. 프라나마야(프라나, Prana, '기(氣)') 코샤는 신체의 오감으로 확인할 수 없는 섬세한 에너지 바디 층이다. 프라나는 '호흡(呼吸)' 자체를 뜻하는 것이 아니라 호흡을 통해 나오게 되는 기(氣) 에너지를 의미하며, '프라나마야 코샤'라고 할 때는 비단 호흡만이 아니라 우리가 섭취한 음식 등과의 상호 작용에서 생성되는 특정한 '에너지, 감정, 생명력의 바디'를 의미한다.

세 번째, 마노마야 코샤(Manomaya Kosha)

코잘바디 또는 멘탈바디(마나스, Manas)의 에너지를 담당하고 있다. 마음, 감정, 감각, 생각 등과 같은 정신적 활동에 의존하고 있는 바디이다. 다섯 겹의 에너지 바디들 중간에서 메신저 역할을 담당하는 코샤로서, 외부적인 바디(육체와 호흡)와 직관적 바디(이지와 환희)를 서로 연결해 주고 있다.

이러한 표면적 바디-육체적 바디, 프라나 바디, 멘탈 바디-들은 모두 4원소(흙, 물, 불, 공기)에 의존하는 물질적인 본성을 가지고 있는데, 안으로 들어갈수록 점점 섬세한 성향을 가지게 된다. 예를 들어 전구 자체는 물질적 형태를 가지고 있고, 전구를 밝히거나 꺼지게 하는 전류도 분명히 물질이지만 그래도 전구보다는 전류가 더 섬세한 물질인 것과 같은 이치이다. 그러나 전구도 전류도 분명히 물질적 본성을 가지고 있는 것처럼 육체, 프라나, 멘탈 바디는 비록 점점 섬세하다는 차이는 있지만 모두 물질적인 본성을 가지고 있다. 그에 비해 다음의 두 바디는 더더욱 섬세하면서도 비물질적 본성을 가지고 있다.

네 번째, 비기야나마야 코샤(Vijnnamaya Kosha)

이지의 바디(비기야나, Vijnana) 에너지를 담당하고 있다. 이지와 지혜, 직관, 깊은 의식(意識)의 힘에 의존하고 있다. 물질적 4원소 너머에 있는 '에테르(ether), 스페이스(space) 원소'에 의존하는 '에테르 바디, 영성의 바디'이다. 물질적 성향에서 비물질적 성향으로 들어가는 '경계, 혹은 임시적 바디'라고 칭하기도 하는데, 존재의 근원적 수준에서 본질적인 변형이 일어나는 영역이다. 예를 들어, 앞의 세 마야 단계에서는 명상이나 요가 수련을 열심히 해서 몸과 마음에 어떤 특정한 수준의 경험이나 어느 정도 변형을 이루었더라도 아직 잠재적인 카르마까지는 완전히 정화하지 못한 상태이다. 그래서 잠시의 게으름이나 안이함, 자부심 등과 같은 음기(陰氣) 조건만 만들어지면 언제든 다시 추락할 수 있는 가능성이 있다. 하지만 비물질적 영역에 속하는 4번째 비기야나마야 수준에서 이루어지는 변형은 영구적이 된다. 이 수준에서 하는 수련 또한 더 이상 어떤 형식이나 제약에도 구애를 받지 않는 자유로운 방식이 된다.

다섯 번째, 아난다마야 코샤(Anandamaya Kosha)

디바인 바디(아난다, Ananda, Bliss), 환희의 바디라고도 부르며, 가장 깊고 섬세한 에너지 바디이다. 본성이 가진 가장 진실한 참모습에 의존을 하고 있다. 아난다(Ananda)는 '환희'를 뜻한다. 가만히 앉아 있으면 안에서 저절로 환희의 물방울들이 마구 솟아나온다는 의미가 아니라 바디 자체가 '환희'라는 뜻이다. 신체나 물질의 영역에서 사용하는 어떤 말, 방법으로도 설명이 불가능한 '비물질적 경험'의 영역에 속한다. 예를 들어, 아주 달콤한 초콜릿을 입에 넣었을 때 입 안에서 살살 녹는 달달함이 마치 황홀경에 가까운 느낌을 준다고 했을 때 먹어 보지 않은 사람에게 어떻게 그 느낌을 그대로 설명하거나 전달할 수 있겠는가? 마찬가지로 환희의 바디는 우리 내면의 깊숙한 핵심에 있는 환희 자체, 가장 자연스럽고 원초적인 본성을 의미한다. 이러한 환희가 우리를 터치할 때 삶의 매 순간이 황홀하고 환희에 젖게 된다. 삶 자체가 더 이상 어떤 노력이나 스트레스도 필요 없이 자동적으로 완전한 잠재성을 발현하고 성취하며 살 수 있게 된다. 어떤 것도 상처나 해를 입힐 수 없는 무적불패의 상태, 자신이 원하는 대로 모든 것이 이루어지며 삶을 마음대로 쥐고 흔들 수도 있게 된다.

이러한 마하 코샤, 다섯 층의 코샤들은 다섯 바디로 이루어진 '나'라는 존재를 둘러싸고 있는 '아주 얇고 섬세한 베일(Veil)'들에 비유할 수 있는데, 평상시 우리가 가진 다섯 감각 기관의 기능으로는 분별하기 힘들다. 그러나 집중적인 크리야 수련은 내면에 내재하고 있는 섬세한 에너지 바디들의 감각 기능과 에너지 파장을 더욱 높은 수준으로 올려 줄 수 있게 한다. 수련을 통해 감각 기능들이 보다 섬세해질 수 있게 되면 다섯 코샤들의 미묘한 층들도 차례대로 꿰뚫을 수 있게 된다. 쿤달리니 에너지의 각성이 완성되고, 디야나(Dhyana) 혹은 사마디(Samadhi)의 선정(禪定) 단계들을 성취하게 되면 이러한 에너지 바디들을 각각 떼어 내서 초월적 바디로 분리시킬 수가 있게 되는 것이다. 그리하여 살아 있는 동안에도 분리시킨 섬세한 에너지 바디들을 이용해 물질적 세상 너머에 있는 초월적 세상(로카, Lokas, 천국)들을 자유자재로 넘나들 수 있게 된다. 중국 도교에 나오는 불사, 불멸을 획득한 인물들, 불사신, 혹은 임모탈(Immortal)들이 그러한 좋은 예들이다. 자기실현 펠로우십(SRF)의 창시자이자 요기의 자서전(A Autobiography of a Yogi, 1946)으로 유명한 파라마한사 요가난다(1893-1952)는 사망 후 근 20일이 지났음에도 육체가 전혀 부패하지 않고 마치 살아 있는 듯 완벽한 모습을 유지하였다는 일화가 잘 알려져 있다. 이는 그가 살아 있는 동안 데바바디(깨달음의 바디)를 성취하였다는 증거이기도 하다.

하지만 대부분의 사람들 경우에는, 육체가 죽을 때 비로소 에너지 바디들이 분리되게 된다. 몸은 마음과 영혼을 담고 있는 그릇이기 때문에 생명이 멈춘 육체는 내재하고 있던 섬세한 에너지 바디들과 연결성이 끊어질 수밖에 없다. 그래서 같은 육체, 생에서는 더 이상 수련이 이어질 수 없고, 영혼은 다른 몸을 찾아서 떠나야 한다. 흔히 영화나 드라마에서 볼 수 있는 것처럼 우리가 죽을 때 현생의 신체와 똑같은 모습을 한 소울 바디가 분리되어 몸 위로 떠오르게 된다. 그런데 소울 바디는 바로 어디론가 떠나는 것이 아니라 일정한 기간 동안 죽은 자신의 육체 주변에 머물면서 살아 있을 때와 똑같은 감정, 감각 등을 느끼며 배회하게 된다. 행여 가족들이나 주변인들에게 아직 못 다 한 말 또는 삶에 대한 애착이 있거나, 아니면 자신이 살아온 삶에 대한 회고나 미련 등을 정리하는 데 필요한 시간이 대체로 49일 정도 걸리기 때문에 49재를 치르는 이유이기도 하다. 평소 죽음에 대한 준비를 잘한 사람이라면 그보다 더 짧게 걸릴 수 있고 그렇지 못한 경우에는 훨씬 더 오래 걸릴 수도 있다.

에너지 보존의 법칙에 의하면 소울 바디가 가진 경험, 기억, 감정들은 모두 에너지의 형태로 그대로 보존되어 다음 생으로 이전되게 된다. 즉, 현생에서 이루어 놓은 에너지 바디의 컨디션들이 다음 생에 받게 될 육체적, 정신적 바디와 그를 둘러싼 환경 등을 결정짓는 주요 팩트가 되는 것이다. 그래서 살아 있는 동안 수련과 정화를 통해 인너 에너지 바디들을 충분히 닦아 놓은 사람이라면 비록 현생에서 니르바나, 깨달음을 완성하지 못했다고 하더라도 다음 생에서 계속 이어 갈 수 있게 된다. 그렇지 못한 경우에는 현생보다 훨씬 더 열악한 조건, 심지어는 인간이 아닌 축생계(畜生界)에서 다시 시작해야 할 수도 있다. 어디든 현생에서 멈춘 시점이 다음 생에서의 출발점이 되는 것이다. 같은 부모 밑에서 자라난 형제나 심지어 한날한시에 태어난 쌍둥이라도 서로 다른 자질과 삶을 살게 되는 예, 또는 태어날 때부터 영재나 천재처럼 남다른 재능을 일찌감치 보여 주는 경우들이 모두 그러한 예시들에 해당한다. 라마나 마하리쉬도 태어날 때부터 이미 높은 수준의 깨달음 의식을 가지고 있었기에 현생에서 아무런 스승이나 가이드, 별도의 수련이나 공부도 없이 17세라는 어린 나이에 니르바나를 성취할 수 있었던 것이다. 이러한 몸과 소울 바디의 관계성에 대해 파탄잘리 요가 수트라와 바가바드 기타에서도 다음과 같이 기술하고 있다.

깨달음, 카르마 그리고 내면의 빛

"깨달음은 태어날 때 이미 가지고 있을 수도 있다. 혹은 약초, 만트라, 정화, 그리고 사마디로 계발할 수도 있다." (PYS 제4장 1절)

"그는 여기서도, 저세상에서도 잃어버리게 되지 않는다, 아르쥬나여! 좋은 일을 하는 이는 어느 누구도 흉측한 결말을 당하지 않는다. 정의의 천국에 태어나 헤아릴 수 없을 만큼 긴 세월을 보내다가 다시 이 세상에 태어날 것이다. 정직하고 부유한 부모의 슬하로. 혹은 요가 수행을 하는 현명한 부모에게 태어날 수도 있다. 이처럼 운이 좋은 출생은 훨씬 더 획득하기가 어렵다. 무의식적으로 그는 전생에 하였던 수행으로 다시 돌아갈 것이다. 요가에 대해 묻기라도 하는 이는 형식적인 종교를 넘어선다. 지속적인 노력으로 갈고닦으며, 많은 생을 통해 자신이 쌓은 죄업들을 모두 정화시키고, 마침내 그는 최후의 목표를 달성하게 된다." (바가바드 기타 제6장 40~45절)

불교철학의 다섯 스칸다(Panca Skandha, 오온(五蘊)) vs 요가철학의 다섯 코샤

요가철학의 마하코샤에 상응하는 개념으로, 불교철학에서는 다섯 단계의 스칸다(Skandha)로 나누고 있다. 불교에서 생멸, 변화하는 모든 것, 즉 모든 유위법有爲法을 구성하고 있는 것들을 색, 수,

상, 행, 식의 다섯 요소로 분류하고 있다. 산스크리트어인 '스칸다'의 뜻은 겹, 층, 그룹, 파일, 요소, 덩어리 등의 의미를 가지고 있다. 다섯 스칸다는 보통 우리가 '자아(self)'라고 부르는 심리적, 육체적 캐릭터들을 총칭하는 표현이다.

첫 번째, 루파(Rupa, 'Form') 스칸다 - 육체, 물질(색온, 色蘊)

4원소(흙, 물, 불, 공기)의 물질과 형상, 그에 상응하는 에너지들로 구성된 물질적 세상을 의미한다. 이들 원소로 만들어진 육체와 다섯 감각 기관, 그리고 이들의 상호 작용으로 만들어진 것들을 육체가 경험하는 것까지 모두 포함된다. 즉, '몸이 경험'하는 것들로 이루어져 있다.

요가철학의 스툴라 데하(물질적 영역)에 상응한다. 신체는 색온(色蘊), 혹은 아나마야코샤(음식의 몸)에 해당하는 거친 몸, 거친 인간의 몸, 불순한 육체, 살과 피로 이루어진 몸 등으로 알려져 있다. 신체는 원자로 이루어진 견고한 물질이지만, 공간을 아무런 어려움 없이 움직일 수 있다. 공간은 물질보다 미세하기 때문에 우리 몸이 움직일 때도 육체를 쉽게 통과하게 되어 몸은 방해받지 않고 공간을 통과할 수 있는 것이다. 몸이 움직이면서 공기가 갈라지는 것처럼 공간을 몸이 가르는 것이 아니라 절대 변하지 않는 미동의 공간을 몸이 지나는 것이다.

깨달음, 카르마 그리고 내면의 빛

사실상 신체는 견고한 듯 보이지만 내부의 물질은 대부분 빈 공간 자체이며, 몸의 원자적 결집제로 밀집되거나 한정된 채로 있는 에너지이다. 몸의 본성은 에너지이기 때문에 수련의 과정을 통해, 그리고 죽을 때, 단단한 육체의 껍질 안에 갇혀 있던 신체적 바디와 똑같은 형체를 한 서틀 바디가 분리되어 비록 몸이 죽은 이후에도 계속 살게 된다. 종교에서는 육체적 삶의 마지막에는 그 안에 있는 생명 에너지로 구성된 미묘한 몸(영혼)이 빠져나와 천국이라는 곳으로 간다고 표현하고 있다. 일반적으로 에너지 바디들은 보통 사람이 죽을 때 자동적으로 분리된다. 하지만 수련으로 몸과 마음을 정화해 가다 보면 살아 있는 동안에도 자의적으로 에너지 바디들을 다음 장에 기술된 '트리카야(Trikaya, 세 가지 깨달음의 바디'로 분리시킬 수 있게 된다.

두 번째 베다나(Vedana, 'Sensation, Feeling') 스칸다
– 느낌, 감각(수온, 受蘊)

몸과 마음에 일어나는 세 가지 성향의 감각, 즐겁거나, 즐겁지 않거나, 혹은 중립적인 감각, 감정 혹은 느낌들로 구성된 감각적 세상을 의미한다. 감각이나 감정은 어떤 특정한 물질적 대상과 컨택트를 했을 때 일어나게 된다. 예를 들어, 새(대상)가 짓는 소리를 들었을 때, 특정한 반응(좋거나, 싫거나, 좋지도 싫지도 않은)을 일으킬 수 있다. 즉, 어떤 경험에 대한 '주관적인 반응'을 일으키는 것들로 이루어져 있다. 색온(色蘊)이 어떤 대상이 마음에 들어오는 것이라면, 수온

(受蘊)은 인지된 대상에 대한 질적인 평가(좋음, 나쁨, 중립)를 하는 것이다.

요가철학의 숙시마 데하(서틀 영역)에 상응한다. 자유로워진 서틀 바디는 데바 바디(Deva Body, 천신(天神)), 혹은 아스트랄 바디로 알려져 있다. 수온(受蘊) 혹은 프라나마야 코샤에 해당하는 프라나(기氣) 바디로써, 니르바나를 향한 영적 수행에서 얻게 되는 초기의 열매에 해당하며 다른 마이너 초능력들도 같이 생기게 된다. 데바 바디는 인간 존재가 가진 더 순수하고, 더 영적이고, 더 초월적이고, 더 진실한 자질의 요소들에 속한다. 그래서 우리는 수행을 통해 죽은 후가 아니라 살아 있는 동안에도 데바 바디를 성취할 수 있고, 다음 수준의 더 높은 에너지 바디들도 차례대로 얻을 수 있다.

세 번째 산기야(Samjna, 'Conception') 스칸다- 표상, 생각(상온, 常溫)

수온(受蘊)이 인지 대상에 대한 질적인 평가를 하는 반면, 상온(常溫)은 양적인 평가를 하는 것을 의미한다. 어떤 인지 대상이 가진 특성들을 감지하는, 예를 들어 길거나 짧은, 빨갛거나 흰, 여자 혹은 남자 등으로 인지된 대상에 대한 분별을 하는 의식이다. 즉, 접촉이 이루어진 대상을 정신적으로 다르게 구분할 수 있게 만든다. 이처럼 감각적, 정신적 대상들을 처리하는 과정에서 서로 같거나, 비슷하거나, 다르거나, 쓸모 있거나 없거나 등의 식으로 구분하거나 분별 처리하는 것이다.

깨달음, 카르마 그리고 내면의 빛

요가철학의 카라나 데하(코잘 영역)에 상응한다. 코잘 바디는 다음의 높은 에너지 바디이며, 인간의 영혼, 혹은 지혜의 바디로 알려져 있으며, 상온(想蘊), 마노마야 코샤에 해당한다. 섬세한 기·프라나보다 더 미묘하고 초월적인 에너지 바디로써, 서틀 바디보다 더 대단한 초능력들도 가능해진다. 낮은 수준의 물질과 불순물들은 전혀 없지만 여전히 고체와 같은 구조를 가지고 있기 때문에 아직까지 물질계의 영역에 해당하는 것으로 간주된다.

네 번째 삼스카라(Samskara, 'Volition, Impulses') 스칸다
– 욕구, 의지(행온, 行蘊)

'Volition'은 'Will'이라는 단어가 의미하는 욕구나 의지보다 훨씬 깊은 심층적 욕구나 의지력이 작용하는 영역을 의미한다. 마음의 내면과 외면에서 일어나는 좋거나 나쁜 상(想)들이 어떤 특정한 방식으로 충동을 일으키거나 혹은 어떤 특정한 방향으로 가게 만드는 것이다. 중력이 우리를 빨아들이는 충동을 일으키는 힘인 것처럼, 내면에 가진 어떤 동기나 분노, 욕심 등도 특정한 방향으로 우리의 행동을 부추기는 힘이다. 우리의 습관, 의도, 반사적으로 하는 반응 등도 모두 포함된다. 즉, 우리의 카르마를 만들어 내는 주요 책임을 가지고 있기 때문에 불교에서는 행온(行蘊)이라고 부르기도 한다.

요가 철학의 마하카라나 데하(슈퍼코잘 영역)에 상응한다. 슈퍼코잘 바디는 빛의 바디, 레인보우 바디(Rainbow Body), 다르마 바디, 붓다의 바디로 알려져 있으며, 행온(行蘊), 비기야나마야 코샤에 해당한다. 보편적, 자연적 생명의 힘과 하나가 된 상태로써, 에너지 레벨이 훨씬 더 정제되어 있기 때문에 자연의 모든 낮은 에너지 영역에서 일어나는 일들을 감지할 수 있다는 의미이다. 따라서 더 낮은 에너지 영역에 속하는 존재들의 마음을 자유롭게 듣고 이해할 수 있으며, 그들이 가진 지식과 지혜에 접촉할 수도 있다. 슈퍼코잘 바디를 얻을 때 세상의 모든 지혜와 다르마들을 자동적이고 자연스럽게 알게 된다. '빛'의 요소로 구성된 이 몸을 얻게 되면 수명이 길어 몸의 신진대사가 아주 느리게 진행되는 늙지 않는 신체를 갖게 된다. 사실상 임모탈, 불멸의 존재로서 영원히 살게 될 것이라고도 한다. 죽어야 할 때 그의 에테르 바디의 에너지 파장은 너무 높아서 삶의 기억들을 모두 그대로 다음의 환생체에 옮길 수도 있다. 혹은 더 낮은 영역에 환생을 피하고자, 불멸을 통해 끝없는 탄생과 죽음이라는 윤회의 고리에서도 벗어날 수 있게 된다.

다섯 번째 비기야나(Vijnana) 스칸다

– 마음, 의식(Consciousness, 식온, 識蘊)

의식(意識)은 우리가 모든 것들을 인식할 수 있게 하는 근원이다. 의식 스칸다는 다시, 총 여덟 파트의 의식으로 나누어진다. 개인이 어떠한 영적 수행 방식을 택하든지 모든 여덟 가지 의식을 정화해야 한다.

깨달음, 카르마 그리고 내면의 빛

먼저, 오감의 이면에서 작용하는 다섯 가지 의식-안식(眼識)(착슈르 비기야나, Caksurvijnana, 눈), 이식(耳識)(쉬로트라 비기야나, Srotravijnana, 귀), 비식(鼻識)(그라하나 비기야나, Grhanavijanana, 코), 설식(舌識)(이흐바 비기야나, Ihvavijnana, 혀), 신식(身識)(카야 비기야나, Kayavijnana, 신체)-이 있다.

우리가 어떤 감각적 대상을 인식할 수 있는 것은 사실상 오감(五感)의 기능 이면에 있는 다섯 가지 의식이 작용하기 때문이다. 눈에 보이는 어떤 대상을 인식하는 의식이 안식(眼識), 귀에 들리는 어떤 대상을 인식하는 의식이 이식(耳識), 냄새가 나는 어떤 대상을 인식하는 의식이 비식(鼻識), 맛으로 느껴지는 어떤 대상을 인식하는 의식이 설식(舌識) 그리고 촉으로 닿는 어떤 대상을 인식하는 의식이 신식(身識)이다. 예를 들어, 깊이 잠들어 있는 상태에서는, 같은 물질적 대상이라고 하더라도 우리의 의식 안에 들어오지 않기 때문에 우리는 대상을 인식할 수가 없다. 반대로 장님이나 청각장애인처럼 어떤 특정한 감각 기능을 잃어버렸다고 하더라도 안식(眼識)이나 이식(耳識)이라는 의식은 여전히 작용하고 있기 때문에 그들도 어떤 물질적 대상에 대한 '보거나 듣는' 경험을 할 수 있다. 혹은 사고로 팔이나 다리가 잘린 사람들도 여전히 팔과 다리가 있던 바디 파트에 대한 신식(身識)이 남아 있는 예들에 대한 실험 결과도 잘 알려져 있다.

6번째 멘탈 의식(意識)(마나 비기야나, Manavijnana)은 이러한 다섯 가지 의식을 모두 총체적으로 저장하고 있는 의식이다. 인식한 물질적 대상에 대한 정보를 이해하거나 해석해서 어떤 결론을 유추할 수 있게 하는 정신적 의식이다. 예를 들어, 어린 아기들은 아직 6번째 멘탈 의식이 활발하게 형성이 안 된 상태이기 때문에 말을 할 수 있을 정도로 멘탈 의식이 형성된 아이들이나 성인들과는 달리, 사과를 보고 그것이 어떤 사과이고, 어떤 맛을 가지고 있는지 등에 대한 정보를 유추할 수가 없다. 우리는 6번째 의식을 사용해 이것은 빨갛고, 동그랗고, 약간 달고 시면서 아삭아삭하고… 하는 식으로 사과라는 과일에 대한 오감이 만들어 내는 감각적 인상들을 인식하고 리뷰하고 저장할 수 있게 된다.

7번째 말나식(末那識)(클리스타 비기아나, Klistamanovijnana)은 6번째 의식보다 더 깊고 섬세한 층의 의식으로, '나'라는 에고 의식을 만들어 내는 근원이다. 파탄잘리 요가 수트라에서도 기술하고 있는 다섯 가지 클레샤, 고통을 줄 수도 주지 않을 수도 있는 다섯 가지 원인(바른 이해나 판단, 잘못된 이해나 판단, 잠, 상상, 기억)들을 '나'라는 에고자아와 동일시하게 만드는 의식이다.

8번째 아뢰야식(阿賴耶識)(알라야 비기아나, Alayavijnana)은 7번째 말나식이 뿌리를 두고 있는 '창고, 혹은 저장고' 의식이다. 아뢰야식은 어떤 것을 형상화할 수 있는 능력이 있다. 의식이 다양한 형태로 나타나는 것도 아뢰야식에서 비롯된다. 그러므로 아뢰야식은 7번째 의식의 근원이고, 7번째 의식은 6번째 의식의 근원이다. 말나식은 아뢰야식을 근거로 기능하면서 '나'라는 에고자아(self, 소자아(小自我))의 개념을 만들려고 한다. "나"라는 존재가 가진 자기 믿음, 자기 환상, 자기기만, 자기 사랑 등에 기준하여 '자아, 셀프'에 대한 규정을 지으려고 한다.

식온(識蘊)은 요가 철학의 함사 데하(내재적 영역)에 상응한다. 내재체, 내재적 자아의 바디, 대자아(Self), 푸루샤(Purusha), 파라브라만(Parabrahman), 완벽한 깨달음의 바디로서, 아난다마야 코샤에 해당한다. 더 이상 배움이 없는 단계, 더 높은 육체의 바디가 불가능하기 때문에 '나머지가 없는 열반'의 단계라고도 칭한다. 이 단계에서는 오감을 사용해 듣거나 냄새 맡거나 보거나 하는 것이 아니라, 동시에 시각, 소리, 냄새 등이 된다고 한다. 불교에서는 이를 감각의식의 상호교환성이라고 부른다. 반야심경에서 '색즉시공, 공즉시색… 색은 공과 같고 공은 색과 같다. 모든 것의 특성은 공(空)이다. 공은 시작도 없고, 끝도 없고, 증가도 감소도 없고, 순수함도 불순함도 없다…"고 하는 완벽한 깨달음 상태를 의미한다. 이 뜻은 육체는 근원적 기질(파라브라만)과 다르지 않으며, 근원적 기질의 토대는 육체에 스며들어 있는 궁극적인 구성 요소이기 때문에 육체와 동일하다는 것이다. 우리 육체의 진정한 본성은 원초적인 우주적 기질이며, 데바 바디, 서틀 바디, 슈퍼코잘 바디, 내재체에도 대해서도 마찬가지이다. 이들은 모두 고유한 본질적 존재가 '비어 있다'는 특성이 있다.

이들은 모두 본질적으로 우주의 기본을 이루는 토대이지만, 근본 성품은 생겨나지도 아니하고, 시작도 없고, 끝도 없고, 늘어나지도 줄어들지도 않으며, 어디에서도 생기지 않고 어디로 가지도 않고, 다른 것으로 변하지도 않고, 더럽지도 않고, 더러워지지도 않는다…."라는 의미이다.

내재체 바디의 수준에서는 더 이상 보는 것도 없고, 보는 사람도 없고, 시작과 끝도 없고, 단지 평화만 있다. 그것은 개념적이지도 않고, 참조하지도 않는다. 표현할 수 없고, 관찰할 수 없고, 변하지 않으며, 아무런 조건도 없다. 그래서 그 안에는 보는 이도 없고, 보여지는 이도 없고, 볼 수 있는 대상도 없다. 하나로 단일화된 바탕의 상태, 그저 평화롭고 순수한 고독이다. 비합성적이고, 조건화되지 않고, 불변하고, 파괴할 수 없고, 공간과 같은 속성도 없고, 헤아릴 수 없고, 관찰할 수 없고, 개념이 없고, 참조할 수 없는, 태어나지 않은 자아의 상태이다. 모든 물질, 에너지, 또는 어떤 현상도 없는 빈 공간, 비어 있음, 공(空)과 같이 영원하다. 그 안에는 다른 어떤 것도 없다. 그 자체만이 존재한다. 즉, 샥티(Shakti, 에너지)라는 단 하나의 절대 현실, 하나의 기본적 토대가 있으며, 다른 모든 것은 궁극적으로 샥티의 구조 내에서 일시적이고 비본질적이며, 인과의 무한한 상호 관계에 의해 복합적으로 구성된 요소의 존재들이다.

그러므로 진정한 깨달음(니르바나)을 얻기 위해서는 이렇게 육체

깨달음, 카르마 그리고 내면의 빛

적 바디 안에 매트릭스처럼 미묘하게 짜여 있는 섬세한 에너지 바디들을 먼저 차례로 뚫고 깨울 수 있어야 한다. 그리고, 다음 장에 이어지는 밀크 대양을 휘젓는 거사를 통해서도 알 수 있듯이, 깨달음의 전조 단계인 신성한 쿤달리니 에너지 파워가 깨어날 수 있기 위해선, 이러한 에너지 체(體)들을 가리고 있는 온갖 부정적인 카르마들을 걷어 내기 위한 청소와 정화부터 해야 한다. 하지만 무수한 윤회와 생을 통해서 축적된 묵은 때와 먼지를 털다 보면 당연히 청소하는 과정이 유쾌하고 즐거울 수만은 없다. 그래서 에너지 정화 수련을 시작하는 사람들이 대체로 부정적인 경험들을 호소하는 이유도 여기에 있다. 쿤달리니 에너지의 정화와 각성에 따른 여러 가지경험과 징후들은 초기의 수련(크리야) 단계에서 일어나게 된다. 그리고 대양을 휘젓는 과정 동안 나왔던 많은 보물들은 모두 쿤달리니에너지의 각성 과정에서 나타나게 되는 물질적, 영적 효과와 다양한이점들은 의미한다. 암리타 넥타를 얻게 되는 것은 타오의식의 깨달음 단계에 해당하며, 아직 니르바나라는 완전한 깨달음을 얻은 단계는 아니다.

진정한 깨달음(Enlightenment)이란 '니르바나'라고 칭하는 상태를한번에 획득하고 바로 끝난다는 의미가 아니라, 우리의 몸과 의식에점진적으로 일어나는 단계적인 변형과 진화 과정을 뜻한다. 즉, 지금 현재 이 순간에 "아하" 하는 경험, 그리고 삶의 매 순간마다 알아차림을 하는 순간들이 모이고 누적되어 신체와 의식이 점차적으로 변형해 가는 과정 전체가 진정한 깨달음의 실체인 것이다. 태어날 때 카르마에 의해 디폴트 상태로 받게 된 우리의 바디, 마인드, 소울에 쌓인 불순한 기체(氣體) 에너지들이 명상과 크리야 수련을 통해 점차적으로 정화될 수 있게 된다. 쿤달리니 에너지의 각성이 완결되면 마침내 첫 번째 '깨달음'의 징후인 '기쁨, 조이'에 안착(安着)하면서 '데바 바디(Deva Body)'라고 하는 천신의 깨달음 바디를 얻게 된다. 그리하면 아나마야 코샤(색계, 물질계)와 프라나마야 코샤(수계, 감각계)로부터 자유로워지면서 형언할 수 없는 삶의 기쁨과 조이 속에 항상 살 수 있게 된다. 그리고 다음 단계의 코샤들을 차례로 통과하면서 더 높은 수준의 깨달음 바디들을 얻게 되고 완전한 니르바나(Nirvana)를 향해 진화하게 된다. 이러한 일련의 과정들은 어떠한 강압성도 필요하지 않은, 자연스럽고 자동적으로 일어나는 깨달음의 성취 단계들이다.

몸과 마음의 수행에 필요한 기본 원칙

궁극적으로 모든 영적 수행의 주요 목적은 마음을 고요하게 하고, 몸의 기·프라나가 순환할 수 있도록 자극하여 기를 정화하는 것이다. 내면의 기를 계속 정화하거나 더욱 활발하게 순환하는 작업을 반복하다 보면 기로 구성된 내면의 섬세한 서틀 바디를 점차적으로 강화시킬 수 있다. 살아 있는 동안에도 육체와의 사슬을 약화시켜 자유자재로 육체를 떠날 수 있는 능력이 생기게 된다. 파라마한사 요가난다의 경우에는 살아생전에도 데바 바디를 이용해 자유롭게 천상계를 오가고 할 수가 있었다. 그리하여 일반적인 상식으로는 전혀 가능하지 않을 지식이나 정보들을 원하는 대로 접할 수 있었다고 전해지고 있다. 한 예로, 어느 날 하루 천상계를 방문한 요가난다가 자신의 어떤 제자가 본인 외에는 아무도 모를 가족 일원과의 스토리에 대해 타계한 조상의 영혼을 만나 직접 듣고 알게 되어 그에게 확인을 했다는 등의 유사 에피소드들이 그의 제자들 사이에 널리 알려져 있다.

이처럼 살아서 데바 바디를 성취할 수 있게 되면 '서틀 바디'라는 내재체가 삶의 중심인 본체(本體)가 되며, 육체는 새로운 몸을 사용하여 제어하는 법을 배우는 부속물처럼 된다. 그리하여 삼매에 들어간 상태에서 '서틀 바디'라는 상위 몸체는 '육체'라는 하위 몸체에 있거나 또는 다른 곳에 거주할 수도 있고, 다른 곳을 여행할 수도 있다. 일반적으로 영적 스승이나 마스터들이 삼매에 들었다고 할 때 분명히 그의 몸은 명상 홀에 앉아 있지만 영은 부재한 것처럼 반응을 보이지 않거나, 마치 무념무상의 황홀경 상태에 있는 것처럼 보이는 현상을 칭한다. 라마나 마하리쉬(Ramana Maharishi, 1879-1950)와 아난다 마이마(Anandamayi Ma, 1896-1982)의 주변 사람들은 이들이 종종 그러한 삼매의 경지에 들어 있는 것을 목격할 수 있었다.

독립적인 섬세한 바디를 성숙시키기 위한 내면 에너지 수행은 자신 내부의 생명 과정에 대한 통제력을 획득하기 위한 수련으로 불리기도 하는데, 기·프라나는 신체의 필수 에너지이자 생명력이기 때문이다. 그래서 가능한 다양한 유형의 영적 훈련을 수행해야 하며, 각 훈련은 기·프라나 변형을 위한 다양한 원리에 따라 작동하게 된다. 서로 다른 원리를 통해 기·프라나에 영향을 미치는 다양한 수련법들을 동시에 수행함으로써, 가장 빠르게 육체의 본성을 정화하는 동시에 효율적으로 독립적인 섬세한 바디를 성취할 수 있게 된다. 여러 가지 방법을 사용한다는 것은 각 방법이 서로 다른 원리를 통해 기·프라나를 정화하고 변형하는 데 영향을 미친다는 것을 의미한다. 그래서 더 열심히, 더 다양한 수련법으로, 더 오랫동안 지속적으로 연습할수록 성공할 확률이 높아지고, 그만큼 더 빨리 깨달음을 얻을 수도 있게 된다.

2.
의식과 깨달음 성취의 단계

"요가가 지향하는 이상(理想)은 '영원한 현재'에 사는 것이다. 시간(칼라)의 밖에 있고, …… 에고 의식이 아니라 순수하게 맑고 자발적인 주시(注視) 의식을 소유하는 것이다."

– 미르시아 일리어드(Mircea Eliade, 1907-1986)

의식(意識) 수준의 범주와 깨달음(니르바나, Nirvana)

평소 우리의 의식은 세 가지 기본 의식-잠자는, 꿈꾸는, 깨어 있는- 상태에서만 일상적으로 경험하며 살고 있다. 그러나 이러한 기본적 세 가지 의식보다 더 높은 의식 상태가 분명히 있다. '더 높은' 의식 상태란, 사물이나 경험 대상에 대한 보다 보편적이고 정확한 진리에 다가갈 수 있는 의식 수준이라는 의미이다. 다양한 종교와 영적 전통에서 공통적으로 동의하는 성장과 진화의 법칙에 따르면, 우리의 의식은 낮은 수준에서 더 높은 수준으로 향하는 자연스러운 본성을 가지고 있다. 명상과 아쉬탕가 크리야 요가 수련은 몸과 마음, 영혼을 연결하는 의식의 힘을 키워 주고, 의식 수준도 점차적으로 더 높은 단계로 진화할 수 있게 한다.

1단계: 보통 의식(잠자는, 꿈꾸는, 그리고 깨어 있는 의식)

2단계: 순수 의식

3단계: 타오 의식(깨달음 의식)

보통 의식– 잠자는, 꿈을 꾸는, 그리고 깨어 있는 의식

우리는 모두 깨어 있거나, 잠자거나, 꿈꾸는 보통 의식의 상태에 대해 익숙하다. 보통 의식은 우리 삶에서 다른 어떤 것보다도 가장 디폴트적인 모드로 작용하는 기본 의식이다. 각각의 의식 상태는 그에 상응하는 신체적 상태를 동반하고 있다. 이러한 사실은 우리가 깨어 있거나 혹은 깊이 잠들어 있는 동안 신체와 두뇌에 어떤 변화가 일어나는지 알기 위한 뇌과학적 연구들을 통해서도 이미 오래전에 밝혀졌다.

깊은 잠을 자고 있을 때, 당신의 의식은 아무런 경험도 하지 못한다. 하지만 신체적으로는 무수한 힐링, 휴식, 재충전 과정이 진행되

깨달음, 카르마 그리고 내면의 빛

고 있다. 이러한 모든 과정들은 아주 섬세한 세포와 장기(臟器)의 의식 수준에서는 알고 있지만, 평상시 의식 수준에서는 아무것도 자각하지 못한다.

꿈을 꾸고 있을 때는, 당신은 어디든 원하는 곳을 갈 수 있고 무엇이든 만들어 낼 수 있는 경험들을 하게 된다. 꿈꾸는 상태는 대체로 환상으로 치부한다. 꿈을 꾸는 동안 무엇을 경험하든 현실적 관점에서는 모두 허상이고 실제가 아니기 때문이다. 꿈에서는 어떤 일이든 일어날 수 있다. 범에 쫓겨서 달아날 수도 있고, 높은 곳에서 떨어질 수도 있고, 평소에 바라던 것들을 기적처럼 성취할 수도 있다. 그러나 깨어나면, 그냥 꿈이었을 뿐, 모든 것은 사실이 아니게 된다.

깨어 있을 때는 항상 어떤 것이 당신의 주의를 사로잡게 된다. 당신의 의식은 언제나 어떤 것-외적인 대상이나 과정, 내적인 생각이나 감정, 느낌 등-과 동일시하면서 이러한 현상들이 만들어 내는 경험에 완전히 몰입되어 있다. 장미를 볼 때는 장미가 당신의 의식을 완전히 채우고 있다. 당신은 당신의 의식을 채우고 있는 장미가 되는 것이다. 음악을 들을 때는 음악이 당신의 의식을 완전히 채우고 있다. 당신은 당신의 의식을 채우고 있는 음악이 되는 것이다. 이처럼 당신이 깨어 있는 동안은 당신의 의식을 채우고 있는 '어떤 것'이 되어 있다. 꽃이든, 그림이든, 감정이나 느낌이든, 당신이 보고 있거나 경험하고 있는 것이 무엇이든지 그것이 되어 있다. 그러나 당신이라는 경험하는 주체, 즉, 대상을 관찰하고 있는 관찰자는 대상의 경험에 가려져서 보이지 않는다. 깨어 있지만 깨어 있는 의식은 한 번에 한가지씩, 어떤 대상 혹은 대상을 경험하는 주체만을 인식하고 기억할 수 있기 때문이다.

이러한 보통의식 수준에서는 몸과 마음, 감정과 정신적 활동들이 삼스카라에 배인 무의식적인 습관이나 잠재적 카르마의 세력에 의해 강력하게 조정당하게 된다. 그리하여 신체적 비신체적 웰빙이나, 바른 깨달음의 진리를 탐구할 수 있는 이지와 인지 능력도 제한적이고 조건적일 수밖에 없다. 우리가 깊은 잠에 빠져 있을 때는 아무것도 의식할 수 없다. 꿈을 꾸는 상태에서는 가상과 환상의 세계에 빠져 슈퍼맨처럼 하늘을 날아다니거나 마술사처럼 뭐든지 뚝딱뚝딱 만들어 낼 수도 있는 비현실적 의식 상태에 있게 된다. 깨어 있는 의식 상태에서는 다양한 사물과 사건들을 인식하고 경험하지만, 경험하는 사람에 따라 대상에 대한 경험이나 이해는 달라지게 된다. 예를 들어, 우리 앞에 빨간 사과가 있다. 이빨이 건강한 사람에겐 시고 사각사각한 사과의 식감이 입에 침을 돌게 하는 즐거운 경험이 되겠지만, 이빨이 좋지 않아 뽑아내고 임플란트를 준비하고 있는 사람에겐 신 사과를 씹는 일이 아주 고역스러운 경험일 수도 있다. 이렇게 세 가지 기본 의식은 '조건과 반사'의 관계성 내에서 작용하고 있다. 의식은 경험 대상에 대한 조건반사적 반응은 할 수 있지만 '의식' 자체가 가진 순수함을 경험할 수 없는 보통 의식 수준인 것이다.

깨달음, 카르마 그리고 내면의 빛

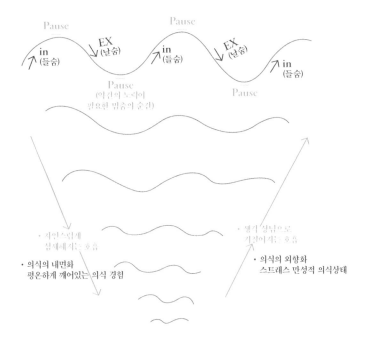

깨달음의 순수의식 (Pure Consciousness)

순수 의식

– 셀프(Self), 배경 자아, 대자아, 아트만, 또는 푸루샤(Purusha)

명상을 할 때 가장 처음으로 하게 되는 경험은 어떤 대상이나 생각이 가진 섬세한 상태에 대한 순수의식이다. 마치 호수의 표면에 일렁이던 물결이 잔잔히 가라앉으면 호수의 밑바닥이 자연스럽게 드러나는 것처럼, 평상시의 보통의식은 깨어 있어도 내외부적 대상이나 생각에 사로잡혀 더 섬세한 어떤 것을 인지할 수가 없다. 그런데 명상을 통해 점차적으로 주의가 표면에서 보다 섬세한 층으로 옮겨 가면서 더욱 깊은 의식 상태를 인식하고 경험할 수도 있게 된다. 보통 의식 너머에 있는 순수 의식 상태는 언제나 우리 안에 존재하고 있었고, 항상 같은 상태로 거기에 있었다. 마치 태양 빛처럼 늘 거기에 있다 보니 평상시 의식으로는 미처 깨닫지 못했을 뿐이다. 대상이 가진 정보와 경험에 사로잡혀 우리의 주의는 대상을 밝혀 주고 있는 내면의 빛, 순수의식 자체에 대한 인식은 할 수가 없었던 것이다.

순수의식은 환희, 빛, 무제한성, 역동적인 고요함 등의 특성들을 가지고 있다. 순수의식은 비단 개인의 삶만이 아니라 세상과 우주에 발현되는 모든 창조성, 지성, 파워의 근원적인 힘이다. 역사적으로 다양한 영역에서 유명한 아티스트, 시인, 수학자, 과학자, 비전가들은 모두 순수의식이 가진 이러한 무제한성, 고요함, 환희, 빛 등의 경험을 통해 그들이 가진 독특한 창조성과 섬세한 통찰력의 영감을 얻을 수 있었다. 이들은 모두 다양한 형태의 명상이나 의식 수련을 통해 순수의식과 직접적인 접촉을 일상적으로 하였기 때문이다.

명상이 주는 순수의식에 대한 직접적 경험은 우리를 보다 통합적이고 전체적인 의식 상태로 데려가게 된다. '경험 대상-경험하는 과정-경험자'가 모두 하나로 통합되는 상태에 닿을 수 있게 된다. 명상은 생각 속에 빠지는 것이 아니라 생각이 일어나는 과정을 관찰자처럼 지켜볼 수 있는 힘을 기르게 한다. 그리하여 평상시 의식 수준에서 관찰자인 당신은 늘 변화하는 주의, 감각, 생각 등에 사로잡혀 제한된 경험만 할 수 있었지만, 명상을 통해 잠시나마 확장된 의식 상태를 경험하게 되면 '나'라는 에고자아가 가진 제한적 정체성 너머에 있는 순수 자아, 그리고 그것이 가진 보다 높은 수준의 진리, 순수 의식을 깨달을 수 있게 되는 것이다. 순수자아는 배경 자아, 아트만(Atman), 셀프(Self), 대자아, 푸루샤(Purusha) 등으로 불리기도 한다.

타오(Tao, 도(道)) 의식 - 깨달음 의식

순수의식의 경험이 보통의식 속에 점점 더 스며들어 일상생활을 하는 중에도 유지될 수 있게 되면 자연스럽게 타오(Tao, 도(道))의 깨달음 의식을 향한 진화가 일어나게 된다. 우리가 어떤 대상을 인식할 때, 그것은 '인식 대상(객체)-인식 과정-인식 주체'라는 3단계를 거쳐 우리의 의식에 들어온다. 우리 앞에 놓인 사과의 예를 들어 보자. 2024년 총선 기간 중에 사과값이 폭등하여 추석 제사상에도 감히 올리기 힘들 '금사과'로 불리면서 전국적으로 큰 이슈가 되었던 적이 있다. 평범한 사과(인식 대상)가 함부로 사 먹을 수 없는 금사과가 되었음을 알 수 있는(인식 과정) 이유는 '나'(인식 주체)의 의식 속에 사과에 대한 정보가 이미 있기 때문이다. 그런데 아직 주체 의식과 사과에 대한 정보가 없는 갓난아이의 경우에는, 앞에 놓인 사과에 대해 아무런 인식이 일어나지 않는다. 이렇게 '나'라는 인식 주체가 평상시 있는 보통의식 수준에서는 이러한 인식의 3단계가 모두 동시에 일어나는 듯 보이기 때문에 섬세한 차이를 구분하지 못한다. 자동적으로 비싸진 사과임을 바로 알 수 있기 때문이다. 그래서 대상이 주는 경험에 쉽게 동일화하고, 의식이 경험 대상에 완전히 몰입되어 경험자인 주체를 잃어버리는 현상들이 일어나게 된다. 그리하여 비싼 사과에 대한 격렬한 반응을 하면서 '이제 사과 하나도 제대로 먹을 수 없다'는 한탄이나 자기 좌절감에 빠지게 된다. 그에 비해 순수의식의 수준에서는 대상을 인식하고, 인식이 일어나는 과정 그리고 인식하는 주체에 대한 모든 단계에 깨어 있을 수 있게 된다. 어떤 대상에 대한 경험을 하지만 경험 자체에 몰입되지 않고 경험하는 주체로서 순수한 의식을 유지할 수 있기 때문에 더욱더 완전하고 전체적인 경험을 얻게 되는 것이다. 그리하여 유달리도 이상기후가 심했던 한 해였기 때문에 전체적으로 사과 수확량이 대폭 줄어든 탓에 생겨난 일시적 현상으로 인지를 할 수 있고, 자신의 여건에 따라 사과를 사든지 사지 않든지 담담히 결정할 뿐, 굳이 자기 좌절감이나 한탄 같은 리액션적인 반응까지 가지는 않게 된다.

이처럼 '나'라는 주체가 어떤 대상이나 현상에 대한 관찰자로서의 경험에 익숙해지게 되면 잠을 자거나, 꿈을 꾸거나, 평상시 깨어 있는 중에도 순수의식을 안정적으로 유지할 수 있게 된다. 이러한 의식의 변화는 다음 단계의 의식을 향한 성장에 마일스톤을 이루게 된다. 명상을 통해 순수의식의 경험과 일상적 생활 경험들을 계속 반복하다 보면 시간이 지나면서 평상시에도 순수의식이 절대 잃어지지 않는 상태가 되는 것을 알 수 있다. 깨어 있을 때뿐만 아니라,

깨달음, 카르마 그리고 내면의 빛

잠을 잘 때도, 꿈을 꿀 때도 계속 유지가 된다. 명상을 하는 중이든, 역동적인 활동을 하고 있는 중이든, 온갖 다양한 색채와 형태의 꿈을 꾸거나, 설령 꿈도 없이 깊은 잠을 자고 있는 중이라고 하더라도 에고 자아의 배경에 있는 대자아, 셀프(Self)의 순수의식은 계속 유지되는 것을 알 수 있다. 이렇게 순수의식의 상태가 보통의식 속에 점차적으로 안정되어 가다가 어느 날 영구적이 될 때 삶과 세상, 우주의 이면에서 작동하는 타오(도(道), 자연법칙)의 원리들을 깨우치게 된다. 대우주와 소우주는 서로를 반영하고 있다는 타오의 깨달음 의식에서 살아갈 수 있게 된다.

그리하여 일상생활을 하는 중에 여전히 온갖 느낌과 감정, 인상, 관계성들을 경험하지만, 내적으로는 한결같이 안정적이고 고요한 순수의식의 경험이 계속 유지되게 된다. 일반적으로 사람들이 깊은 잠에서만 경험할 수 있는 깊은 휴식 상태, 무제한적인 의식, 가장 섬세한 존재의 상태를 깨어 있는 중에도 경험하고 유지할 수 있게 되는 것이다. 아주 격렬한 활동을 하고 있는 중이라도 몸과 의식은 완전히 깨어 있는 휴식 상태에 계속 있게 된다. 아무리 시끄러운 소음이나 바쁘고 복잡한 상황에 처하든지, 당신이 하는 모든 일이나 관계성에서 고요한 침묵의 기운이 감싸면서 항상 존재의 중심을 잃지 않게 된다. 타오의식 수준에서는 자연스럽게 당신이 하는 어떤 일이든 최고의 성취를 이룰 수 있게 된다. 이는 마치 올림픽 대전에 나선 기계체조 선수가 몸은 행위를 하는 중에도 마음은 완전한 자유로움을 느끼는 상태, 가장 역동적인 순간에서 의식은 활짝 깨어 있는 경지에 이르게 되면 비로소 오랫동안 쌓아온 내공의 진가가 발휘될 수 있고, 짙은 감동과 메달을 자연스럽게 획득하게 되는 것에 비유할 수 있다. 타오의식은 진정한 깨달음을 얻은 상태이다. 두 눈을 열면 앞에 펼쳐지는 아름다운 풍경이 쉽게 보이듯이, 그는 어떤 노력이나, 의도, 이지적 도구를 통해서가 아니라 자연스럽고 자동적으로 배경 자아, 셀프를 언제나 경험하고 있다. 자신의 의식 내에 완전히 자리를 잡은 채 살아갈 수 있게 된다. 이러한 상태에 대해 현대 심리학의 거장 아브라함 마슬로우는 자아실현을 이룬 사람이라고 칭하였다.

트리카야(Trikaya, 세 가지 깨달음의 바디들)

요가철학에 의하면 수행의 목적은 물질적 영역인 육체를 가장 원초적 본성의 구성 성분 상태로 되돌리기 위한 것이다. 이 뜻은 우리의 몸이 우주적 참 자아의 상태, 즉 어린 아기의 몸처럼 원초적 본성에 가까운 높은 수준으로 정제될 때까지 최대한 배양하는 것을 의미한다. 따라서 모든 요가 수련은 사람을 그의 근원, 자성, 혹은 참자아로 되돌리려는 목적을 가지고 있다. 우리의 몸을 수련하여 더 높고 초월적인 깨달음의 바디들을 성취하고자 하는 것이다. 수련을 통해 새롭게 다른 육체를 얻을 수 있다는 의미가 아니라, 현재의 육체 성향을 용해하여 가장 높은 에너지 성분으로 된 깨달음의 바디들을 얻을 수 있게 된다는 뜻이다.

깨달음을 얻게 되면 다음과 같은 트리카야(Trikaya, 세 깨달음의 바디)를 자의적으로 프로젝트 할 수 있는 능력들이 생기게 된다.

1) 다르마카야(Dharmakaya, 다르마의 본질을 성취한 바디, '데바 바디')
2) 삼보가카야(Sambhogakaya, 즐거움 자체로 된 바디, '서틀 바디와 코잘 바디')
3) 니르마나카야(Nirmanakaya, 변형을 이룬 바디, '슈퍼코잘 바디와 내재체(內在體)')

깨달음의 범주

대부분의 영적 전통이나 문헌에서는 여래 혹은 내재체의 성취를 깨달음으로 생각하는 반면, 실제로 초선에서의 데바 바디라는 섬세한 바디를 성취하는 것부터 모두 깨달음에 해당한다. 견성, 도(道), 깨달음, 자아실현, 영적 성취, 영적 해탈, 신성화, 승천, 초월, 아라한 성취, 신과의 합일 등과 같은 표현들도 모두 깨달음의 범주에 속한다. 진정한 깨달음이란 '다르마카야 혹은 초선의 데바 바디'라는 섬세한 몸의 성취부터 시작해서 점차적으로 더 높은 단계의 '삼보가카야, 니르마나카야'라는 순수한 깨달음의 바디들로 변형이 일어나는 모든 자연스러운 진화 현상을 포함하고 있다.

깨달음 바디와 의식의 변형 순서

몸과 마음은 몸이 곧 마음이고, 마음이 곧 몸이라는 서로 떼려야 뗄 수 없는 상호 관계에 있다. 그래서 깨달음의 성취는 마음이 아니라 몸에서 일어나는 변화들로 측정해야 한다. 몸의 변형이 먼저 일어나면서 그에 상응하는 마음이나 깨달음 의식의 진화도 함께 일어나게 된다. 수련과 정화를 통해 육체에는 트리카야(Trikaya)라는 순수하고 초월적인 '깨달음의 바디'들로 변형이 일어나고, 그에 상응하는 총 다섯 단계의 사마디(Samadhi, 삼매, 선정), 깨달음 의식들이 함께 따라오게 된다. 아래에 기술된 삼매의 단계에서 1번째 디야나를 이루었을 때 다르마카야를 얻게 된다. 그리고 2번째에서 5번째 디야나 성취로 가는 과정에서 점차적으로 삼보가카야와 니르마나카야를 얻게 된다. 특히 니르마나카야를 얻게 되었을 때, 수행자의 육체는 한곳에 있으면서 분신을 만들어 동시에 여러 곳에 자유자재로 보낼 수 있는 초능력이 완성되게 된다. 높은 경지에 오른 선사나 승려들, 인도의 요기, 구루들이 동시에 여러 장소에서 발견된 목격담이 전해지는 경우가 그러한 대표적인 예들이다. 모던 시대에는 라마나 마하리쉬와 님 카롤리 바바(Neem Karoli Baba)의 제자들이 보고한 예시들이 잘 알려져 있다. 요기의 자서전으로 유명한 파라마한사 요가난다도 자신이 직접 경험한 예들을 책에 자세하게 기술하고 있다. 파탄잘리 요가 수트라에서도 완전한 깨달음으로 가는 과정 중에 일어나는 몸과 의식의 변형에 대해 자세하게 기술하고 있다.

깨달음, 카르마 그리고 내면의 빛

이러한 마스터들에 의하면 완전한 니르바나를 얻기 위한 진정한 수행은 생명의 본질인 환희의식 수준에서 비로소 시작된다고 한다. 아쉬탕가 크리야 요가 수련은 우리가 최소한 환희의식(아난다, Adanda)에 도달할 수 있도록 의식의 진화를 효율적으로 촉진시키는 파워를 가지고 있다. 환희의식 상태에 수반되는 정신과 존재의 충만함은 물질적 영역인 지상(地上)세계와는 비교할 수도 없을 만큼 행복하다. 몸에서 느껴지는 감각도 훨씬 편안하고 즐겁다. 요가에서 자주 언급되는 '아트만에서 브라만으로 돌아가야 한다'라는 말의 의미는 원초적 본성(브라만)의 구성 성분에 가까운 높은 수준의 깨달음 바디들을 달성해야 함을 의미한다. 우주와 융합, 혹은 영원성과 하나가 된 니르바나 깨달음의 바디를 최종적으로 성취하는 것이 진정한 삶의 목적이기 때문이다.

요가의 사마디(Samadhi), 불교의 디야나(Dhyana, 삼매, 선정(禪定)) & 요가바디 코샤의 상응성(相應性)

사마디의 기본적 의미는 의식의 가장 근원적 영역에 있는 지극히 평화롭고 고요한 마음의 상태를 경험하는 것을 뜻한다. 사마디에서는 떠오르는 생각이나 상념이 마치 단단한 얼음이 녹듯이 사라지고 마음은 빈 '공(空)'의 상태로 남아 있게 된다. 의식은 활짝 깨어 있으면서 동시에 깊은 정적(靜寂)과 적멸(寂滅)의 마음, 자연스럽고 고요한 정신 집중 상태에 있게 된다.

불교철학에서는 깨달음의 마인드를 오온(五蘊)의 다섯 가지 감각 대상과 연결하여 단계적으로 얻게 되는 다섯 단계 디야나(Dhyana, 삼매)의 성취로 설명하고 있다. 각 단계의 디야나마다 상응하는 감각 대상으로부터 자유로워진 깨달음의 바디와 마인드를 얻게 된다. 파탄잘리의 요가 수트라에서도 마찬가지로 다섯 디야나에 상응하는 다섯 가지 사마디(Samadhi, 삼매) 의식 성취 상태를 기술하고 있다.

1) 비타르카 사마디(Vitarka Samadhi, 통찰의식 상태)- 1번째 디야나 (Dhyana, 초선(初禪)) 단계, '물질(색, 色)계에서 벗어난 기쁨의 상태'- 아나마야 코샤

 - 비타르카 사마디는 시공의 요소가 남아 있는 표면적 레벨에서 느끼는 고요함, 내적인 통찰력이 정화된 통찰 의식 상태이다.
 - 기쁨, 혹은 조이(Joy)가 1번째 디야나의 주요 특성이다.
 - 아나마야 코샤 혹은1번째 스칸다(색온)를 꽤 뚫었다. 쿤달리니 각성이 완성되고 데바 바디(Deva Body)를 얻게 되는 경지다. 이 단계에 달한 사람들은 데바들처럼 늘 밝고 명랑하며, 아주 행복하고 기쁜 상태에 있다.

2) 비차라 사마디(Vicara Samadhi, 현재의식 상태)- 2번째 디야나 (Dhyana, 이선(二禪)) 단계, '사마디에서 나온 기쁨의 상태'- 프라

깨달음, 카르마 그리고 내면의 빛

나마야 코샤

- 비차라 사마디는 시공의 요소가 남아 있지 않은, 보다 섬세한 레벨에서 느끼는 고요함, 의식이 과거 혹은 미래가 아닌 현재에 머무르는 현재의식 상태이다.
- 2번째 디야나는 1번째 디야나보다 더 안정되고 섬세한 기쁨을 느끼는 수준이다.
- 프라나마야 코샤 혹은 2번째 스칸다(수온)를 꽤 뚫었다. 몸과 마음에 흐르는 기氣 에너지가 1번째 디야나에서는 약간 흥분적인 데 비해, 2번째 디야나에서는 훨씬 고요하며 지속적이다.

3) 아난다 사마디(Ananda Samadhi, 환희의식 상태)- 3번째 디야나(Dhyana, 삼선(三禪)) 단계, '기쁨이 아닌 아주 환희로운 상태'- 마노마야 코샤

- 아난다 사마디는 마음에 대한 의식이 남아 있고 환희의 경험이 동반되는 고요함, 환희에 젖어 있는 환희의식 상태이다.
- 3번째 디야나에서는 앞에서 두 디야나의 주 특성이었던 기쁨, 조이가 자극적이고 거칠게 느껴질 정도로 아주 고요한 의식 상태이다.
- 마노마야 코샤 혹은 3번째 스칸다(상온)를 꽤 뚫었다. 명상을 하여 얻게 되는 마음의 기쁨이나 즐거움보다는, 집중적인 요가 크리야를 통해 더 섬세한 몸의 기(氣) 에너지를 계발하게

된다. 그리하여 고요함 자체인 마음과 섬세한 몸이 느끼는 환희 상태에 젖어 있다.

4) 아스미타 사마디(Asmita Samadhi, 순수존재의식 상태)- 4번째 디야나(Dhyana), 사선(四禪)) 단계, '어떤 생각도 없이 청명한 의식의 상태'- 비기야나마야 코샤

- 아스미타 사마디는 순수의식 자체로 있는 고요함, 개인 의식이 정화되어 있는 순수존재 의식 상태이다.
- 4번째 디야나는 모든 생각이 떠난, 혹은 생각이 전혀 없는, 아주 순수하고 청명한 마음 자체에 있는 상태이다.
- 비기야나마야 코샤 혹은 4번째 스칸다(행온)를 꽤 뚫었다. 마음이 공(空)을 이룬 상태, 완전히 비어 있기 때문에 다른 모든 중생들이 하는 몸과 마음의 복잡한 생각이나 콤플렉스들을 다 알 수 있게 된다.

5) 다르마 메가 사마디(Dharma Mega Samadhi, 카이발얌(Kaivalyam) 의식 상태)- 5번째 완벽한 깨달음, 니르바나(Nirvana) 단계- 아난다마야 코샤

- 구름 한 점 없는 청명한 진리, 완전한 깨달음을 얻었다. 아난다마야 코샤 혹은 5번째 스칸다(식온)를 꽤 뚫고 그 너머로 건너갔다.

깨달음, 카르마 그리고 내면의 빛

테라바다 전통에서의 다섯 레벨 아라한(Arhat) - '깨달음을 얻은 이'

오늘날 전 세계적으로 잘 알려진 명상 기법들, 비파사나와 사마타(Vipassana & Samatha), 마인드풀니스(Mindfulness Meditation) 명상 등의 원조라고 할 수 있는 테라바다(Theravada) 전통에서는 '깨달은 이'를 아라한(Arahan/Arhat)으로 칭한다. 테라바다 전통은 수행자 개인의 의식이 최고 수준에 달하는 것을 목표로 하기 때문에 4번째 단계의 사마디/디야나를 얻은 이를 칭하는 4번째 아라한까지 성취했을 때 최고의 경지에 도달한 아라한으로 여긴다. 그러나 마하야나(Mahayana) 전통에 따르면 4번째 아라한은 여전히 보디사트바(Bodhisattva, 보살) 수준에 해당하기 때문에 아직 5번째 단계의 완벽한 깨달음, 니르바나를 성취한 것은 아니다. 완전한 깨달음의 상태, 니르바나는 5번째의 위대한 황금 아라한으로 석가모니 부처가 도달한 여래(타타가타, Tathagata)의 단계에 해당한다:

1번째 아라한: 쉬로타파나(Srotapanna, 'Entering the Stream' 깨달음에 진입하는 단계)

2번째 아라한: 사카다가민(Sakadagamin, 'Returning Again' 깨달음에서 다시 나오는 단계)

3번째 아라한: 아나가민(Anagamin, 'Non-Returning' 깨달음에서 다시 추락하지 않는 단계)

4번째 아라한: 완전한 아라한(Full Arhatship, 'Great Awakening' 위대한 깨달음의 단계)

5번째 여래, 타타가타: 위대한 황금 아라한('Great Golden Arhat' 완전한 깨달음의 단계)

쉬로타파나(첫 번째 아라한)과 데바 바디

쿤달리니 각성이 완성되고 난 이후에 얻어지는 단계이다. 사토리(Satori) 혹은 선정(禪定)이라는 깨달음의 사마디(Samadhi, 삼매)를 처음 경험하게 되고, 늘 변하는 물질적 세상 너머에 있는 절대적 세상에 대한 깊은 이해와 자유로움을 느끼게 된다. 그로 인해 하트 차크라가 열리면서 평소에 몸과 마음을 '나'로 동일시하는 에고 의식의 한계성을 깨닫고 영원한 자유와 완벽한 깨달음의 상태, 니르바나를 향한 여정을 시작하게 된다.

서틀 바디를 정화하는 수련으로 데바 바디를 얻는 데 성공한 사람은 자신의 몸을 자율 의지로 언제든 들어가고 나오고 할 수 있게 된다. 이처럼 육체에서 마음대로 왔다 갔다 할 수 있는 천신(天神, 데바)을 쉬로타파나(Srotapanna)라고 하는데, 아라한 깨달음의 첫 단계에 해당한다. 불교에서는 초선(初禪)을 얻거나, 요가철학에서는 '비타르카(Vitarka) 사마디'를 성취한 수준에 해당한다. 명상과 크리야 수련, 캐릭터 다듬기, 메리트(공덕) 쌓기, 그리고 기·프라나 에너지 수양하기 등을 통해서만 이 단계의 성취가 이루어지기 때문에 '변형으로 새롭게 태어난 바디, 또는 데바 바디'라고도 한다. 힌두이즘 전통에서 몸에 흰 실을 두르고 있는 브라민 계급들을 '브라마챠리야- 두 번 태어난 이'라고 칭하는 것과 같은 의미이다. 그들에게는 출생이 첫 번째 탄생이고 스승 혹은 구루의 가르침을 통해 영적으로 다시 태어나는 것은 두 번째 출생에 해당하는데, 몸에 두르고 있는 흰 실은 그러한 이니시에이션(Initiation, 입문) 절차를 거친 이들을 나타내고 있다. 예수님께서도 "사람이 거듭나지 아니하면 천국을 볼 수 없다."라고 하셨는데, 이 뜻은 우리가 데바 바디를 성취해야 한다는 의미와 같다.

이러한 섬세한 데바 바디를 이용해 수련자는 파탄잘리가 기술하고 있는 여덟 가지 시디(Siddhi, 초능력) 파워를 얻게 된다(PYS 제3장 45절). 기·프라나로 구성된 섬세한 데바 바디는 모양과 형태를 더 크고, 더 작고, 더 가벼워지고, 더 무거워지게 할 수 있기 때문이다. 이 새로운 몸을 이용하여 그는 마른 나무를 녹색 나무로 바꾸고, 철도의 열차나 자동차를 멈추고, 마른 우물에 물을 채우는 등 물질적 세계에서 작은 기적들을 일으킬 수 있다. 여덟 가지 시디 파워 중에서 이쉬트바(Ishitva)는 '누군가에 대한 지배권을 가지는'이라는 뜻을 가지고 있다. 즉, 자신의 데바 바디를 다른 사람에게 투영하여 그들의 힘을 소유하고 자신이 원하는 대로 생각하거나 행동하게 만드는 것을 의미한다. 이것이 바로 천상의 데바들이 인간들을 돕기 위해, 데바 자신들의 몸 사이즈를 줄여서 누군가의 육체에 들어가 그의 두뇌에 저장된 기억을 읽는 법을 배우는 이유이기도 하다. 이것은 흔히 무속인들이 '신이 들렸다'고 말하는 상태와는 다르다. 무속인들은 체질적으로 음기(陰氣)에 예민한 몸을 가지고 있어 비록 육체는 죽었지만 어떤 이유로든 이승을 떠나지 못하고 있는 영(營)들이 침투하여 자신들이 원하는 대로 조정하고 있는 것이다. 그에 비해 천상에 있는 영적 존재들은 양기(揚氣)에 예민한 몸들에 끌리게 되는데, 특히 데바 바디를 성취한 사람을 가장 선호하며, 이들을 통해 세상에 유익한 일들을 하고자 한다.

그런데 영(營)이나 영적 존재들이 선하거나 악한 의도를 가졌는가 하는 이슈와는 별개로 이들은 모두 살아 있는 사람의 몸에 있는 기氣 에너지에 의존하고 있기 때문에 단기적으로는 어떤 이득을 줄 수 있으나, 장기적으로는 미디엄의 생명력이 쇠진되거나, 결국에는 수행자의 내공이 줄어들 수밖에 없는 여러 부정적인 폐해와 효과들을 낳게 된다. 그러므로 설령 데바 바디를 얻었더라도 더 높은 단계의 깨달음 바디를 성취하기 위한 수련을 계속해야 한다. 더 높은 단계의 깨달음 바디를 얻게 되면 낮은 단계의 영적 존재들에게 기를 빼앗기는 것을 컨트롤할 수 있기 때문이다.

사카다가민(두 번째 아라한)

아무리 선정의 경험을 얻었더라도 아직 땅이 완전히 굳지 않은 상태에선 언제든 다시 추락할 수 있다. 높은 히말라야산의 동굴이나 외진 곳에서 혼자 아무리 고난도의 명상이나 수행을 한들 깨달음을 완성시킬 수 없다. 이는 마치, 모래알로는 천 년 동안 불을 지펴도 밥이 되지 않는 것과 같은 이치이다. 이미 얻은 선정의 경험에 집착하지 않고 실제 세상에서 일상의 현실이나 사람들과 부닥치며 살아가는 과정을 통해 사마디의 경험을 점점 더 안정시켜 갈 수 있게 된다.

서틀 바디를 더 높은 순수한 단계로 수련하는 이는 사카다가민, 즉 두 번째 단계의 아라한이다. 불교에서는 이선(二禪) 또는 요가철학의 비차라 사마디를 성취한 단계에 해당한다. 천상의 영적 존재인 데바들은 천상에 태어날 때 이미 섬세한 데바 바디를 가지고 시작하지만, 육체로 시작하는 인간은 보통 죽을 때 육체의 껍질에서 분리되는 섬세한 바디를 살아 있는 동안에도 수련을 통해 먼저 독립적으로 계발해야 한다. 더 높은 수준의 서틀 바디는 사카다가민으로, 이미 데바 바디를 성취한 존재들이 자신의 서틀 바디에 더 이상 거친 물질이나 에너지가 남지 않도록 섬세한 기·프라나를 계속 더 정화시키는 단계이다. 데바는 초선을 성취한 수준이며, 이선(二禪)까지 성취하도록 기·프라나의 순수성을 닦으면 지상계에 다시 환생하는 것을 피할 수 있다.

일반적으로 지옥의 존재들이 죽으면 축생계에 태어난다. 그러나 천상의 존재인 데바가 죽으면 지상계에 인간으로 다시 태어난다. 이들은 살아 있는 동안 더 높은 선정(禪定)을 성취함으로써 더 이상 환생을 피할 수 있기 위해 열심히 노력하게 된다. 영적 배움이나 수련을 계속할 수 있는 가족 환경에 태어나거나 또는 영적 스승을 찾아서 순수한 기를 닦는 이들이 그러한 존재들이다. 이들이 하는 수련의 주요 두 테크닉은 몸의 다양한 부위에 기·프라나를 회전하는 쿤달리니 요가, 그리고 온몸에 행복하고 즐거운 감정과 기를 자극하는 동시에 정액을 잃지 않을 수 있는 성수련(性修練) 요가이다. 이러한 수련들을 한 사람은 비록 완전한 깨달음까지 얻지 못하더라도 어느 수준까지 기를 정화했기 때문에 수련을 하지 않은 사람보다 훨씬 앞서 있다. 그래서 설령 죽어서 천상의 데바로 다시 태어난다 하더라도 천국에서 더 편안한 시간을 보낼 수 있게 된다.

불교에서 초선과 이선은 같은 서틀 바디를 가지고 있다. 단지 기·프라나 수준이 더 섬세한가 아닌가 하는 차이가 있다. 초선 혹은 쉬로타파나 아라한을 달성한 사람은, 그가 죽을 때 좀 더 비순수한 기·프라나의 서틀 바디를 가진 데바로 천상에 태어나게 된다. 그러나 기·프라나의 순수성을 더 높은 수준(이선(二禪) 혹은 사카다가민 아라한의 경지)으로 닦지 않으면, 언젠가 천상의 삶이 끝나는 대로 지상계에 인간으로 다시 태어나게 될 것이다. 그러므로 초선과 이선, 즉 쉬로타파나와 사카다가민 아라한의 차이는 이들이 성취한 데바 바디의 기·프라나가 더 순수한가 아닌가 하는 점에 있다. 수련을 이어 가기 위해서는 육체적 바디가 필요하다. 그래서 초선을 성취

깨달음, 카르마 그리고 내면의 빛

한 천상의 데바들은 자신의 기를 더 높은 수준으로 닦기 위해 지상의 영적 수행자들의 신체에 들어가서 그들의 수련 진화에 도움을 줌으로써 동시에 데바 자신의 몸도 정화될 수 있도록 한다. 데바들이 종교적 기도나 예배, 기공, 쿤달리니 요가, 혹은 특정한 유형의 무술 등을 통해 인간들이 자신의 기를 수련하는 동안 항상 도움을 주고 있는 이유이다. 그리하면 인간도 데바도 동시에 이득을 얻을 수 있기 때문이다. 마찬가지로 인간 수행자가 깨달음의 데바바디를 성취한 후에도 계속 수련을 해야 하는 이유는, 데바들의 도움을 최대한 받아야 생전에 더 섬세한 깨달음의 바디로 진화를 가속화시킬 수 있기 때문이다.

아나가민(세 번째 아라한)

사마디의 경험과 함께 실질적 삶의 깊은 지혜가 쌓여 감에 따라 어떤 클레샤(Klesha, '장애물 혹은 마음의 활동들')들도 하트를 더 이상 흔들 수 없는 선정과 환희의식의 상태에 머물고 있다. 파탄잘리가 기술하고 있는 다섯 가지 클레샤들, 즉 본성을 가리고 있는 다섯 가지 고통의 원인들로부터 완전히 자유롭다.

코잘 바디를 수련하는 이는 아나가민, 즉 세 번째 단계의 아라한이다. 불교의 삼선(三禪) 또는 요가철학의 아난다 사마디를 성취한 단계에 해당한다. 두 번째 아라한이 가진 기·프라나 수준보다 훨씬 더 높은 에너지로 이루어진 데바 바디이다. 이 새로운 몸을 이용해 그는 눈먼 사람의 시력을 주고, 불구자의 팔다리를 회복시키며, 때로는 죽은 생명(인간이 아닌 하등 생물에 한함)을 살리는 등의 위대한 기적을 행할 수 있게 된다. 높은 의식 수준을 가진 선종대사들이나 예수님, 혹은 인도의 구루 등이 행한 기적들이 그러한 예이다. 아나가민 아라한은 정토라고 불리는 초월적 영역의 다양한 차원과 세상들을 자유자재로 경험할 수 있게 된다.

완전한 아라한(네 번째 아라한)

기쁨, 환희, 자유로움, 삼매 등에 대한 아주 희미한 생각이나 집착마저도 완전히 떠나 버린, 어떤 미미한 클레샤의 흔적조차도 사라져버린 완전한 평정의 상태, 순수한 존재의식만 있는 보디사트바(Bodhisattva, 보살)의 수준이다.

슈퍼코잘 바디를 수련하는 이는 완전한 아라한(Full Arahan/Arhat), 즉 네 번째 단계의 아라한이다. 불교의 '붓다(Buddha), 나머지가 있는 열반', 혹은 사선(四禪), 요가철학의 아스미타 사마디를 성취한 단계에 해당한다. 이 수준에서는 죽은 자를 살리고 심지어 새로운 생명을 창조할 수도 있다. 그리고 여러 니르마나카야 바디들을 만들어 내어 동시에 여러 장소와 영역에서 활동할 수가 있고, 심지어 그중 하나를 어떤 이의 자궁에 보내어 인간 세계에 다시 태어날 수도 있다. 이렇게 환생한 니르마나카야는 일반적으로 매우 어린 나이에도 데바 바디를 달성하게 된다. 왜냐하면 아라한의 니르마나

카야를 받은 아버지 혹은 어머니는 항상 자신들의 기를 수련하기 위해 노력하고 있었고, 탯줄로 연결된 아기는 태어나기 전부터 그러한 기들을 그대로 받고 있었기 때문이다. 태중에서부터 수련을 한 세상의 많은 위인들에 대한 스토리가 그러한 예들을 잘 대변하고 있다. 육조대사 혜능은 땔나무를 장터에 팔아서 가족의 생계를 유지하던 가난하고 글을 배운 적도 없는 일자무식이었다. 그런데 우연히 한 손님이 금강경을 읽고 있는 것을 한 번 듣고는 바로 마음이 밝아지고 깨달음을 얻게 되었다. 라마나 마하리쉬도 17세에 강렬한 죽음의 체험을 통해 홀연히 깨우침을 얻게 되었다. 이들은 모두 별다른 트레이닝이나 삶의 경험도 없이 다양한 영역에서 바로 높은 지식이나 지위를 갖추게 되는 예들에 속한다.

위대한 황금 아라한(다섯 번째 아라한)

석가모니 부처가 성취한, 아라한 너머에 있는 여래(타타가타, Tathagata)의 수준이다.

내재체(內在體)를 수련하는 이는 위대한 황금아라한(Great Golden Arhan), 즉 다섯 번째 단계의 아라한이다. 이 수준은 불교의 '더 이상 배움이 없는 단계, 나머지가 없는 열반', 혹은 요가철학의 다르마메가 사마디를 성취한 단계에 해당한다. 원래의 자성에 가까운 최고의 바디 성취로써, 완전한 자아실현, 완전한 깨달음, 최종적 자유, 목샤, 니르바나 수준이다.

아라한, 보살 그리고 붓다의 차이

불교 전통에 따르면 깨달음을 얻은 이들을 세 유형으로 칭하고 있다. 테라바다(Theravada) 전통의 아라한 그리고 마하야나(Mahayana) 전통의 보살과 붓다(Buddha)이다.

아라한(Arahan/Arhat)

이들은 한 개 혹은 그 이상의 깨달음 바디들을 성취한 뒤, 이들을 이용해 자신의 목샤(해탈)와 개인적 관심이나 이득을 추구하며 세상을 살아가는 사람들을 의미한다. 모던 용어로 표현하자면 '알파(Alpha)형'보다는 '시그마(Sigma)형' 사람이다. 알파형은 대체로 그룹에 소속되어 그룹을 이끄는 리더형이지만, 시그마형은 독립심이 강하고 꼭 다른 사람과 협력하지 않고도 자기 일을 해내는 자립심도 강하다. 아라한은 '우리'의 복지나 웰빙보다는 '나'의 욕망과 목표에 더 중점을 두기 때문에 그가 택하는 삶의 방식은 남을 섬기는 일보다는 자신의 성향과 이익을 따르게 된다. 아라한은 데바 바디와 더 섬세한 서틀 바디들을 성취한 뒤에 주로 그 안에 머물게 된다. 낮은 에너지 수준인 몸을 이용해 살아가는 데 필요한 기본적인 책임이나 일들은 행하지만, 그의 의식은 대부분 서틀 바디 내에 머물면서 더 높은 수준의 깨달음 바디들을 얻기 위한 수행을 계속 이어 간다. 아라한은 돈이나 권력 등 낮은 영역의 감각적 매력이나 즐거움에 끌리지 않는다. 그의 진정한 바디는 높은 영역에서 머물고 있기 때문이

깨달음, 카르마 그리고 내면의 빛

다. 그가 성취한 높은 영역에서 내려다보면 각각의 낮은 영역들은 마치 오물이나 쓰레기와 같다. 아라한에게 가장 낮은 존재의 영역은 바로 자신의 육체이기 때문에 항상 높은 의식의 존재 상태에 중심을 두고 있는 그에게 육체란 언제든 쉽게 벗어버릴 수 있는 부속물에 불과하다. 그래서 예수님이 십자가에 못 박혀 억울한 고초를 겪으며 몸은 파괴되었지만, 그가 성취한 더 높은 깨달음 바디의 건강이나 웰빙에는 전혀 영향을 받지 않았던 이유이기도 하다. 아라한들은 세상과 사람들의 쓸데없는 관심으로 자신의 수행에 방해받는 것을 피하기 위해 아주 괴팍하고 고약한 성질을 부리거나, 거친 언행이나 만행 등을 일삼는 괴짜의 캐릭터를 전시할 수도 있다. 혹은 깊은 산중에 들어가 세상과의 인연을 끊고 사는 선택을 할 수도 있다. 아라한은 깨달음을 성취한 뒤에 특별히 다른 사람에 대한 관심이나 헌신함이 없이 자신의 이익과 성향을 따른다. 그래서 자신의 길을 가는 시그마형의 사람에 비유할 수 있다.

보살(보디사트바, Bodhisattvas)

이들은 하나 혹은 그 이상의 깨달음 바디들을 성취한 뒤에 다양한 방법으로 다른 사람들을 돕기 위해 많은 시간을 보내기로 선택한 아라한이다. 이들은 삶이 고통이라는 것을 인식하고, 사람들은 고통의 필연성에 대처하기 위해 웰빙과 윤리적 즐거움, 삶의 의미와 충족을 추구하고, 자신의 가족과 세상의 더 나은 미래를 위해 애를 쓴다는 것을 잘 이해하고 있다. 그래서 다양한 방법으로 그들을 돕고자 한다. 사람들이 필요로 하는 것들(부, 질병, 배고픔, 커리어, 돈, 결혼, 자녀들, 정의, 전쟁 등)을 해결해 주기 위해 눈에 보이거나 보이지 않는 방법으로 사람들의 삶에 개입하면서 인류를 돕고 있다. 개인, 가족, 사회 및 환경 조건을 개선하는 데 도움을 준다. 이들은 자신의 삶과 노력을 통해 어떤 방식으로든 세상을 더 낫고 풍요롭게 해야 한다고 믿으며, 그러한 목표를 향한 '개인'적인 노력과 헌신을 통해 '세상'을 구하기 위해 개입한다. 천 개의 팔과 귀로 모든 중생의 괴로움을 덜어 주기로 맹세한 관음보살님, 지옥에 빠진 중생들 모두를 구하기로 맹세한 지장보살님의 서원 등이 그에 해당하는 좋은 예이다. 이들 외에도 세상에는 숨은 곳에서 드러나지 않게 선행과 보살행을 행하는 사람들이 무수히 많다. 보살은 사람들을 버리지 않고 모든 종류의 자비로운 활동에 참여한다. 이들은 항상 다양한 기술이나 능력(예를 들어, 요가, 무술, 댄스, 스포츠, 요리, 외교, 상담, 동물훈련, 예술이나 문학 등)을 사용하거나, 혹은, 법이나 지식(예를 들어, 의술, 점성술, 비즈니스, 농업, 경제, 경영 등)들을 숙달하여 사람들과 세상을 돕는 훌륭한 행위로 가득 찬 삶을 살아간다. 이들이 가진 가장 깊고 진정한 열망은 세상을 더 나은 곳으로 만들고자 하는 것이다. 깨달음 이후에 자발적으로 행하는 행위이기 때문에 언제든 프로젝트를 멈추고 떠날 수도 있지만 세상에 남아서 고귀한 목표를 달성하기 위한 노력을 계속 이어 간다. 깨달음 이후에 행하는 카르마 요가인 것이다. 카르마 요가의 목표는 개인의 노력을 통해 다른 사람들 삶의 질을 향상시키고 사회에 빛을 가져오려는 것이다. 보살은 일반적

　　　　　　　　　　　　깨달음, 카르마 그리고 내면의 빛

으로 사회의 고통, 혼란, 결핍, 불의를 줄이는 대신에 인류에게 평화, 번영, 보호, 행복 및 기타 긍정적인 해결책을 가져오는 것을 목표로 카르마를 행한다.

가장 섬세한 깨달음의 바디(내재체, 內在體)를 성취하였음에도 불구하고 이들은 본질적으로 '개인의 진화를 위해 더 이상 할 일이 없음'을 의미하는 '더 이상 배움이 없음'의 완성 단계에 있다고 느끼지 않는다. 그래서 더 많은 노력이 필요하다고 여기며, 자신이 하는 모든 활동에서 원칙에 따라 현명하게 진행하는 방법, 즉 원하는 결과를 얻기 위해 필요한 지혜와 효율성, 친절함과 연민, 정의, 공정 등으로 행위하는 노력들을 이어 가고 있다.

붓다(Buddhas, 부처)

붓다는 보살의 본원을 토대로 더 멀리 나아가는 사람이다. 더 높은 단계의 깨달음 바디를 성취하고, 그 몸이 제공하는 많은 힘과 파워를 앞으로 살아있는 동안 어떻게 활용할지, 삶에 의미를 부여할 수 있기 위해선 무엇을 할 수 있을지 생각하기 시작한다. 보살처럼 그는 매우 장기적인 목표, 계획, 또는 임무를 달성하기 위한 자비로운 서원을 스스로에게 언약하고 받아들인다. 이로써 붓다는 자신이 내린 결정과 서원에 대한 헌신을 통해 자신의 정체성을 만든다. 여러 분야의 노력이나 활동에 전념하고 그 분야 내에서 도움을 주기 위한 전문인이 된다. 선을 강조하고, 사람들을 보호하고, 사람들의 문제와 고통을 줄이기 위한 사심 없는 봉사의 서원에 철저하게 헌신한다. 영원히 자비로운 활동과 노력을 기울이고 그러한 목표를 달성하기 위해 다른 사람들과 그룹으로 일을 한다. 서원을 통해 그들은 자신보다 더 큰 이익을 위해 헌신하기 때문에 에고 중심의 성향을 잃게 된다. 자신이 한 맹세로 삶의 행복과 의미를 만들어 낸다. 다른 사람과 인류에 대한 봉사라는 매우 깊고 영구적인 책임을 자발적으로 맡음으로써 그들의 삶은 더 큰 의미와 중요성을 얻게 된다. 이들은 자신이 언약한 목표, 포부, 또는 임무가 무엇이든 자신을 바쳐 헌신(박티 수행)하고, 이를 달성하기 위해 기꺼이 고통의 대가를 지불할 수 있다. 이러한 프로젝트들에 희생함으로써 자신의 정체성을 유지하게 된다. 어디서나 뿌리와 가지가 자라는 강한 나무처럼 그들은 자신의 영향력을 전파하기 위해 기업체에 영구적으로 존재하며, 깊은 목적의식을 가지고 모든 인류를 위한 평화, 번영 및 방향을 수립하기 위해 노력한다. 이들은 사회의 고통을 해소하기 위해 밀크 대양을 휘젓는 거사의 쉬바신처럼 독을 삼키고, 예수님과 미륵보살님처럼 갖은 모욕과 박해를 기꺼이 감수하는 등 다른 존재들의 고통을 자발적으로 떠맡는다. 독벌레를 잡아먹고도 찬란한 깃털을 펼치는 공작처럼, 그들은 세상의 고난을 떠맡고 그 자리에 아름다움과 평화를 만들어 낸다. 아라한은 자신의 일과 즐거움으로 바쁘게 지내지만, 붓다는 사람들은 돕는 고귀한 활동을 통해 다른 사람들의 웰빙과 행복을 향상시키는 데 헌신한다.

3.
밀크 대양을 휘젓는 거사와 쿤달리니 각성

"내 하트가 가진 의미를 깨달았다. 신의 사랑을 느끼고 그와 하나 임을 아는 것이 삶이라는 것이다. …… 이 마법이 바로 내가 알고 있거나 찾고 있는 모든 진리이다."

- 쉬리 아유로빈도(Sri Aurobindo)

신(神)이 부르는 깨달음의 노래,
바가바드 기타(Bhagavad Gita)

아주 오래전… 명상에 처음 입문한 지 얼마 지나지 않았을 때였다. 명상센터의 선배로부터 한 권의 두꺼운 책을 선물받았다. 바가바드 기타의 1장에서 6장까지 해석한 내용을 손 글씨로 베껴 복사해서 하드커버로 엮은 책이었다. 당시만 해도 바가바드 기타가 뭔지 잘 몰랐지만, 왠지 책이 전달하고 있는 무게가 심상치 않음을 느꼈다. 책을 여니, 첫 구절이 이렇게 시작되고 있었다.

"Dharmaksetre kuruksetre…
다르마 크세트레 쿠루크세트레…"

"쿠루의 언덕, 다르마의 언덕 위에…"

이 구절을 읽는 순간, 온몸을 타고 흐르는 전율이 느껴졌었다.

"다르마(정의로움) 크세트레(필드, 언덕)…"

다르마라는 단어를 처음으로 알게 되었다. 크세트레는 '삶의 현상이 펼쳐지는 필드, 즉, 우리 삶의 실제 현장'을 의미한다고 했다. 이 두 단어가 왜 그처럼 충격적으로 와닿았는지 모르지만, 영혼에 깊은 울림을 남기게 되었다. 그리고, 이후 '다르마'를 깨닫기 위한 삶의 긴 여정을 시작하는 분명한 전환점이 되었다.

깨달음을 뜻하는 단어 '목샤'(Moksha)는 힌두이즘의 궁극적인 목표로서, 고통스러운 인간 삶의 원인인 끝없는 윤회의 고리를 잘라내고 마침내 영원히 자유로워지는 것을 의미한다. 힌두이즘에서 핵

깨달음, 카르마 그리고 내면의 빛

심적인 경전인 바가바드 기타는 현상계의 무지와 생로병사의 고통 근원에 있는 범(凡)우주적인 진리를 깨닫고, 영원한 니르바나(깨달음)를 얻을 수 있도록 우리 삶의 전 영역에 걸쳐 실질적인 지혜들로 가이드를 하고 있는 요가와 깨달음의 지침서이다. 고대 인도에서 일어난 전쟁 속에서 '크리슈나'라는 힌두신이 기타의 주인공 아르쥬나에게 시를 낭송하듯 요가철학 관점에서 삶의 지침을 설교하는 내용을 담고 있다. 바가바드 기타(Bhagavad Gita)는 '신의 노래'라는 뜻으로, 마치 기독교의 성경이나 도교의 도덕경처럼 중요한 비중을 차지하고 있는 힌두 경전이다. 마하트마 간디가 스승으로 여겼고, 에머슨(Emerson)이나 또레우(Thoreau) 같은 미국성인들이 최대의 찬사를 아끼지 않던 유명한 성전이기도 하다. 총 18장으로 구성되어 있는 기타는 '쿠루'라는 전쟁터에서 싸움이 막 일어나기 전에 시작된다. 아르쥬나의 마차꾼으로 나오는 신의 화신 크리슈냐(Krishna)는 아르쥬나가 전투원들 수준을 파악할 수 있도록 마차를 이끌고 나가 두 군대 사이에 세우게 된다. 하지만 막상 눈앞에 있는 적들, 수많은 용감무쌍한 전투원들이 사실은 모두 자신의 가족, 형제, 사촌, 친지들인 걸 깨닫고 아르쥬나는 코앞에 닥친 그들의 죽음 앞에 두려움에 쌓여 떨게 된다. 그래서 무기를 던져 버린 채 싸울 것을 거부한다. 이러한 아르쥬나의 행동이 크리슈나가 생명과 불멸, 의무, 초연, 자아, 사랑, 영성 그리고 간파할 수 없는 진리의 깊이 등을 깨달을 수 있도록 가르침을 시작하는 큐가 된다.

바가바드 기타 18장(章) 중에서 특히 제2장은 가장 길면서도 핵심적인 내용을 담고 있다. 거기에 아르쥬나가 크리슈나에게 '깨달음의 지혜'를 얻은 사람은 어떻게 알아볼 수 있는지 하는 질문이 있다.

"지혜를 획득하여 이미 안정된 사람들을 당신은 어떻게 아실 수 있는지요, 크리슈나?

그러한 지혜를 가진 사람들은 어떤 식으로 말을 합니까? 어떤 식으로 앉고, 어떤 식으로 서고, 어떤 식으로 걷습니까?" (B.G 제2장 54절)

아르쥬나의 질문을 살펴보면, 어떤 외부적인 징후를 깨달음의 랜드마크로 찾으려 함을 알 수 있다. 마찬가지로 많은 사람들이 '깨달음'을 어떤 외부적인 징후 혹은 성취와 동일시하는 경향이 있다. 그런데 이후에 이어지는 크리슈나의 답들은 모두 내부적인 성취에 관한 내용들로 이어지고 있다. 즉, 깨닫지 못한 이와 깨달은 이의 차이는 겉모습이 아니라 내면세계 모습의 다름인 것이다. 깨달은 어느 한 선사도 말했듯이 "기적 같은 파워, 경이로운 행위! 나무를 쪼개고, 물을 나르고…" 가장 심오하고 높은 영적 진리와 지혜는 높은 히말라야산이나 깊은 동굴 속에 있는 것이 아니라 지금 여기에서 나무를 쪼개고, 물을 나르며 평범한 일상을 살아가는 데 있다는 의미이다. 깨닫기 전에도 그리하였고, 깨달은 이후에도 선사는 여전히 불을 때기 위해 나무를 쪼개고, 밥을 짓기 위해 우물에서 물을 퍼서 물을 날라야 했다. 평정심으로 일상을 사는 자체가 바로 기적

깨달음, 카르마 그리고 내면의 빛

이고, 경이로운 깨달음의 행위인 것이다. 어떤 이가 깨달았다고 해서 그의 인생이 기적처럼 이전과 전혀 다르게 바뀌는 것이 아니다. 여전히 같은 몸과 마음, 감정을 가지고 있고, 계속 살아야 하는 일상적 삶이 있다. 여전히 일을 잘못하면 직장에서 해고될 수도 있고, 친한 친구에게 갑자기 배신이나 사기를 당하는 황당한 경험을 하거나, 혹은 연애의 실패나 이혼으로 상처 입을 수도 있고, 부주의로 사고를 당해 치명적인 상해를 입거나, 몸이 아파 장기간 일을 못 해 당장 집세와 끼니를 걱정해야 하는 어려움 등에 시달릴 수도 있다. 이러한 경험들은 누구나 살다 보면 언제든 겪을 수 있는 삶의 굴곡들이기 때문이다. 그럼에도 불구하고 불가피한 삶의 현상들에 대해 어떻게 반응하거나 대처하는가에 따라, 깨달은 이와 그렇지 못한 이의 모습이 내외부적으로 다르게 나타나게 된다.

"어떤 사람이 어느 불행 앞에서도 심경이 변하지 않으며, 쾌락에 대한 욕구도 사라졌으며, 욕심이나 두려움, 분노로부터 자유로우며, 어떤 것에 대해서도 집착하지 않으며, 아무리 좋은 일이 있거나 나쁜 일이 있어도 슬퍼하거나 기뻐하지 않을 수 있다면 그 사람을 확고한 지혜를 가진 자라고 말한다.

마치 자라가 팔다리를 껍질 안으로 거두는 것처럼 대상으로 일어나는 모든 감각을 내면으로 거두고 있는 사람, 그 사람을 확고한 지혜를 가진 자라고 말한다." (B.G 제2장 56-58절)

그러므로 깨달은 이와 그렇지 못한 이들의 차이는 먼저 본인만이 알 수 있는 내면의 징후들로 생겨나게 되고, 그런 다음 서서히 다른 사람들도 알아볼 수 있는 외부적인 변형들로 이어진다. 이러한 과정은 앞 장에서 기술한 다섯 단계로 분류되는 깨달음의 상태들을 거쳐 마침내 완전한 깨달음, 니르바나를 완성할 수 있게 된다. 어떤 종교철학적 가르침이나 영성의 길을 걷든지 상관없이, 누구나 의식의 단계적인 진화와 깨달음을 향한 여정을 시작하게 되면 공통적으로 몸과 마음, 영혼이 크리야(Kriya, 정화)되는 과정, 그리고 그에 따른 육체적, 정신적, 영적인 효과들을 경험하게 된다. 이러한 크리야 과정을 지날 때 제일 먼저 통과해야 하는 문이 쿤달리니 에너지의 각성이다.

깨달음으로 가는 전조(前兆) 단계
- 쿤달리니 에너지의 각성

최근 들어서 요가에 대한 관심이 늘어나면서 '쿤달리니'라는 말도 자주 들을 수 있는 일상적 표현이 되었다. 신비롭고 미스터리한 영적 에너지 쿤달리니, 혹은 쿤달리니 각성을 둘러싼 많은 잘못된 정보나 오해도 그만큼 흔하게 되었다. 그런데 쿤달리니 각성 과정에서 경험하였다는 여러 버전의 스토리 중에는 주로 경각심을 일으키거나 부정적인 사례들이 더 자주 보고되고 있는 것도 사실이다. 각양

깨달음, 카르마 그리고 내면의 빛

각색의 황당한 경험담들이 어떠한 필터링이나 사실 관계 여부의 확인도 없이 유튜브 등을 통해 많이 나돌고 있는 현실은 진정한 쿤달리니 각성에 대한 정확한 정보가 부족한 때문이기도 하다. 많은 사람들이 쿤달리니 각성의 징후들로 알고 있는 현상들은 사실상, 진정한 쿤달리니 각성이 일어나기 이전에 생기는 전조 현상들인 경우가 대부분이다.

쿤달리니(Kundalini)는 '칭칭 감긴, 또아리를 틀고 있는'이라는 뜻으로, 우리 몸 안에 있는 신성한 여성적 파워, 샥티(Shakti) 에너지가 척추 기저에서 마치 동면(冬眠)하는 뱀처럼 또아리를 틀고 잠들어 있는 모습을 상징한다. 쿤달리니는 '최상의 파워'로 불리기도 하는데, 거대한 창조성의 파워가 담긴 근원적인 저수지로 비유하기도 한다. 다양한 방식의 크리야 수행을 통해 샥티가 깨어나게 될 때, 척추를 통해 흐르고 있는 차크라 에너지 포인트들을 단계적으로 열고 올라가 맨 위에 있는 신성한 남성적 파워, 쉬바(Shiva) 에너지와 합일을 이루게 된다. 그리고 쿤달리니가 깨어나서 상향하는 과정 동안 '쿤달리니 각성의 징후들'이라고 불리는 여러 가지 육체적, 비육체적 징후들을 경험하게 된다. 일련의 '깨어나는' 과정들을 거쳐서 마침내 샥티와 쉬바 에너지의 합일, 깨달음을 향한 내면의 각성이 완성될 수 있게 되면, 그다음에는 운명(運命)의 종착지인 세상에서의 깨달음, 외면의 각성과 성취를 완성하기 위한 역(易)방향의 쿤달리니 여정이 일어나게 된다. 즉, 내면의 깨달음을 현실 생활에 접목시키고 살면서 외면의 깨달음을 완성할 수 있어야 한다. 그래서 '카르마의 세탁'이라는 정화 과정은 영성 진화의 법칙에 의해 반드시 거쳐야만 하는 통과 의례인 것이다. 쿤달리니 각성에 따른 경험들을 어떤 부정적이고 감정적이며, 행여 위험한 충동성으로 자기 컨트롤 능력을 완전히 잃어버리게 되는 현상으로 오해하는 이들이 많다. 하지만 실제로는 몸과 마음은 아주 편안하고 자연스러워지며, 의식은 지극히 평화로운 환희의 에너지 속에 온전히 내맡겨지는 듯한 니르바나, 깨달음의 풍요로운 느낌들로 자동적으로 채워지는 것이 진정한 쿤달리니 각성의 징후들이다.

쿤달리니와 뱀들의 왕 나가(Naga)의 탄생 신화

힌두 신화에 따르면 쿤달리니는 신(神)에 버금가는 신성한 존재로 '나가(Naga), 혹은 사르파(Sarpa)'라는 이름으로도 불리고 있다. 뱀들의 왕으로 알려진 나가는 뱀들 중 최고의 힘, 초자연적인 힘을 가진 우두머리, 드래곤(용)이다. 창조주(創造主) 브라마의 창조세계가 낮에 해당하는 유가(Yugas)의 사이클을 끝내고, 브라마의 긴 밤의 시간에 해당하는 유가(Yugas)에 들어갈 때, 유지주(有旨主) 비슈누도 긴 휴식에 들어가게 된다. 그렇게 긴 잠을 자고 있는 비슈누 신(神)에게 그늘을 드리우며 보호해 주는 카노피 역할을 하는 천 개 머리의 신성한 뱀이 바로 사르파(Sarpa)이다. 그래서 나가를 사르파라고 칭할 때는 우리 몸 안에 있는 쿤달리니(Kundalini)를 의미한다. 높은 수준의 영적 에너지는 뱀처럼 몸을 감고 우리 신체의 엉치뼈 내에 잠들어 있다는 뜻이다. 뱀의 에너지 쿤달리니 힘은 삶의 깊이 자체를 상징하고 있다. 하지만 뱀이 상징하듯이 잘못 건드리게 되면 한 번만 물려도 생명을 잃을 수도 있는 독이 있다. 마치 에텐동산의 이브를 유혹했던 뱀과 비슷하게 위험한 힘도 동시에 가지고 있다. 그런데 뱀의 독을 잘 이용하면 아주 훌륭한 약이 될 수도 있다. 순수하지 못한 잠재성과 대단한 정화의 잠재성도 같이 가지고 있는 것이다.

이러한 뱀들의 왕, 나가가 태어난 배경에 대한 힌두 신화가 있다. 쿤달리니가 가진 잠재성과 파워를 잘 이해하고 파악하는 데 도움이 될 수 있는 스토리이다.

"삽타 리쉬(7명의 리쉬)들은 모든 유가들을 통해서 등장하는 리쉬들로서, 베다스들을 지키는 수호자 역할을 하는 베다문명의 주요 인물들이다. 삽타 리쉬들 중의 한 명, 리쉬 카쉬야파(Kasyapa)는 창조물들의 유전자들을 만들어 내는 우주의 바이오 엔지니어와 같은 역할을 담당하고 있는 리쉬이다. 리쉬 카쉬야파는 총 13명의 자매들과 결혼을 하였으며, 각 아내와의 사이에서 다양한 부류의 자손들, 신들에서 곤충들까지, 많은 후손들을 낳았다.

이러한 13명 중의 한 아내, 카드루(Kadru)가 있었다. 그녀는 남편인 카시야파에게 아주 많은 아이들을 낳게 해 줄 것을 요청하여 승낙을 받았다. 그리하여 카드루는 1,000개의 알들을 재빠르게 낳아서 다양한 종류의 많은 뱀들을 빠른 시간 내에 까게 되었다. 그중 가장 최고의 파워를 가진 뱀이 나가였다.

그런데 한편, 카드루의 여동생이었던 비나타(Vinata)는 양(量)이 중요했던 언니와는 달리, 질(質)을 더 중요시했다. 그래서 카시야파에게 비록 적은 숫자라도 파워풀한 아이들을 가질 수 있도록 요청했다. 그리하여 비나타는 단 2개의 알만 낳았으며, 이 둘을 까는 데도 아주 오랜 시간이 걸렸다. 그중 한 아들은 아루나(Aruna)로서, 나중에 태양의 마차를 끄는 마차꾼이 되었다. 태양이 뜨기 전 새벽이나, 질 때의 석양빛을 내는 이가 아루나이다. 아루나는 허리 아래로 다리가 없는 뱀의 꼬리 형상을 하고 있는데, 어머니 비나타의 조급함으로 그런 모습을 가지게 되었다. 아루나가 아직 알 속에서 있으면서 완전한 몸의 형체가 성립되기 전이었다. 그런데 알을 까고 나오는 데 워낙 오랜 시간이 걸리다 보니 도대체 무슨 연유인지 궁금해진 비나타가 알에다 살짝 구멍을 내서 안을 들여다보는 바람에, 그렇게 덜 완성된 모습으로 일찍 태어나게 되었던 것이다. 다리가 없다 보니 걸을 수가 없어, 태양의 마차에 앉아 마차를 끄는 마차꾼이 되었다. 그래서 아루나는 태양의 뜨거운 빛으로부터 세상을 가려 주는 역할을 담당하고 있다.

다른 한 아들은 가루다(Garuda)이다. 가루다는 독수리들의 왕으로서, 자이언트 몸 사이즈를 가지고 있다. 그는 나중에 비슈누 신이 타고 날아다니는 운송 수단이 되었다.

그러자 언니 카드루는 남편이 동생에게 이처럼 특별한 파워를 가진 두 아들을 내려 준 것에 대해 강한 질투심을 느끼게 되었다. 그래서 동생 비나타의 계획을 망칠 음모를 꾸미게 되었다. 카드루는 비나타에게 내기를 걸었다. 밀크 대양을 휘젓는 거사를 통해서 암리타 넥타가 나오기 이전에 많은 귀한 보물들이 먼저 나왔는데, 그중의 하나는 디바인 백마였다. 백마니까 꼬리를 포함한 몸 전체가 흰색일 것이 당연하다고 비나타는 생각하고 있었다. 그런데, 카드루는 아니라고 우겼다. "밀크 대양을 휘젓는 거사에서 나오는 디바인 백마의 꼬리가 흰색이 아닐 게 분명해! 만약 내 말이 맞으면 너와 네 아이들이 내 노예가 되어야 해. 만약 네 말이 맞으면 나와 내 아이들이 네 노예가 될 거야!"라고 장담했다. 그러는 사이에 카드루는 속임수를 써서 그녀의 뱀 아이들에게 백마의 꼬리 털을 검은색의 뱀독으로 몰래 칠하도록 명령을 내렸다. 그런데 카드루의 뱀 아이들 중에 두 마리는 도덕적·양심적 이유로 어머니의 명을 받들 것을 거부했다. 그 두 마리는 특별한 뱀 혈통인 나가와 사르파가 되었다. 나머지 998마리의 뱀들은 어머니 카드루의 명을 받들어 백마의 꼬리 털을 검은색으로 몰래 섞었다. 그리하여, 아무것도 모르던 순진한 비나타는 내기에서 지게 되어 카드루의 노예가 되었다.

한편으로 비나파의 아들 가루다는 자신이 태어나자마자 노예 신분으로 전락하게 된 것에 대해 어머니에 대한 원망과 뱀들에 대한 증오를 품게 되었다. 그래서 뱀들의 왕인 나가에게 어떻게 하면 노예 신분으로부터 자유로워질 수 있을지 물었다. 그러자 나가는 소마(Soma, 영생불로수) 넥타를 가져다주면 노예 신분에서 풀어 주겠다고 언약했다.

신들의 넥타를 약간 훔치는 데 성공한 가루다는 나가에게 가져가서 앞에 놓았다. 그리하여 노예 신분으로부터 풀릴 수 있었다. 그런데 나가가 미처 넥타를 마시기 전에 천상의 왕이었던 인드라(Indra)가 이에 대해 알게 되었다. 그러자 어디선가 갑자기 나타난 인드라는 뱀이 넥타를 채 마시기 전에 가로채어 달아났다. 그때, 인드라가 낚아챈 넥타의 방울이 쿠사(Kusa) 풀 위에 떨어지게 되었다. 쿠사 풀은 면도칼처럼 날카롭다. 나가는 쿠사 풀 위에 떨어진 넥타 방울을 재빨리 핥았다. 그래서 비록 영생은 되었지만 혀가 쿠사 풀에 잘려서 두 갈래로 갈라지게 되었던 것이다. 이후, 뱀과 독수리는 서로 깊은 원수가 되었다."

위에 나오는 아루나, 가루다, 나가 그리고 사르파는 모두 쿤달리니를 칭하는 이름들로써, 암리타 넥타라는 깨달음의 묘약을 얻을 수 있는 무한한 잠재성과 위험성을 동시에 내포하고 있음을 의미한다. 이들의 탄생에 얽힌 스토리는 우리의 의식 속에서 항상 대치하

깨달음, 카르마 그리고 내면의 빛

고 있는 선과 악의 본성, 이기기 위해선 수단과 방법을 가리지 않고, 끊임없이 서로를 속이고 배신하며 맞서고 있는 데바(Deva)와 아수라(Asura)적인 본성을 대변하고 있다. 그런데 크리스천의 '천사와 악마'라는 개념과 같은 맥락에서, 많은 사람들이 선을 상징하는 데바들은 무조건 옳고 착하며, 악을 상징하는 아수라들은 무조건 잘못되고 나쁘다고 오해하는 경향이 있다. 하지만 힌두이즘에서 아수라들은 인간계의 위에 있는 반(半) 디바인(Semi-Divine) 존재들로 인간보다 더 높고 신성한 위치에 있다. 데바와 아수라는 아직 완전한 니르바나, 깨달음을 얻지 못한 불완전한 디바인 존재들로써, 우리가 가진 높고 낮은 의식의 본성을 대변한다. 아수라는 우리 의식이 아직 덜 진화된 수준을 의미한다. 데바는 보다 높이 진화된 의식 수준을 의미한다. 그런데 아무리 데바 혹은 아수라 성향을 더 많이 가진 사람이라 하더라도 완전한 깨달음을 얻기 전까지는 우리의 낮은 본성, 경쟁심과 질투심, 속임수, 뱀처럼 사악하고, 독살스러움 등의 자질들로부터 자유롭지 못하다. 즉, 깨달음을 향한 수행의 길에서 언제든 엇나가거나 실패할 가능성을 가지고 있다는 의미이다. 동시에 수행을 통해, 척추의 엉치뼈 안에 뱀처럼 몸을 감은 채 잠자고 있는 쿤달리니 파워를 일깨워 최고 영성의 넥타, 암리타를 얻을 수 있는 영적 잠재성을 가진 존재이기도 하다.

밀크 대양을 휘젓는 거사와 상징적 의미
- 깨달음을 위한 요가 크리야

불로장생을 꿈꾸었던 중국의 진시황(B.C 259-B.C 210)은 세상을 다 가졌던 것만으로 부족하여 그것들을 영원히 누리고자 하였다. 그래서 천하를 호령하던 그가 늙어 기력이 떨어지자 영원불멸한 삶을 갈망하며, 평생 늙지도 죽지도 않을 수 있는 영생불사의 선약으로 알려진 불로초를 구하기 위해 애를 썼던 스토리들이 역사적으로 기록되어 있다. 힌두이즘에도 비슷한 밀크 대양을 휘젓는 거사 스토리가 전해져 오고 있는데, 불로초와 같은 파워를 가진 암리타 넥타(Amrita Nectar, '영생불로수')를 얻기 위해 데바들과 아수라들 간에 벌어진 전쟁과 암투에 관한 내용을 담고 있는 대표적인 힌두신화이다. 그런데 실제로 이 거사가 내레이션 하고 있는 것들은 깨달음을 성취하기 위해 필요한 수행, 즉 요가 크리야의 수련과 효과들에 대한 상징적인 내용과 의미들을 은유적으로 기술하고 있다는 점이 핵심이다. 무엇보다도 깨달음과 영생의 묘약인 암리타를 얻기 전에 지나야 하는 쿤달리니 수련과 각성 그리고 징후들, 함께 따라오게 되는 여러 가지 물질적, 영적 파워들을 상징적으로 자세히 표현하고 있다.

"베딕 월드(Vedic World)에서는 선을 상징하는 데바들과 악을 상징하는 아수라들이 서로 대치하고 있는 파워, 견제하는 두 힘의 관계로서 양 진영 간에 끊임없는 갈등과 싸움이 계속되고 있다. 이러

깨달음, 카르마 그리고 내면의 빛

한 싸움에서 어떤 때는 데바들이 이기고 어떤 때는 아수라들이 이기곤 한다. (이는 인간들 세상에서도 마찬가지로, 선과 악의 힘이 늘 맞서면서 삶의 균형을 이어 가고 있다.)

그런데 어느 날, 성질이 고약하기로 유명한 리쉬 드바사(Rishi Durvasa)의 저주로 인해 데바들의 힘이 약해지고, 아수라들의 파워가 베딕 세상을 압도하게 되었다. 이에 위협을 느낀 데바들이 유지주 비슈누에게 몰려가서 도움을 요청했다. 그러자 비슈누 신은 데바들의 힘이 아직 약하고 아수라들이 더욱 유리한 시간이기 때문에 데바들에게 인내하고 기다리도록 달랬다. 그리고 데바들이 아수라들을 이길 수 있는 힘을 키우기 위해서는 암리타 넥타가 필요하다고 했다. 넥타를 얻기 위해서는 거대한 밀크 대양(은하수)을 휘저어야 했는데, 데바들의 힘만으로는 그처럼 엄청난 거사를 치르기가 불가능했다. 그래서 비슈누는 데바들에게 아수라들과 협상을 맺어 같이 거사를 하도록 지시했다. 그리고 밀크 대양을 휘젓는 동안 대양 밑에 깔려 있는 많은 보물들이 나올 것인데, 아수라들이 무엇을 원하든지 다 양보하고 들어주고 데바들은 오직 암리타만 얻는 데 집중할 것을 명했다. 거사를 통해 암리타가 나오게 되면 데바들만 암리타를 얻고, 아수라들이 절대 암리타를 가질 수 없도록 분명히 하겠다고 비슈누 신이 다짐을 하였다.

그리하여 데바들은 아수라들에게 가서 휴전을 제안하고, 같이 암리타를 나눠 먹을 수 있도록 밀크 대양을 휘젓는 거사를 같이할 것을 제시하여 동의를 받게 되었다. 물론 비슈누 신이 하신 암리타에 대한 다짐은 비밀로 하였는데, 사실상 데바들은 아수라들을 감언이설로 속인 것이었다.

먼저 밀크 대양(은하수)를 휘젓기 위해서는 중심을 잡을 수 있는 장대가 있어야 했다. 만다라산(Mandara Mountain, 전설적인 산, 북극성을 의미한다고 하는 이도 있음)을 그러한 장대로 사용하기로 했다. 하지만 산이 너무 무거워서 대양으로 옮기지를 못한 채 쩔쩔매고 있던 중에, 어디선가 비슈누 신이 나타나서 만다라 산을 번쩍 들어 대양 한가운데 놓았다.

만다라 산을 밀크 대양 중심에 운반해 놓고 휘젓기 위해서는 거대하고 센 로프가 다음으로 필요했다. 그래야 장대에 감아서 양쪽이 서로 밀고 당길 수 있기 때문이다. 뱀들의 왕인 바수키(나가의 또다른 이름)가 그러한 로프의 역할을 자청했다. 그리하여 바수키를 만다라산에 휘감고, 데바와 아수라들은 로프의 양쪽 끝에 서서 서로 밀고 당기면서 밀크 대양을 휘젓기 시작했다. 애초에 데바들이 바수키의 머리 부분에 갔으나 아수라들이 뱀의 꼬리 쪽을 잡는 것은 자기들 위신에 어긋난다고 우겨서, 아수라들은 머리 부분을 잡고 데바들이 꼬리 부분의 잡게 되었다. 밀크 대양을 휘젓는 거사가 진행되는 중에 만다라 산에 로프처럼 감은 바수키의 몸을 계속 양쪽으

깨달음, 카르마 그리고 내면의 빛

로 잡아당기다 보니, 워낙 힘들어서 뱀이 지치게 되었다. 지친 뱀이 거친 숨을 내쉬며 쏟아 내는 독의 기운 때문에 머리 부분에 있는 많은 아수라들이 죽어 나갔다.

그리고 또한, 만다라 산이 워낙 무겁다 보니 거사를 하는 중에 산이 점점 아래로 가라앉기 시작했다. 그러자 다시 나타난 비슈누 신이 거대한 거북이(쿠르마)로 변해서 만다라산 밑으로 들어가 산을 받쳐 주고 있었다. 그런데 이러한 일이 일어나는 것을 데바들도 아수라들도 눈치채지 못했다. 베딕 점성학에서 거북이는 토성을 상징하는데, 세상에서 일어나는 온갖 궂은 일, 힘든 일들을 도맡아서 하고 받쳐 주는 역할을 맡은 행성이다. 토성은 차트 전체(Horoscope)를 받쳐 주고 있는 가장 근원적인 힘, 그릿 파워(Grit Power)를 상징하고 있다. 그래서 아무리 다른 행성들이 좋더라도 만다라산처럼 엄청난 무게의 카르마를 등에 지고 버틸 수 있는 토성의 저력이 받쳐 주지 않으면 우리가 삶을 살아가는 데 있어 어떤 거사도 성공할 수 없음을 의미한다. 하지만 데바와 아수라들은 이러한 위대한 토성의 힘에 대해 전혀 알지 못한 채 자신들이 잘나서 거사가 성공한 줄 알고 있었다.

그렇게 거사가 진행되는 중에 대양 밑에 잠겨 있던 보물들이 차례대로 솟아 나오기 시작했다. 이러한 보물들은 모두 베딕 신들이 가져갔다.

- 락시미(Lakshmi) 여신: 천상으로 날아가서 비슈누 신 옆에 자리를 잡았다. 비슈누 신의 배우자로서 부와 풍요로움의 여신이 되었다. (수련을 하면 가장 먼저 부의 여신의 축복을 받게 됨을 의미한다.)
- 람바(Rambas): 천상의 댄서들이다. (수련을 하면 몸이 정화되고, 유연해짐을 의미한다.)
- 우치차이쉬라바(Uchchaisrava): 일곱 개의 머리를 가진 나르는 말. (프라나, 즉 기체(氣體) 에너지를 자유자재로 사용할 수 있는 능력을 가지게 됨을 의미한다.)
- 아름다운 보석들: 비슈누의 장식으로 사용되었다. (수련을 하면 '아름다운' 모습으로 변형됨을 의미한다.)
- 파리자타(Parijat): 모든 소원을 들어주는 나무로 천국의 입구에 서 있게 되었다.
- 카마데누(Kamadhenu), 혹은 수라비(Surabhi): 모든 소원을 들어주는 신성한 소이다.
- 아이라바타(Airavata): 나르는 흰 코끼리로 천상의 왕 인드라의 운송 수단이 되었다.
- 아름다운 콘치(조개껍질)와 훌륭한 활(바가바드 기타에서, 크리슈나의 콘치와 아르쥬나의 활이 되었다.)

그런 다음에 갑자기 엄청난 먹구름이 몰려왔는데, 할라할라(Halahala, '죽음을 부르는 독')였다. 먹구름은 여기저기 흩어지면서 닿는 것마다 죽기 시작했다. 데바와 아수라들은 공포에 질려 로프로

깨달음, 카르마 그리고 내면의 빛

사용하던 뱀을 떨구고 구름을 피해 달아났다. 그러자 바람이 불어와 먹구름은 아주 빠르게 데바와 아수라들을 향해 몰려가기 시작했다. 도저히 피할 수 없음을 깨닫고 데바들은 무릎을 꿇고 기도하기 시작했다. 그러자 위대한 쉬바 신이 나타나서 구름 앞에 섰다. 그리고 두 손을 이용해 독 구름을 잡아서 삼켰다. 하지만 아무리 천하의 파워를 가진 쉬바여도 독을 감당하기 쉽지 않았다. 너무 독소가 강한 탓에 쉬바의 목이 파란색으로 변했다. 그때 흘린 땀이 지상에 떨어져 독버섯들이나 마늘, 양파 등이 나오게 되었다. (마늘이나 양파 등이 수행에 방해되는 이유는, 너무 자극적이어서 수행에 독이 될 수 있기 때문이다. 절에서 마늘이나 양파를 사용하지 않는 이유이기도 하다.) 그리고는 쉬바가 사라지고, 데바와 아수라들은 대양 휘젓기를 계속할 수 있었다.

마침내 단반타리(Danvantari, 천상의 의인, 인도의 치유의학 아유르베다의 주재 신)가 암리타가 든 호리병을 들고 나타났다. 아수라들은 약속을 어기고 재빨리 호리병을 낚아채서 달아났다. 데바들은 속수무책으로 다시 비슈누에게 기도를 했다. 그러자 아름다운 여인 모히니(Mohini, '유혹하는 이·마야'라는 의미)가 나타났는데, 사실 그녀는 비슈누가 변장한 모습이었다.

한편으로 암라타를 낚아채고 달아난 아수라들은 먼저 먹기 위해 서로 다투기 시작했다. 그런데 어디선가 나타난 아름다운 모히니의 모습에 넋이 나간 아수라들은 하던 싸움을 멈추고, 그녀의 자태에 현혹이 되어 마치 정지 화면처럼 꼼짝 못 하고 쳐다보았다. 그녀는 자신이 중재자가 되어 모두에게 공정하게 암리타를 나눠 주겠다는 제의를 하였다. 모히니의 감언이설에 넘어간 아수라들은 기꺼이 동의를 하고, 그녀에게 호리병을 건네주었다. 이렇게 모히니로 변장한 비슈누 신은 속임수를 써서 어리석은 아수라들을 현혹시키는 동안에, 뒤로는 암리타를 데바들에게 몰래 나누어 주어 그들이 영생을 얻을 수 있게 하였다. 그런데 이들 아수라들 중 스바바누(Svabhanu, '깨어 있는 자')라는 이름을 가진 아수라가 있었다. 그는 모히니의 술수에 속지 않는 대신에 데바로 변장하여 그들 사이에 몰래 끼어 암리타를 받아먹었다. 그러자 태양과 달이 그의 정체를 눈치채고 비슈누에게 고자질을 했다. 비슈누는 즉각적으로, 디스크(조디액을 의미)로 스바바누의 목을 잘랐다. 하지만 이미 암리타를 먹었던 지라 죽지는 않고, 몸이 두 동강이 나게 되었다. 머리는 라후(Rahu)가 되고 몸통은 케투(Ketu)가 되어 다시는 한 몸으로 회복할 수 없는 운명을 가지게 되었다. 이후 자신을 그렇게 만든 태양과 달에게 복수를 하기 위해 혈안이 되어 정기적으로 태양과 달을 삼키게 되었다. 일식과 월식이 생겨나게 된 이유이다."

깨달음, 카르마 그리고 내면의 빛

밀크 대양을 휘젓는 거사와
크리야 요가 수련의 연관성

밀크 대양을 휘젓는 거사는 사실상 깨달음을 향한 수련, 그로 인해 경험하게 되는 여러 물질적, 비물질적 현상과 효과들 그리고 마침내 깨달음의 묘약 '암리타', 영생불멸을 얻게 되는 크리야(정화) 과정들을 은유적으로 기술하고 있는 수행적 스토리이다.

암리타는 영생불멸의 초월적 에너지 바디들이 가진, 보다 높은 에너지 파워, 생명력을 의미한다. 밀크 대양을 휘젓는 거사는 마치 진한 우유를 계속 휘저어서 물과 버터를 분리시키는 것처럼, 신체라는 거칠고 두터운 에너지 층(層)을 계속 휘젓는 크리야(정화)를 통해 몸과 안에 있는 기(氣), 프라나 바디를 분리시킬 수 있게 된다는 뜻이다. 우리 몸의 약7-80%는 수분(물)으로 되어 있고, 애초에 밀크 색처럼 흰 정액('생명력'을 상징)에서 만들어졌기 때문에 대양(몸의 물)을 계속 휘젓게 되면(호흡과 에너지 수련으로 땀을 많이 흘려야 하는), 기·프라나 바디도 그만큼 섬세해지면서 다양한 외적·내적 정화 현상들이 나타나게 된다. 그리하면 사람들이 보통 죽을 때 분리되는 에너지 바디들이 살아 있는 몸의 에너지에서 분리되어 초월적 바디들을 얻을 수 있고, 마침내 영생의 묘약인 암리타를 얻을 수 있게 되는 것이다.

거사에 참여한 데바와 아수라들은 만다라 산을 장대로 이용하여 아주 오랫동안 대양을 휘젓는 작업을 해야 했다. 이는 휴먼 바디가 깨달음의 바디로 승격되기 위해서는 아주 오랜 시간의 집중적인 수련이 필요하다는 것을 뜻한다. 최소한 12년에서 사람에 따라 더 이상이 걸릴 수도 있다.

데바와 아수라들이 함께 거사에 참여했으나, 나중에 데바들만 암리타를 얻을 수 있는 은총을 받았던 이유는 아수라들이 탐욕과 욕심을 부리며 행한 많은 악행들 때문이었다. 이것은 우리가 아수라들처럼 악하고 질 낮은 성향들을 정화하지 않는 한, 순수하고 수준 높은 초월적 바디들을 성취할 수 없다는 것을 의미한다.

거사가 진행되는 동안 몸의 프라나와 내적 에너지를 디톡스, 정화하는 과정에서 '할라할라'라고 하는 독이 나왔다. 이 뜻은, 수련을 시작하게 되면 그동안 몸에 쌓여 있던 온갖 부정한 찌꺼기들이 모습을 드러내게 된다는 것이다. 이는 마치 큰 통에 국물을 붓고 계속 휘저으면 두꺼운 찌꺼기들이 가장자리로 몰리면서 중앙에 있는 국물이 보다 맑아지는 것과 같다. 분리가 된 불필요한 찌꺼기들을 걷어 내야 깨끗하고 맑은 국물을 즐길 수 있는 것처럼, 사람의 몸 안에는 온갖 질병의 근원들이 숨어 있다. 그런데 수련을 하게 되면 안에 잠재하고 있던 부정한 기운들이 표면으로 드러나서 온갖 피부병이나 질병, 혹은 삶의 힘든 이슈, 다른 문제들로 나타나는, 내외적인 디톡스 과정을 필수적으로 거치게 된다. 그런 다음에 더 높은 에너지 단계로 승격이나 초월을 할 수 있게 된다.

중간에 나온 여러 보물 중에서 부와 풍요로움의 여신인 '락시미'도 있었는데, 대양을 휘젓는 거사(크리야 수련)를 하게 되면 거대한 행운과 복이 따라옴을 의미한다. 모든 소원을 다 들어주는 '카마데누'라는 신성한 소, 그리고 '파리자타'라는 천국의 나무도 나왔다. 여기에서 소는 위의 차크라에 있는 브레인을 상징하며, 나무는 차크라에 연결된 신경계를 상징하는데, 차크라들이 완전히 깨어나면 우리가 원하는 모든 것을 이룰 수 있는 파워가 생겨남을 의미한다. 일곱 개의 머리를 가진 나르는 말 '우치차이쉬라바'도 나왔는데, 일곱 개의 차크라들이 모두 정화된 프라나바디를 의미한다. 그리하여 순수하고 높은 에너지 수준의 초월적 바디들을 자유롭게 사용할 수 있게 된다.

마침내 암리타가 나오자, 데바들만 나눠 먹을 수 있었다. 데바들은 덕과 선을 많이 쌓은 이들을 대변하며 아수라들은 높은 초월적 바디들을 성취할 수 있을 만한 윤리와 도덕성을 갖추지 못한 이들을 대변한다. 그러므로 우리의 마음이나 품행을 바르게 닦지 않는 한 더 높은 수준의 영성이나 깨달음을 결코 성취할 수 없음을 의미한다.

이렇게 밀크 대양을 휘젓는 거사는 사실상 우리들 삶의 가장 본질적인 원인이자 귀결을 보여 주는 중요한 상징적 스토리이다. 베딕 점성학에서 태양의 길을 나타내는 조디액(Zodiac)은 비슈누 신이 잠자고 있는 모습을 상징한다. 그런데 출생을 통해 잠자고 있던 비슈누(조디액)가 깨어나게 된다. 즉, 개인의 운명이라는 형태로 호로스코프가 생동력을 가지게 되는 것이다. 행성들은 의식체(意識體)들로써 우리의 의식과 신체를 형성하고 있다. 태양과 달은 영혼과 마음이라는 우리 의식의 본질, 그리고 나머지 다섯 행성들은 의식이 가진 각자 다른 파워와 잠재성들을 의미한다. 라후와 케투는 실체가 없는 그림자 행성들로써 천문학적으로는 일식과 월식이 일어나게 하는 이클립 포인트들이다. 그런데 정기적으로 태양과 달이라는 의식의 본질을 가리고 사라지게 한다는 상징성이 보여 주듯이, 뚜렷한 실체는 없지만 분명히 존재하는 거대한 카르마적인 세력, 전생과 현생의 카르마가 집중되어 있는 곳을 보여 주는 핵심적 세력을 의미한다. 은하수를 의미하는 밀크 대양은 망망대해처럼 드넓은 의식의 범주, 그리고 비슈누 신은 위대한 의식의 파워를 나타낸다. 행성들은 데바들이고, 라후와 케투는 아수라이다. 밀크 대양을 휘젓는 거사는 영적인 수행을 하는 것을 의미하는데, 성공적인 수련을 위해서는 우리 안에 있는 선과 악의 힘이 반드시 서로 협치해야 함을 나타낸다.

만다라산은 척추 아래에 있는 삼각형 골반을 나타내고, 바수키는 척추 밑에서 몸을 휘감은 채 잠자고 있는 쿤달리니 파워를 상징한다. 영적 수행을 통해 이러한 뱀이 깨어나게 되는 것이다. 두 마리의 뱀이 척추를 휘감은 채 타고 올라가는데, 이들이 서로 교차하는 장소가 일곱 에너지 포인트, 차크라(Chakra) 들이다. 쿤달리니가 깨

깨달음, 카르마 그리고 내면의 빛

어나면서 각 차크라들에 내재한 파워들이 활성화되고, 다양한 영적 파워와 초능력들이 생겨나게 된다. 파탄잘리 요가 수트라 3장에는 수행을 통해 생겨날 수 있는 여러 초능력들에 대해 자세히 기술되어 있다. 이러한 파워들이 깨어나는 모습을 거사를 통해 나오게 되는 훌륭한 보물들이 상징하고 있다. 거사를 하기 위해 데바들이 아수라들을 속인 것은, 우리가 살다 보면 어떤 곤경에 처했을 때, 빠져나오기 위해서 혹은 어떤 더 큰 이득이나 목적을 달성하기 위해 선의의 거짓말을 하는 것이 불가피한 경우들이 자주 일어나는 이치를 상징하고 있다. 그리고 도도하게 머리 부분을 잡겠다고 우기다가, 뱀이 뿜어 내는 독 기운에 많은 아수라들이 죽어 나갔는데, 이는 삶의 어려움과 고난을 헤쳐 나가거나 영적 수행을 하는 과정들을 통해 우리가 가진 많은 악의 기질들이 사라지고 그만큼 인격이 성숙하고 정화되는 것을 의미하고 있다.

밀크 대양을 휘젓는 거사가 가진 더욱 중요한 의미는, 어떻게 해서 우리들 삶에서 핵심적인 카르마의 세력을 나타내는 라후와 케투가 탄생하게 되었는지, 그리고 거사를 하듯이 수련과 정화를 통한 수행적이고 헌신적인 삶을 살다 보면 밀크 대양의 저 밑바닥에 숨겨져 있던 많은 삶의 보물들이 올라와서 여러 가지 실질적인 혜택을 얻게 된다는 것이다. 물질적 풍요로움과 영적인 진화뿐만 아니라 신비로운 초능력과 궁극적인 니르바나, 완전한 깨달음까지 얻게 되는 아주 깊은 상징성을 가지고 있는 스토리이다.

4.
쿤달리니와 차크라 시스템

왕과 소원을 들어주는 소

하루는 비쉬바미트라 왕이 전장에서 적들을 무찌르고 난 후, 왕국으로 돌아가는 중이었다. 왕국에 도착하기 전에 성자 바쉬스타가 살고 있는 정글의 오두막에 인사차 방문을 하게 되었다. 그런데 스승에게 인사를 드리러 가면 먼저 자만심이나 에고를 낮추어야 하는데, 그는 마치 행차를 온 듯 경호하는 군사들과 함께 뻣뻣한 자세로 있었다. 왕은 스승에게 인사를 올리고 난 후, 함께 차를 나눠 마셨다. 왕이 막 돌아가려던 찰나에 성자 바쉬스타는 왕에게 말했다. 저녁에 다시 돌아오면 음식 준비를 해 놓겠으니 같이 식사를 하자는 것이었다.

높은 자부심의 소유자였던 왕은 내심 속으로 성자를 그저 평범한 인물로 여기고 있었다. 그래서 왕은 말했다. 방금 전에 큰 전쟁을 치렀기 때문에 엄청난 규모의 군대가 그와 함께 있다고 했다. 그 엄청난 숫자의 군사들, 군마들, 코끼리들을 모두 잘 먹여야 하는데, 스승님께서 도대체 무슨 수로 이 전체 군대를 다 먹일 수 있겠냐는 것이었다. 성자는 아무런 문제도 되지 않는다며, 모든 군인들과 동물들도 다 같이 저녁 대접을 하겠다고 했다.

초저녁쯤 되어서 왕은 수장 부하를 성자의 오두막에 염탐을 보내 어떻게 진행되고 있는지 알아보라고 했다. 수장은 성자가 앉아서 명상을 하고 있는 것을 보았을 뿐 그 외에 아무도 음식을 준비하는 듯한 낌새를 느끼지 못했다고 왕에게 돌아와 보고했다. 아마도 성자는 기도하느라 바빠서 초청한 손님들의 음식 준비 하는 것을 잊은 듯하다고 했다.

왕은 생각했다. '아마 우리가 오두막에 도착하면, 그때서야 우리를 초청했던 사실을 기억하고 음식을 준비하시려는 모양이다.'

왕과 군대가 성자의 오두막에 도착하자 따뜻하게 환영을 받았다. 그러나 정글에는 의자나 카펫 등이 없었기 때문에 모두 선 자세로 있었다. 성자는 그들이 앉을 자리가 필요하다는 것을 깨달았다.

그는 자신의 소에게 가서 속삭였다.

"마더(Mother), 저희 왕과 군사들이 여기 왔습니다. 그들을 위해 편안한 자리들을 준비해 주세요."

그러자 소는 숨을 내쉬었는데, 수백 명의 디바인 인물들이 소의 코에서 쏟아져 나와 멋진 의자와 테이블들을 운반하고 있었다. 그들은 모두에게 앉을 자리들을 지정해 주었다. 왕은 감탄했다. 비록 왕인 자신조차도 이처럼 모두에게 적절한 앉을 자리들을 마련해 줄 수 없었기 때문이다.

모두 자리에 앉자 왕이 말했다.

"나으리, 저희들은 배가 고픕니다. 저녁 식사는 어떻게 되었는지요?"

말을 들은 성자는 자리에서 일어나 다시 소에게 다가가서 말했다.

"마더, 저희 왕과 사람들이 배가 고픕니다. 그들이 먹을 음식을 준비해 주세요."

그러자 다시금 디바인 인물들이 소에서 나와 모두에게 자신이 가장 먹고 싶은 음식들을 눈을 감고 각자 머릿속으로 떠올리라고 말했다. 손님들이 눈을 뜨자 좋아하는 온갖 음식들이 그들 눈앞에 놓여 있었다. 초콜릿, 핫도그, 피자, 햄버거, 아이스크림, 콜라, 스테이

깨달음, 카르마 그리고 내면의 빛

크, 카레, 한식, 중식, 일본식 등등… 어마어마한 광경이었다. 아무리 세상의 1/3을 정복한 부자 왕이라도 그렇게 많은 사람들이 각자 원하는 대로의 음식 대접을 할 수가 없을 것이었다.

식사를 마친 뒤 왕은 성자에게 말했다.
"나으리, 정말 맛있게 먹었습니다. 나으리께선 정글에 홀로 사시니 그다지 필요한 것들이 많이 없을 겁니다. 그러나 저는 왕이어서, 정기적으로 주변 나라 국가에서 손님들이 찾아와 접대를 해야 합니다. 그러니 저 소가 나으리보다 저에게 더 필요합니다. 왕국에서 최고로 귀중한 것들을 왕이 가져야 합니다. 그러니 저 소를 저에게 주십시오."

성자가 대답했다.
"왕이시여! 이 소는 아무나 가질 수 없습니다. 그렇지만 모두가 저 소를 내면에 가지고 있습니다. 당신이 높은 의식에 있지 않는 한, 저 소를 가질 수 없습니다."

왕이 말했다.
"그런 말씀 하지 마십시오. 저는 왕입니다. 뭐든지 하고 싶은 대로 할 수 있습니다."
그리고는 왕은 군사들에게 소를 끌고 나가라고 명령했다.

명령을 받은 군사가 소에게 다가가자 성자는 소의 귀에 대고 속삭였다.

"마더, 이제부터 저는 더 이상 보호해 드릴 수 없습니다. 마더께
서 스스로 알아서 보호하십시오."

그러자 디바인 인물들이 소에서 쏟아져 나와 군사들과 싸우기 시
작했다. 그들은 모두 패배를 당해서, 왕을 포함한 모든 군사들은 손
이 뒤로 묶인 채 잡혀 있었다.

디바인 인물들은 왕을 성자 앞으로 데리고 와서 말했다.

"나으리, 당신께서는 이 자를 가르쳤을 뿐 아니라 이 자의 아버
지, 할아버지까지 가르쳤습니다. 그럼에도 이 자는 당신을 모욕하였
습니다. 어떻게 처벌해야 할지 말씀해 주십시오."

성자는 말했다.

"이 자는 나의 손주와 같다. 그러니 어떻게 벌을 내릴 수 있겠느
냐? 그는 단지 어리석을 뿐이다. 그게 전부다. 그냥 놓아주거라."

성자는 모두를 용서하고 자유롭게 풀어 주었다.

왕은 겸손하게 성자에게 말했다.

"스승님, 이 소보다 더 저를 탐나게 하는 것은 없습니다. 어떻게
하면 가질 수 있을지 알려 주십시오."

깨달음, 카르마 그리고 내면의 빛

성자는 말했다.

"왕국을 버리거라. 성자가 되거라. 의식의 진화를 하고, 차크라들을 활성화시키거라. 그대 안에 흐르고 있는 소마 차크라를 활성화할 수 있게 되면 너도 이 소를 가지게 될 것이다."

그렇게 성자의 조언을 받아들인 비쉬바미트라 왕은 남은 생을 수행하며 보냈다. 그는 아주 파워풀한 왕에서 위대한 성자로 변했다. 마침내 온갖 소원을 들어주는 소를 가질 수도 있게 되었다.

위의 스토리는 크리야 요가 수행을 통해 쿤달리니 에너지를 일깨우면 깨달음을 얻을 뿐만 아니라 요가 수트라 3장에서 기술하고 있는 온갖 초능력들도 얻게 된다는 것을 은유적으로 보여 주고 있다. 밀크 대양을 휘젓는 거사에서 나왔던 많은 보물들과 영생불로수(암리타)처럼 신성하는 소는 그러한 영적 파워를 상징하고 있다.

나디(Nadis, 기(氣) 채널)와 차크라 시스템

요가철학에서는 쿤달리니를 엉치뼈 내에서 몸을 휘감은 채 잠자고 있는 뱀으로 묘사하고 있다. 여기에서 뱀이 상징하는 의미는 이 에너지가 내포하고 있는 잠재성과 파워가 그만큼 강력함을 시사한다. 척추는 우리 신체의 기둥으로 생명의 중심적 역할을 담당하고 있고, 엉치뼈는 그러한 기둥의 뿌리, 생명을 지탱해주고 있는 힘의 근원이라고 할 수 있다. 그 안에 마치 바수키라는 뱀이 칭칭 또아리를 틀고 있는 것처럼 강력한 에너지의 볼텍스(Vortex, 소용돌이, 와류)가 내재하고 있다는 뜻이다. 쿤달리니 에너지의 디폴트 모드는 대체로 비활성화된 상태로 있지만 어떤 우연한 카르마적 계기 또는 호흡이나 크리야 수련을 통해, 마치 미온적 열기만 남아 있던 화로에 불을 지피듯이 활활 살아서 타오를 수 있게 된다. 그렇게 깨어난 에너지는 기지개를 펴듯이 척추를 타고 상향하면서 주변에 있는 주요 차크라들도 같이 일깨우게 된다. 그리하여 쿤달리니 각성이라는 현상과 그에 따른 신체적, 비신체적 징후들이 자동적이면서 분명하게 같이 일어나게 된다.

차크라(Chakra)는 '원형, 수레'라는 뜻으로, 신체 내에 흐르고 있는 에너지와 의식의 주요 포인트들을 의미한다. 그중에서도 척추를 중심으로 엉치뼈에서 머리까지 이어지는 7개의 주요 에너지 센터들이 차크라 시스템을 대변하고 있다. 탄트라 요가 스쿨에 의하면 인체에는 약 72,000개가 넘는 나디(Nadi, '기') 채널들이 있는 것으로 알려져 있는데, 특히 다음의 10개 나디가 쿤달리니 각성과 깨달음의 완성에 중요한 역할을 하는 에너지 채널들이다.

1) 수슘나(sushumna)- 척추를 통해 흐르고 있는 나디 중에서 중앙의 나디

2) 이다(Ida)- 척추를 통해 흐르고 있는 나디 중에서 왼쪽의 나디

3) 핑갈라(pingala)- 척추를 통해 흐르고 있는 나디 중에서 오른쪽의 나디

4) 간다리(gandhari)- 왼쪽 눈에 있는 나디

5) 하스티지바(hasti-jihva)- 오른쪽 눈에 있는 나디

6) 야사스비니(yasasvini)- 왼쪽 귀에 있는 나디

7) 푸샤(pusa)- 오른쪽 귀에 있는 나디

8) 알람부샤(alambusa)- 입에 있는 나디

9) 쿠후(kuhu)- 성기 아래에 있는 나디

10) 샹키니(sankhini)- 항문, 물라다라 차크라에 있는 나디

이 중에서 위의 3개 나디 '이다', '핑갈라', '수슘나'가 가장 중요한 에너지 채널이다. 이다(Ida, 음기(陰氣)) 나디와 핑갈라(Pingala, 양기(陽氣)) 나디는 수슘나(Sushumna, 중기(中氣)) 나디를 중심에 두고 양옆에서 서로 교차하면서 흐르고 있다. 이들이 교차하는 포인트가 일곱 차크라들로써, 쿤달리니 각성에 핵심 키를 쥐고 있다.

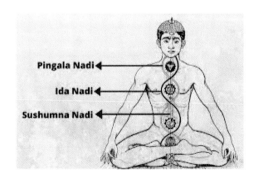

차크라 시스템은 우리의 에너지 바디가 가지고 있는 중요한 특성으로써, 이러한 차크라들에 대한 기술들은 비단 인도의 베다와 요가, 탄트라 전통만이 아니라 티벳 불교, 수피교, 마야 영성 등과 같은 다른 영적 전통에서도 공통적으로 찾아볼 수 있다. 불교에서 파고다(탑골, 스투파)를 올리는 모습은 우리 신체 내에 있는 스투파의 모습을 상징하는데, 차크라 시스템과 거의 동일한 의미를 가지고 있다.

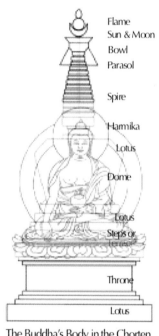

The Buddha's Body in the Chorten
Tibetan Style Stupa)

깨달음, 카르마 그리고 내면의 빛

신체 내에 있는 이러한 영적 에너지 바디와 그 에너지가 전달되는 섬세한 기(氣) 채널(나디, Nadis)들에 대한 기술은 유럽의 고대 여신 문화, 전통 한의학 그리고 고대 이집트 문헌들에도 잘 묘사되어 있다. 심지어는 아빌라(Avila)의 성 테레사 같은 크리스천 신비주의자들이 묘사한 영적 경험들이 인도 요기가 묘사한 차크라와 쿤달리니 영적 에너지가 열릴 때 나타나는 현상들과 놀라울 정도로 유사하다. 이러한 경험들이 다양한 문화에서 공통적으로 나타나는 이유는 영적 에너지와 차크라는 단순한 아이디어 혹은 개념이 아니라, 누구나 경험할 수 있고 탐구가 가능한 실체라는 사실 때문이다.

차크라의 실질적 의미와 정체

일곱 차크라가 우리 신체의 오장육부들처럼 마치 어떤 에테릭 장기들(etheric organs)인 것으로 오해하는 사람이 많다. 그러나 차크라는 단순히 시각화 명상에서 의식 집중에 도움이 될 목적으로 사용하는 신체 내부의 에너지 포인트들을 의미한다. 동시에 해당 차크라 포인트 주변에 있는 바디 파트들에 대한 서틀 에너지(기)를 회전함(밀크 대양을 휘젓는 것과 유사한 개념)으로써 해당 바디 파트의 기를 효율적으로 활성화시킬 수 있다.

인터넷에서 체열의 온도를 찍은 사진을 찾아보면 손과 손가락 끝,

발, 엉덩이, 머리 윗부분, 목, 겨드랑이 부위의 온도가 상당히 저하됨을 알 수 있다. 그에 비해 척추는 몸에서 제일 뜨거운 부분으로, 가장 중요하면서도 쉽게 내부 채널들을 열 수 있는 통로가 된다. 그래서 영적 수련을 하는 이들은 언제나 척추와 뇌에 있는 나디들을 여는 데 먼저 초점을 맞추고, 그런 다음에 나머지 바디 파트들로 옮겨 가는 수련 방식을 취하게 된다. 중추 신경들은 전체 신경계와 바로 연결이 되어서 의식(意識) 수준 생성에 직접적인 역할을 하기 때문이다. 궁극적으로 영적 수행이란 몸과 의식 수준을 함께 맞추어 변형해 나가는 과정을 의미한다.

의식의 평정과 정화를 위해서는 뇌와 척추에 있는 기 채널들을 열어야만 한다. 명상을 하면 내부에서 양기(陽氣)가 생성되어 올라와 척추를 타고 상향하면서 뇌에 있는 기 채널들에 닿을 수 있는 통로를 열어 주게 된다. 그리하여 보다 효율적으로 의식의 평정을 얻을 수 있게 된다.

일곱 메인 차크라와 부속 서브 차크라 위치 그리고 에너지 특성

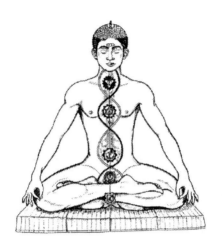

첫 번째, 루트(Root, 뿌리) 차크라 - 물라다라(Muladhara)

루트 차크라는 신체에서 흙의 원소에 해당하며, 생존에 연관된 본능과 시큐르티 감정을 담당한다. 루트 차크라가 열리고 정화되면 자연스럽게 삶에 대한 믿음과 신뢰를 느낄 수 있게 된다. 안전함과 안정감을 느낄 수 있고, 에고의 자의식이 잘 확립되고, 안정적이며, 현실적으로 그라운딩이 되어 있다. 실질적이고 긍정적인 삶의 전망을 가지고 있다. 반면에 루트 차크라가 막혀 있고 정화가 되지 않았으면, 정반대의 현상을 경험하게 될 것이다. 두려움, 근심·걱정, 불안함 등에 시달리게 될 것이다. 행여 무엇이 잘못될 수 있을지 늘 경계하는 경향이 있으며, 잠재적 위험이나 위협감을 느끼며, 매사에 부정적인 면을 확대해서 보기 때문에 삶의 긍정적인 면들을 보지 못할 수도 있다. 1번째 차크라가 불균형 상태에 있을 때 흔히 나타나는 증상은 '부족함의 의식'이다. 자신에게 결핍된 것이나 부족한 것에 의식의 초점을 맞추게 된다.

첫 번째 물라(Mula, '루트, 뿌리') 차크라 위치와 연관된 신체적 부위

- 몸통에서 가장 아래 부분에 있는 신체 파트들: 골반 안에 특히 성기, 항문, 회음 주변을 둘러싸고 있는 모든 근육, 정맥, 동맥, 인대, 림프 채널, 뼈 등의 영역을 의미한다.
- 심볼은 4개의 꽃잎으로 되었으며, 4개 다리의 코끼리(남성의 성기가 코끼리의 머리와 비슷한 모습), 혹은 4개의 팔을 가진 주재 신으로도 표현한다. 코끼리는 파워의 상징이기 때문에 이곳에는 몸통의 오리지널 파워가 들어 있는 곳이기도 하다.
- 모형은 정사각형(사각형은 빌딩의 토대를 대변하듯이, 회음 주변의 사각형 근육은 몸을 받쳐 주고 있는 토대). 바디에 안정성을 담당하는 외에 다른 어떤 특별한 에너지를 만들어 내지는 않는다.
- 만달라의 기하학적 모형에서 사각형: 불교 만달라는 4방형이며, 불신(佛神)들도 흔히 4개의 팔을 가진 것으로 표현되고 있다.
- 신체 내에 있는 스투파(파고다)에서 제일 아래에 있는 사각형 토대를 의미, 가장 바이탈한 몸의 에너지가 생성되는 곳이다.
- 음경/음핵 기립근: 회음 표면 바로 아래에 있는 근육(Ischiocavernousus, 좌골해면체근), 사각 형태의 근육.

깨달음, 카르마 그리고 내면의 빛

- 이들 근육이 루트 차크라라는 의미가 아니라, 단지 더 유연할 수 있도록 스트레칭을 해서 열어야 하는 신체 부위를 의미한다. 보다 이해하기 쉽고 수행에 필요한 영감을 줄 수 있도록 '물라 차크라'라는 에소테릭한 이름을 붙인 것이다.
- 시각화 방법: 골반 안에 있는 살, 뼈 주변에 있는 기·프라나 에너지들에 집중한다.

두 번째, 성(性) 차크라 - 스와디스타나(Swadhistana)

성(性) 차크라는 신체에서 물의 원소에 해당한다. 성(性) 차크라를 열고 정화하게 되면 집착과 중독, 욕구와 감정을 억누르는 성향들이 와해되며, 감정과 성적 본성 간에 조화로운 관계성이 이루어질 수 있게 된다. 이 차크라가 정화됨에 따라 더 큰 창의적 표현력이 발전하며, 다른 사람들과 관계를 맺을 때도 높은 감정·지성으로 자연스럽고 우아하게 반응하게 될 것이다. 또한 창의적 흐름 속에서 움직이고 말하는 자신을 발견하게 될 것이다. 그리하여 당신이 하는 경험에 대해 심미적이고, 거의 시적인 자질들을 부여할 수 있게 된다. 반면에, 이 차크라가 막혀 있고 정화가 되지 않았으면 당신의 삶은 경직되고 욕망을 억누르거나, 정반대로 성적 또는 쾌락 중독으로 될 수도 있다. 당신의 태도는 고착되고 완고한 경향이 있으며, 창의적인 표현력도 제한될 것이다.

두 번째 성(性) 차크라와 연관된 신체 부위

- 삼각형 모형처럼 되어 있는 천골, 엉치뼈 영역.
- 심볼: 6개 꽃잎의 연꽃이나 6면의 스타로 상징된다.
- 때로는 삼각 모양 코브라의 머리 부분으로도 나타낸다.

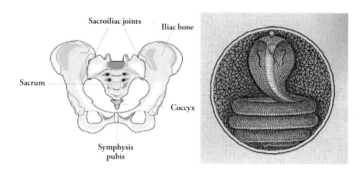

- 혹은 울퉁불퉁한 표면의 가죽으로 덮인 악어의 모습으로 나타 내는데, 울퉁불퉁한 엉치뼈의 모습과 닮았기 때문이다. 힌두 신 화에서 4개의 팔(루트 차크라 의미)을 가진 강가(Ganga) 여신이 악어를 타고 갠지스 강을 건너고 있는 모습으로 자주 표현된다.
- 능엄경(Surangama Sutra)에서 보현보살(Samantabhadra Bodhisattva: 이치, 선정, 실천을 맡고 있는데, 특히 실천의 상징)이 6개 상아를 가진 코끼리를 타고 자신을 수백, 수천 모습(니르마나 카 야, Nirmanakaya)으로 형상화하여 중생들을 돕는다는 구절이 있다. 여기에서 6개 상아는 천골 차크라의 6세트 신경계를 의미 하고, 코끼리의 머리는 루트 차크라를 의미한다. 코끼리를 올라 타고 있다 함은, 골반의 안정성인 파워로 서 있음을 의미한다.

깨달음, 카르마 그리고 내면의 빛

- 천골에서는 S1, S2, S3, S4, S5, 그리고 C0, 총 6세트의 신경을 가지고 있다. 이러한 6세트의 신경들이 차크라의 6개 꽃잎을 상징한다. 그러므로 성 차크라는 천골 영역에 있는 모든 신경, 근육, 티슈 등을 모두 포함한다.
- 하타요가에서 물라반다, 아쉬위니 무드라 등과 같은 스트레칭 방법이 1번째, 2번째 차크라를 활성화하는 데 도움이 된다. (제3장 바디 크리야 참고)
- 시각화 방법: 천골과 엉치뼈 영역에서 척추를 타고 올라가는 가·프라나 에너지에 집중한다.

세 번째, 배꼽 차크라 - 마니푸라(Manipura)

배꼽 차크라는 신체에서 불의 원소에 해당하며, 이 차크라를 열고 정화하게 되면 개인이 가진 힘이나 파워와 연관된 이슈들이 풀릴 수 있게 된다. 그리하여 진실하고, 확장적이며, 한 개인으로서 자신의 파워에 대한 보다 든든하고 안정적인 감각 그리고 타인에 대해서도 수용적이고 너그러워지는 특성을 가지고 있다. 배꼽 차크라가 정화되면 당신은 다른 사람들을 자연스럽게 끌어들이는 힘이 있고, 타고난 리더가 된다. 더 중요한 점은, 힘들이지 않고 당신이 소망하거나 세상에서 원하는 것들을 성취할 수 있게 될 것이다. 당신 개인의 힘이 자신과 다른 이들에게 이득이 되도록 균형적인 방식으로 빛나게 될 것이다. 반면에 배꼽 차크라가 막혀 있고 정화가 되지 않았으면, 약한 의지력이나 디스플린, 그리고 부족한 자신감에 고통받게 될 것이다. 나약하고, 비효율적이며, 수동적이고, 자신이 원하는 것들을 이루기도 어렵다. 오히려 아주 지배적이거나, 공격적, 조작적이며 거만해질 수도 있다.

세 번째 배꼽 차크라(마니푸라)와 연관된 신체 부위

- 신체에서 둥근 배의 영역에 해당. 배 안에 있는 맹장, 대소장, 간, 위, 췌장, 부신, 신장 등 모두 포함한다.
- 스투파의 다음 단계, 원형에 해당한다.
- 하라(Hara)/단전(Dantian) 포인트를 의미한다.
- 10개의 꽃잎을 가진 것으로 상징. 요추(허리뼈)의 좌우 신경 L1, L2, L3, L4, L5가 모두 요추에서 뻗어져 나오는 것을 의미한다.
- 시각화 방법: 복부 전체에 두루 퍼져 있는 기·에너지 프라나에 집중한다. (꾸불꾸불하게 접힌 창자들이 포함되어 있기 때문에 이들 영역에 흐르고 있는 기 채널들을 제대로 시각화하기 어렵다. 그래서 가장 수행하기 어려운 바디 파트이기도 하다. 따뜻한 온기의 프라나에 배 전체를 담그고 있는 듯한 느낌을 유지하는 방법이 최상이다.)

네 번째, 하트 차크라- 아나하타(Anahata)

하트 차크라는 신체에서 공기의 원소에 해당하며, 이 차크라를 열고 정화하게 되면 감정적인 막힘이나 집착, 이기심 등을 풀어 줄 뿐만 아니라 조건 없는 사랑, 연민, 행복, 헌신의 감정들이 펼쳐질 수 있게 된다. 하트 차크라가 정화되면 당신의 사랑이 모든 사람에게 흘러갈 뿐만 아니라, 겸허함과 열린 마음이 조화를 이룬 존재감과 사랑의 감성을 지니게 될 것이다. 당신의 감정 지성이 삶을 가이드하는 확실한 지침이 될 것이다. 반면에 하트 차크라가 막혀 있고 정화가 되지 않았으면 위축되고, 감정적으로도 다른 사람들과 단절이 되었으며, 공감 능력이 부족하게 될 것이다. 다른 사람들에게 당신은 '머릿속에' 살고 있는 사람처럼 보일 수 있고, 무의식적으로 자신의 감정 스위치를 꺼 놓은 채 살게 될 수도 있다. 혹은, 정반대로 감정적인 큰 기복을 경험하거나 감정적 드라마에 쉽게 노출이 될 수도 있다. 질투심이 많고, 집착하거나, 관계성에서 많은 것을 요구하는 사람이 될 수도 있다.

네 번째 하트 차크라(아나하타)와 연관된 신체 부위

- 스투파의 다음 단계, 삼각형에 해당한다.
- 신체에서 뾰족하게 위를 향하고 있는 가슴과 하트 영역에 해당한다.
- 12개의 꽃잎을 가진 것으로 상징. T1에서 T12까지의 흉추(등뼈)를 의미한다.
- 하트 차크라는 가슴 전체 영역과 그 안에 있는 심장, 폐, 갈비뼈, 척추 그리고 이들을 둘러싸고 있는 모든 티슈들까지 포함한다.
- 시각화 방법: 가슴 전체 영역에 퍼져 있는 기·프라나 에너지에 집중한다.

아나하타의 서브 차크라- 흐릿 차크라(Hrit Chakra, 영성의 하트)

흐릿 차크라는 4번째의 아나하타 차크라와는 다르다. 몸의 심장은 왼쪽으로 향해 있는 데 비해 영성의 심장은 오른쪽으로 향해 있는 것으로 알려져 있다. 그 안에 영혼의 존재, 아트만(Atman)이 들어 있는 곳이 바로 흐릿 차크라이다. 흐릿 차크라가 열리고 정화되면 다정함과 친절, 애정과 연민, 사랑과 환희의 완전체로써 완벽한 자유, 깨달음을 얻게 된다.

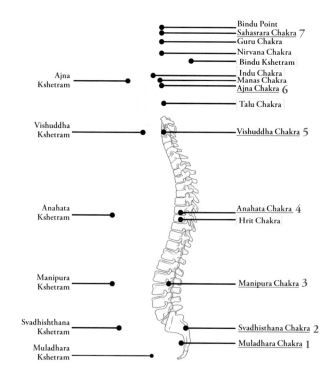

깨달음, 카르마 그리고 내면의 빛

다섯 번째, 목 차크라 - 비슈다(Vishuddha)

신체에서 에테르(공간, 스페이스)의 원소에 해당하는 차크라로써, 목 차크라를 열고 정화하게 되면 진리를 찾거나 자신의 진실을 표현하는 어려움들을 풀어 주게 된다. 그리하여 독창적이고 고상한 자기 표현력으로 이어지게 된다. 자연스럽게 당신이 가진 상위 자아의 모습으로 우뚝 서게 되며, 당신의 존재와 전체적으로 일관성이 있는 스피치를 할 수 있게 된다. 당신의 말은 진리의 울림을 가지고 있으며, 자연스러운 매력과 설득력을 지니고 있다. 반면에 목 차크라가 막혀 있고 정화가 되지 않았으면 당신이 가진 진실의 감각이 흐려지게 될 것이다. 존재의 핵심이 아니라 머리로부터 말을 할 것이다. 당신의 스피치는 교활하고, 도피적이고, 약하거나, 말로 다른 사람들을 지배하려는 경향이 있을 수 있다. 자기 방어적인 어투와 언쟁 기질은 목 차크라가 막혔을 때 흔히 나타나는 일반적인 증상이다.

다섯 번째 목 차크라(비슈다)와 연관된 신체 부위

- 스투파의 다음 단계, 반원형 혹은 여러 개의 링이 겹쳐진 모습에 해당한다.
- 신체에서 목의 척추와 턱의 뼈들이 있는 영역에 해당, 머리 아래에서 머리를 받치고 있는 고리뼈와 중쇠뼈(Atlas, 환추골)를 포함한다.
- 16개 꽃잎을 가진 것으로 상징—경추 신경은 C1에서 C8까지 좌우 세트로 16개임을 의미한다.

- 목 차크라는, 경추(목뼈)와 이들을 둘러싸고 있는 목의 티슈, 얼굴 부분, 그리고 가슴 윗부분에 해당한다.
- 목 차크라 영역에 있는 기 채널들을 특히 열기가 더욱 어렵다. 복잡한 구조를 가진 근육들, 인대, 내분비선들, 동맥, 그 외의 다른 티슈들 등이 복잡하게 엉켜 있기 때문이다.
- 시각화 방법: 갑상선을 중심으로 목 전체에 퍼져 있는 기·에너지에 집중한다.

비슈다의 서브 차크라– 탈루 차크라(Talu Chakra)

탈루 차크라는 빈두 차크라(아래에 기술)와 비슈다 차크라 사이에 (입 천장 바로 위에) 위치하면서 5번째 비슈다 차크라와 밀접한 연관성을 가지고 있는 서브 차크라이다. 12개의 적색(혹은 흰색)의 꽃잎을 가졌으며, 존중감, 만족성, 모욕, 자제력, 자부심, 애정, 슬픔, 우울함, 순수성, 불만족, 명예, 신경 불안 등의 자질들과 연관성을 가지고 있다. 탈루 차크라가 열리고 정화되면 아스트랄계의 의식이 열리고, 천상계의 신들과 소통할 수 있는 능력이 생기게 된다.

여섯 번째, 영안(靈眼) 차크라– 아기야(Ajna)

영안 차크라는 마인드의 장소로써 신체에 해당하는 원소는 없다. 영안 차크라를 열고 정화하게 되면 삶의 총체적인 물질적 관점에 집착하는 경향을 와해하게 된다. 그리하여 진정한 영적 비전과 직관력, 내면적 삶의 현실에 대한 선명하고 깊은 인식을 할 수 있게 된

깨달음, 카르마 그리고 내면의 빛

다. 지혜안이 열리면서 고도로 발달된 직관, 사이킥 능력, 관점의 항상성 그리고 깊은 행복을 얻을 수 있게 된다. 반면에 영안 차크라가 막혀 있고 정화가 되지 않았으면 무미건조한 이성적 관점에서 세상을 바라보는 것에 의존하고, 영적이고 직관적 레벨의 삶을 거부하게 된다. 당신의 상위 자아와 높은 지식에 대한 당위성을 부인하며, 그리하여 당신의 타고난 권리인 평화와 행복을 오히려 빼앗는 결과를 가져오게 된다. 영적 냉소주의는 당신 생명의 존엄성에 대한, 광대하고 신비로우며 진실로 빛나는 자신의 상위 자아를 공격하는 것이 된다. 냉소주의는 무한한 가능성의 바다를 한 방울의 물로 쥐어짜서 이성적 마인드의 범위에 떨어뜨리려 시도하는 것과 같다.

여섯 번째 영안(靈眼) 차크라(아기야)와 연관된 신체 부위

- 스투파의 맨 위에 있는 크라운에 해당한다.
- 신체에서 머리와 뇌 영역에 해당한다.
- 심볼: 샥티와 쉬바, 음과 양의 두 에너지를 상징한다. 비수뉴 신을 태우고 나는 디바인 독수리 가루다의 큰 두 날개를 의미하기도 한다.
- 2개의 큰 날개 모양으로 된 2개의 꽃잎을 가진 것으로 상징. 좌우로 나눠진 비강(鼻腔, 콧속의 공간)과 좌우 뇌 부분, 혹은 뇌간(뇌줄기)의 좌우 부분을 의미한다.
- 뇌와 뇌간에 흐르고 있는 기 채널이 열리는 과정은 특히 아주 고통스럽다.

- 사람의 몸에는 10개의 게이트(Gates, 문)가 있다. 두 눈, 두 귀, 두 콧구멍, 입, 항문, 성기 등 모두 9개, 그리고 10번째는 제3의 눈으로 알려진 내면의 눈으로, 디바인 의식의 영역에 해당한다. 그래서 직관적 지혜와 높은 의식의 영역으로 들어가는 문으로 알려져 있다.
- 척추 맨 위에 있으며, 브레인 중간에 있다.
- 제3의 눈, 아기야 차크라, 디비야 착슈(Divya Chakshu): 디바인 눈, 지혜의 눈, 영적 깨달음을 얻을 때 열리는 내면의 직관적 지혜의 문으로, 마음과 마음으로 직접 소통할 수 있는 능력을 준다.
- 루드라 그란트(Rudra Grants), 또는 쉬바의 매듭으로도 알려져 있으며, 초능력 파워를 준다.
- 송과선(Pineal gland, 솔방울샘)이 있는 곳으로, 어린아이에게 액티브하지만 나이가 들수록 줄어든다.
- 시각화 방법: 양 미간의 중심에서 얼굴과 머리 전체로 퍼져 있는 기·에너지에 집중한다.

아기야의 서브 차크라- 인두(소마) 차크라(Indu/Soma Chakra)

인두 차크라는 6번째 영안(아기야) 차크라의 바로 위의 중간에 있으며, 7번째 사하스라라 차크라 내에 위치하고 있다. 인두 또는 소마 차크라는 영혼과 바디가 연결되는 영역으로, 물질계와 영성계 영역 사이의 갭을 연결하는 다리 역할을 한다. 이 차크라가 열리고 정화되면 우리의 영적인 정체성과 의식이 신성의 본성과 활발하게 연결될 수 있다.

일곱 번째, 크라운 차크라 – 사하스라라(Sahasrara)

크라운 차크라는 신체에서 순수의식이 중점적으로 담겨 있는 곳이다. 크라운 차크라를 정화하게 되면 몸과 마인드 그리고 '나'라는 에고와 동일시함으로써 세상과 다른 사람들로부터 분리를 시키고 있는 개인적 자아를 풀어 주게 된다. 크라운 차크라를 열게 되면 무한하고, 모든 것과 하나가 되는, 확장적이고 환희의 깨달음이 얻어지게 된다.

일곱 번째 크라운 차크라(사하스라라)와 연관된 신체 부위

- 사하스라라(Sahasrara): 최상의 의식이 안착해 있는 곳. 머리의 크라운에 위치.
- 사이킥 센터가 아니라 그 너머에 있다.
- 쿤달리니 파워가 깨어나서 사하스라라에 오르면 쉬바와 샥티의 합치, 유니온, 깨달음이 이루어진다.
- 뇌 속에서는 약 천억 개 정도의 뉴런들이 있는 것이 알려져 있다. 마찬가지로 크라운 차크라에는 1,000개의 꽃잎들이 있는 것으로 상징된다.
- 크라운 차크라는 머리 위에 있는 것이 아니라, 뇌 속에 있는 수많은 신경과 나디들을 의미한다.

- 시각화 방법: 인터넷에서 찾을 수 있는 메디컬 DTI(Deep Tissue Injury) 이미지들을 참고하여, '뇌를 씻는 듯'한 느낌을 유지하면서 기·프라나 에너지를 회전한다.

빈두 차크라(Bindu Chakra)/빈두 비사르가(Bindu Visarga)

빈두(Bindu)는 '점, 포인트'라는 뜻으로, 전통적인 일곱 주요 차크라 시스템에는 포함되지 않은 8번째 차크라로 알려져 있다. 탄트라 요가에 따르면 '소마'(암리타)로 알려진 영생불로수, 특별하고 압축된 힐링 에너지를 가지고 있다. 빈두 차크라는 창조계의 생성지로써, 순야(Sunya, 공(空))으로 들어가는 입구, 모든 것이 나왔다가 원래의 자리로 돌아가는 곳을 의미한다. 머리의 뒤쪽 윗부분에 위치하고 있는데, 힌두 브라민이나 시크(Sikh)들이 터번으로 감는 곳이기도 하다. 초생달의 이미지를 가지고 있으며, 하얀 소마, 암리타 넥타가 떨어지는 곳이며, 나다(Nada)요가에서는 사이킥 소리가 들리는 곳이다. 이 차크라가 열리고 정화되면 육체적 정신적 건강과 생기, 젊음과 회춘(回春) 그리고 영적인 깨달음을 완성할 수 있게 한다.

5.
카르마의 청사진, 조디액과 차크라의 상응성

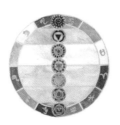

"나무에게는 재난이 씨앗이 싹틀 수 있는 기회가 될 수도 있다.
…… 오래된 나무가 분해되면서 영양분들이 재분배된다. 씨앗들
은 새로 비옥해진 토양에서 싹을 트고 빛을 받기 위한 경쟁에 참
여하게 된다."

– 무이르(Muir) 캘리포니아 수풀 공원 팻말

일곱 행성과 일곱 차크라

점성학에서 사용하는 일곱 행성(태양, 달, 화성, 수성, 목성, 금성, 토
성)과 일곱 차크라는 서로 밀접한 관계성을 가지고 있다. 점성학은
하늘에 떠다니는 행성과 스타들로 이루어진 대우주적 세상의 외부

에너지(Outer Energy)가 지구상에 살고 있는 우리 삶에 어떤 영향력을 미치는지 알고자 탐구하는 학문이다. 반면에 차크라 시스템은 우리 안에 있는 인너 에너지(Inner Energy)라는 소우주적 세상이 우리 신체와 삶에 어떤 영향력을 미치는지에 대한 것을 다루고 있는 에너지학(學)이다. 점성학과 차크라 시스템은 서로 다른 영역인 것처럼 보이지만 실제로 동전의 양면처럼 밀접한 연관성을 가지고 있다. 그래서 한 영역을 이해하면 자동적으로 다른 영역도 잘 이해할 수 있게 되는 상호 보완적인 역할을 하고 있다. 호로스코프(Horoscope, 나탈 점성학 차트)가 나타내고 있는 행성들의 상태는 우리가 카르마적으로 타고난 에너지 바디들의 상태와 잠재성을 대변하고 있다. 사람들마다 타고난 성향이나 자질, 특성들이 다르기 때문에 어떤 한 사람에게 적절한 수행 방식이 다른 사람들에겐 전혀 적합하지 않을 수 있다. 그리하여 고대 인도의 요기들은 어떻게 하면 각자 타고난 카르마와 성향에 맞게 가장 조화롭고 충족적인 삶을 살 수 있을지, 또한 효율적인 영적 수련을 통해 빠르게 깨달음과 자유로움을 성취할 수 있을지 행성들의 언어로 코드화를 시킨 가르침을 전수해 왔다. 개인의 호로스코프에 대한 점성학적 이해와 풀이를 통해 그가 디폴트 모드로 타고난 차크라 시스템의 에너지 상태를 진단할 수 있게 하였다. 일곱 차크라 중에서 어떤 차크라가 가장 액티브한지, 정체되어 있는지, 그리고 어떠한 차크라 에너지 수련이 차트주인에게 보다 집중적으로 요구되는지 하는 팩트들을 점성학적 렌즈를 통해 판단할 수 있다.

1번째 물라 차크라는 토성과 연관성을 가지고 있다. 흙의 원소를 가지고 있기 때문에 심리적으로 물질적인 안정성을 느끼는 것이 중요하며, 어떻게 물질적 세상과의 관계성을 맺는지를 보여 준다. 토성의 에너지가 상징하는 결여 혹은 제한된 의식이 기저에 깔려 있으며, 생산적이거나 파괴적인 성향 모두를 포함하고 있다. 이 차크라의 에너지가 불균형 상태에 있으면 탐욕이나 생존을 위한 강한 드라이브를 주게 된다. 균형 상태에 있으면 보다 안정적이고 현명한 방식으로 자신의 신체나 물질적 세상과의 관계성을 맺게 된다.

2번째 스와디스타나 차크라는 목성과 연관성을 가지고 있다. 물의 원소를 가지고 있기 때문에 심리적으로 감정적인 안정성을 느끼는 것이 중요하며, 어떻게 감정을 경험하고 표현하는지 보여 준다. 이 차크라의 에너지가 불균형 상태에 있으면 현실도피주의, 과잉 소비, 도그마 등에 잘 빠지게 된다. 균형 상태에 있으면 보다 생산적인 열정과 영적 헌신성으로 감정 세계의 경험을 하게 된다.

3번째 마니푸라 차크라는 화성과 연관성을 가지고 있다. 불의 원소를 가지고 있기 때문에 보다 다이내믹하고 에너제틱한 감정들을 다스리고 있다. 이 차크라의 에너지가 불균형 상태에 있으면 화를 잘 내거나, 분노, 경쟁적인 충동성을 주게 된다. 균형 상태에 있으면 용기와 저력, 확고한 자기 의사를 가질 수 있게 한다. 2번째 차크라가 종교나 영적인 감성과 연관성이 있는 반면, 3번째 차크라는 시합에 나간 운동선수가 가지는 열정, 전투에 나선 군인들이 느끼는 열정과 같은 감성과 연관성이 있다.

4번째 아나하타 차크라는 금성과 연관성을 가지고 있다. 공기의 원소를 가지고 있기 때문에 사랑, 미, 또는 온갖 유형의 끌림이나 매력을 느끼게 만드는 것들을 다스린다. 이성 관계뿐만 아니라 모든 인간, 사회적 관계성에서 조화로움을 유지할 수 있게 한다. 이 차크라 에너지가 불균형 상태에 있으면 쾌락이나 즐거움을 과도하게 추구하거나, 지나치게 착하고 다정하게 굴려는 성향을 주게 된다. 균형 상태에 있으면 탁월한 미학적 감각이나 이타적인 사랑의 감정을 주게 된다.

5번째 비슈다 차크라는 수성과 연관성을 가지고 있다. 에테르의 원소를 가지고 있기 때문에 순수한 지성이나 이성의 힘을 다스리고 있다. 이 차크라의 에너지가 불균형 상태에 있으면 과도한 생각이나 상념에 사로잡히거나 무절제적 소통을 하게 만든다. 균형 상태에 있으면 창조적이고 영적 사고를 하게 만들며, 고상하고 품격 있는 소통 능력을 주게 된다.

6번째 아기야(영안) 차크라에는 여성적(음, 陰) 남성적(양, 陽) 두 에너지가 함께 있다. 부속된 인두 차크라는 달과 연관성을 가지고 있다. 5 원소의 영역 밖에 있기 때문에 어떤 원소에도 지배당하지 않는다. 그러나 '제3의 눈'이라고도 알려진 차크라의 여성적 에너지를 나타내기 때문에 '디바인 물'의 원소에 가깝다. 그에 비해 2번째 차크라는 평범한 물의 원소를 가지고 있다. 가장 반영적이고 내향적인 의식 모드에 초점을 맞추고 있으며, 자애로운 사랑, 섬세한 사이킥적인 감각 자질들을 가지고 있다. 하지만 불균형 상태에 있으면 두려움, 감정적인 의존, 과거에 대한 과도한 집착 등을 줄 수 있다.

아기야 차크라는 인두 차크라와 함께 쌍을 이루며 태양과 연관성을 가지고 있다. 남성적 에너지를 나타낸다. 인두 차크라와 마찬가지로 어떤 원소에도 지배당하지 않지만, '디바인 불'의 원소에 가깝다. 3번째 차크라는 평범한 불의 원소를 가지고 있는 반면, 아기야 차크라는 원자핵과 같은 불에 비유할 수 있다. 가장 순수하고 활동적이며, 높은 질의 의식 수준을 다스린다. 이 차크라가 균형 상태에 있으면 무한한 창조성, 영적 에너지, 긍정적 자기표현 능력 등을 주지만, 만약 불균형 상태에 있으면 에고 주의, 강압적 성향, 자애심이 결여된 메마른 의식 등을 줄 수 있다.

7번째 사하스라라 차크라는 1,000개의 꽃잎으로 표현된다. 6번째 차크라까지는 우리의 신체 안에 있는 에너지 포인트들, 즉 개인의 영성이나 신성이 표현되는 것을 의미한다. 그러나 7번째 차크라는 개인적 신성 너머에 있는 초월적 디바인 영성과의 컨택트를 의미하기 때문에 대체로 잠재적 파워로 머물러 있으며, 단독적으로 연관되는 행성은 없는 대신에 모든 일곱 행성들이 완벽한 조화를 이룬 니르바나 상태를 상징한다.

일곱 행성의 음양 차크라 vs 조디액의 12 싸인

점성학에서는 지구를 중심으로 두고 태양을 포함한 다른 모든 행성들이 회전하고 있다는 천동설의 가정하에서 시작한다. 태양이 회전하는 길은 이클립틱(Ecliptic, 황도)이라고 하며, 이클립틱의 양 옆으로 약 8°도씩 총 16° 너비에 해당하는 가상의 벨트를 조디액(Zodiac, 황도대)이라고 부른다. 360°의 조디액을 각각 30°씩 12파트로 나누어 산양자리, 황소자리 등등 열두 별자리(싸인, Signs) 이름으로 부르고 있다. 모든 행성들은 조디액 내에서 머물면서 각자의 주기에 맞추어 지구를 회전하고 있다. 가장 중요한 두 행성은 밤과 낮을 주도하는 달과 태양으로, 달은 한 개의 싸인에 약 2.1일 정도 머물며 전체를 회전하는 데 약 29일이 걸린다. 태양은 한 개의 싸인에 약 30일 정도 머물며, 전체를 한 번 회전하는 데 약 1년이 걸린다. 이러한 달과 태양의 움직임이 절기와 계절의 변화를 주도한다.

모든 열두 별자리는 각각 지배하는 주인 행성이 있다. 달은 게자리, 태양은 사자자리를 지배하며, 대표적인 여성적, 남성적 파워의 상징, 음양(陰陽)의 기(氣)를 대변하면서 함께 6번째 차크라와 상응한다. 나머지 다섯 행성들은 각자 두 개의 별자리를 지배하는데, 하나는 음기(陰氣), 다른 하나는 양기(陽氣)를 대변한다. 토성(1번째 차크라)은 악어자리(음)와 물병자리(양), 목성(2번째 차크라)은 인마자리(양)와 물고기자리(음), 화성(3번째 차크라)은 산양자리(양)와 전갈자리(음), 금성(4번째 차크라)은 황소자리(음)와 천칭자리(양), 수성(5번째 차크라)은 쌍둥이자리(양)와 처녀자리(음)를 지배한다.

이처럼 점성학에서 조디액의 12 싸인과 지배 행성들을 배치하는 방식은 차크라 시스템에서 일곱 행성들을 배치하는 방식과 놀라울 정도로 일치하고 있다. 일곱 행성들과 상응하는 일곱 차크라들은 모두 세 유형의 특성들-여성적(음), 남성적(양), 균형적(중)- 파워(기)(氣), 나디, Nadi)를 함께 가지고 있다. 차크라가 가진 내향적 특성들은 음의 파워(이다, 왼쪽 나디), 외향적 특성들은 양의 파워(핑갈라, 오른쪽 나디), 균형적 특성들은 중립의 파워(슈슈마, 중간의 나디)에 해당한다. 그래서 개인의 호로스코프에서 행성들이 주로 어떤 별자리들에 분포되어 있는지에 따라, 그의 인너 차크라 상태를 진단할 수 있다. 음의 자리들에 주도적이면 그는 대체로 내향적인 에너지형이고, 양의 자리들에 주도적이면 외향적 에너지형, 만약 골고루 분포되어 있으면 균형적인 에너지형임을 짐작할 수 있다. 예를 들어 5번째 차크라에 상응하는 수성의 경우, 남성적 파워(쌍둥이자리)가 활발하면 바깥세상과 적극적인 소통을 하려 할 것이며, 여성적 파워(처녀자리)가 활발하면 내적인 생각이나 사고를 많이 할 것이다. 만약 균형적 상태에 있으면 마음 깊이에 있는 영혼과의 신비로운 교류에 보다 적극적이게 될 것이다. 그리고 어떤 자리들에 어떤 행성들이 주로 위치하고 있는가에 따라 그가 어떤 차크라를 가장 활발하게 사용하는지 아닌지, 혹은 정체되었는지 아닌지 하는 것도 알 수 있다.

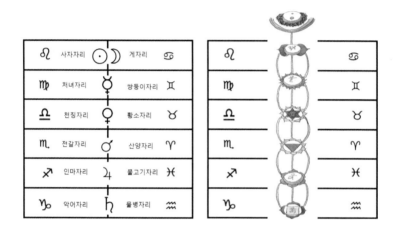

요가철학에 따르면 이러한 조디액의 사인들은 전생의 카르마, 그리고 현생에서 형성된 기억이나 인상들이 모두 저장된 '저장고'(삼스카라, Samskara)와 같다. 삼스카라는 오랜 시간과 생에 걸쳐 차근차근 이루어진 습관적 패턴들로써 우리의 행동이나 충동성을 유발하는 잠재의식으로 굳게 자리를 잡게 된다. 카르마의 씨앗이라고도 부르는 삼스카라는 우리가 무수한 생에 걸쳐 무엇을 느끼고 생각하고 경험하든지 모두 척추 주변에 있는 차크라 에너지 필드에 공명하는 에너지 형태로 축적되어 있는 것이다. 그리하여 만약 토성의 차크라

깨달음, 카르마 그리고 내면의 빛

필드가 손상된 경우, 토성이 상징하는 결여 의식 에너지가 활성화되어 매사에 불안하고 부정적이며 현실적 삶을 건강한 방식으로 영위하는 어려움을 겪게 된다. 신체적으로 변비나 잦은 설사, 복통 등에 시달릴 수도 있다. 만약 좋은 상태에 있다면 토성이 가진 긍정적인 에너지, 그릿(Grit)이라는 탁월한 마음 근력의 파워로 매사에 자율적인 자신감과 지속적인 추진력을 발휘하여 어떤 시련이나 어려움도 극복하고 큰 성공을 거둘 수 있게 한다.

니르바나의 최종 결정권자- 라후와 케투

밀크 대양을 휘젓는 거사에서 일어난 가장 중요한 이벤트는 라후와 케투의 탄생으로, 원래는 아수라였던 스바바누가 데바들 틈에 몰래 끼어서 암리타를 나눠 먹는 바람에 영생을 얻을 수 있었던 사실이다. 스바바누는 태양과 달의 고자질에 의해 정체가 발각되면서, 이에 분노한 비슈누의 디스크(조디액을 상징)에 몸이 반으로 잘리는 참형을 당했다. 하지만 이미 암리타라는 영생불로수를 마셨기 때문에 죽지는 않는 대신에 머리 부분은 라후가 되고 몸통 부분은 케투가 되어 조디액에서 서로 정반대의 자리에 각각 위치하게 되었다. 언젠가는 다시 한 몸이 되기를 갈망하면서, 이후 자신들을 그렇게 만든 태양과 달에게 복수하기 위한 기회를 호시탐탐 노리게 되었다. 실제로 라후와 케투는 일식과 월식이 일어나는 천문학적 이클립 포인트로써, 평소에는 모습을 드러내지 않고 있다가 매년 하지와 동지를 전후해서 몇 차례 연달아서 일어나는 일식이나 월식을 통해서만 이들의 존재를 확인할 수 있다. 달이 지구와 태양의 중간에 오거나, 혹은 지구가 태양과 달의 중간에 오게 되면 마치 거대한 그림자가 태양이나 달을 삼켜 버리는 듯한 환각을 만들면서 일식 혹은 월식이 일어나게 되는 것이다.

차크라 시스템에서 태양과 달은 여섯 번째 아기야(영안) 차크라 파워에 해당하면서, 모든 차크라들의 양기(陽氣, 핑갈라)와 음기(陰氣, 이다)를 각각 지배하고 있다. 즉, 나머지 다섯 행성들이 가진 양기와 음기는 모두 태양과 달의 지배하에 있는 것이다. 그래서 태양이 약하면 다른 행성들의 양기도 약해질 수밖에 없고, 달이 약하면 그들의 음기도 약해질 수밖에 없다. 그래서 해당하는 차크라의 에너지들도 막혀 있거나 약해지게 된다. 반대로 태양이나 달이 강한 경우에는 양기와 음기 에너지도 강해서 설령 다른 차크라가 불균형적 에너지 상태에 있더라도 쉽게 극복할 수 있게 된다. 하지만 라후와 케투는 차크라 시스템 내에 포함되지 않는다. 이들은 태양과 달의 에너지 지배하에 있는 것이 아니라 그 너머에 있음을 시사하고 있다. 라후가 상징하는 머리 부분의 에너지와 케투가 상징하는 몸통 부분의 에너지가 평소에는 서로 분리되어 있는데, 일상적으로 우리는 수많은 생각에 사로잡혀 육체를 거의 의식하지 못한 채 살아가고 있는 것에 비유할 수 있다. 라후와 케투처럼 머리와 몸이 분리되어 서로

깨달음, 카르마 그리고 내면의 빛

전혀 다른 세상에 살고 있는 것이다. 하지만 수련을 통해 몸과 마음이 점점 하나가 될 수 있으면, 몸의 저 아래에 있는 물라 차크라 에너지가 올라와서 머리 위의 크라운 차크라와 만나는 쿤달리니 각성이 일어나게 된다. 라후와 케투는 단계적인 몸의 변형과 사마디 의식의 진화를 거쳐 마침내 깨달음의 완성을 가져오는 니르바나의 최종결정권자임을 밀크 대양을 휘젓는 거사가 상징하고 있는 것이다.

라후와 케투는 우리의 의식과 마음, 존재의 근원적인 파워를 상징하는 태양과 달을 일시적으로 사라지게 할 만큼 엄청난 힘을 가지고 있음을 시사하는 카르마 행성들이다. 이들은 실체가 없는 그림자 행성이기 때문에 언제 어디서 어떻게 튀어나올지, 혹은 어떤 방식으로 행동할지 예측하기 힘들다. 마찬가지로 분명히 존재하지만 평소에 확인할 수도, 예측할 수도 없는 카르마적 힘은 우리가 가장 준비되지 않았을 때 전혀 예상치 못한 모습으로 불쑥불쑥 나타나서 우리 삶을 송두리째로 흔들어 놓는 경우가 자주 생겨난다. 믿었던 친구나 가족의 배신으로 큰 빚을 떠안게 되거나, 주야로 헌신했던 회사에서 갑자기 권고사직을 당하거나, 화장실 갈 시간도 아껴 가며 가족을 위해 열심히 일하던 사람들이 어느 날 갑자기 불치병이나 사고를 당해 세상을 떠나는 등과 같은 예들이 얼마나 주변에서 많이 일어나는가? 이처럼 잠재적인 형태로 있던 어떤 거대한 카르마를 갑자기 분출시키는 힘이 바로 라후와 케투이다. 살다 보면 누구나 그렇게 삶의 빛과 희망이 갑자기 사라지고 준비되지 않았던 깊은 절망이나 어둠이 몰려오는 시기를 겪게 된다. 라후와 케투는 마음과 의식에 혼란과 무질서를 만들어 내는 주요 세력을 상징하고 있다. 하지만 일식과 월식 현상은 아무리 길어 봐야 채 10분도 넘기지 못하는 것처럼, 우리 의식의 근원적인 파워인 태양과 달은 마치 먼지가 낀 거울을 닦듯이 일시적인 혼란과 정체 과정을 거쳐 더욱더 밝고 환해진 마음과 의식으로 빛날 수 있게 된다. 그러한 크리야 과정을 통해 한 발 한 발 완전한 깨달음을 향해 더 가까이 다가갈 수 있게 되는 것이다.

깨달음, 카르마 그리고 내면의 빛

6.
깨달음의 길에서 나타나는 신체적,
비신체적 징후들

"마음이 본래의 자연스러운 상태(환희, 알아차림의 의식 등)에 자리 잡으면 세상의 모든 사악한 세력이 들고 일어나서 당신을 괴롭힌다 하더라도 그것들은 당신을 해할 수 없다."

– 기야트룰 린포체(Gyatrul Rinpoche, 1925-2023)

진정한 영적 수련과 깨달음으로 가는 길

니르바나, 진정한 깨달음을 얻기 위해선 신체적, 영적 수련을 통해 몸과 마음, 의식이 모두 변형될 수 있어야 한다. 그러기 위해선 공(호)의 의식을 키우는 다양한 명상법 그리고 몸의 기·프라나를 향상시켜 주는 크리야 수련법들을 동시에 활용함으로써 깨달음의 단계들을 체계적이고 빠르게 성취해 나갈 수 있다.

아쉬탕가 크리야 요가는 몸과 마음, 의식을 모두 키우는 데 집중하는 수련 방식으로, 총 네 가지 타입의 요가들로 구성되어 있다. ① 하타요가(Hatha Yoga), ② 탄트라 요가(Tantra Yoga), ③ 만트라 요가(Mantra Yoga), ④ 라자 요가(Raja Yoga).

이 중에서 만트라 요가는 신체에 있는 기 채널들을 따라 만트라 진언을 하는 수련법으로 신체적 비신체적 반응들을 직접적으로 일으키는 효과들이 있기 때문에, 특히 내면의 에너지 정화 작업을 하는 데 아주 효율적인 크리야 수련법이다. 데바바디라는 섬세한 에너지 바디를 얻을 수 있기 위해서는 먼저 쿤달리니 정화와 각성이 완성되어야 한다. 만트라 요가는 신체의 기 채널을 여는 데 도움을 주고, 기를 순환시키고 폭력적인 성향을 성공적으로 떨쳐 버릴 수 있게 하며, 굳은 몸이 수행을 하는 데 방해가 되지 않도록 한다. 아기의 몸처럼 부드럽고 건강해질 수 있도록 도와주고, 쿤달리니 에너지를 마스터하여 평온함과 행복, 따뜻한 온기를 누릴 수 있게 해 준다. 그리하여 데바바디를 얻는 과정에서 필요한 변형들이 성공적으로 일어날 수 있도록 도움을 주게 된다.

남회근 선사에 의하면 이렇게 몸과 마음이 변형되는 과정에서 여러 가지 신체적 비신체적 수련 징후들이 나타나게 되는데, 대부분

깨달음, 카르마 그리고 내면의 빛

심신에 누적된 삼사라 또는 잠재적 카르마들이 수련을 통해 정화되는 과정에서 생겨나는 환영들이기 때문에 진정한 깨달음의 징후와 혼돈하지 말 것을 경고하였다.

그러므로 영적 수련을 하는 과정에서 수련자들에게 흔히 나타나는 망상이나 환영 현상 등과 같은 일부 경험이나 신체적, 비신체적인 수련 징후들에 대해 어느 정도 알고 있는 것이 바른 깨달음과 진화에 필요한 도움이 될 수 있다.

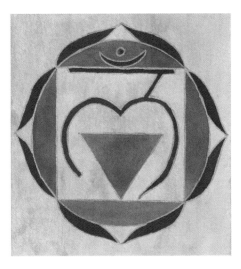

1번째 물라 차크라 비자 만트라(Lam, 람)

일반적 수련 징후의 경험과 현상들

명상이나 요가, 혹은 다른 어떤 정신 수련을 하는 대부분의 사람들은 다양한 유형의 경험과 현상들을 경험하기 시작하는데, 이를 '수련 징후'라고 한다. 이는 일상적인 생활에서 일반적으로 접할 수 없는 특이한 내부의 에너지 또는 영적 경험이다. 특히 쿤달리니 각성이 일어날 때 이러한 경험에는 음기(陰氣) 또는 양기(陽氣)를 높이는 강렬한 감정들이 포함되는 경우가 많다.

음기가 올라올 때

몸 안에 있는 음기·프라나가 올라올 때, 강렬한 생각이나 두려움의 감정, 불안, 걱정, 슬픔, 무력감, 우울증, 자포자기, 죄책감, 혐오감, 자살 충동 및 오한과 같은 강한 생각이나 감정들이 흔히 나타나게 된다. 이러한 것들은 모두 음기를 자극하는 다양한 유형의 음(陰)적인 생각이나 감정이다. 때로는 천신(데바)들이 우리의 음기를 정화하는 데 도움을 주기 위해 내면에 숨어 있던 그러한 감정이나 생각들을 자극하게 된다. 남회근 선사에 따르면, 선정(禪定)으로 가는 단계에 있어 서늘한 수증기가 온몸을 감싸거나 몸에서 뿜어져 나오는 느낌으로 이빨이 덜덜 떨릴 정도로 깊은 오한을 느끼게 되는 경우가 있다. 이러한 사례는 음기(陰記)의 축복을 받게 되는 것에 해당한다.

깨달음, 카르마 그리고 내면의 빛

양기가 올라올 때

내면에 있는 양기는 대부분 분노, 자부심, 용기, 승리감, 자신감, 들뜬 기분, 성적 흥분, 열정, 기쁨, 명랑함, 경외심, 낙천주의, 사랑, 저력, 환희, 활력, 흥분 등과 관련된 생각이나 감정의 형태로 올라오게 된다. 남성적인 수련 방식, 강한 성적 욕망, 햇빛 시각화 테크닉, 일반적 명상 수행, 호흡 수련, 결혼식이나 기타 축하 행사에 참석하는 행복한 경험, 활동적인 운동, 섹스, 댄스, 춤, 노래 등은 모두 내면에 있는 양기(陽氣)를 자극할 수 있는 상황들이다.

분노와 자부심은 모두 양기를 올라오게 한다. 그래서 불교의 사천왕(四天王)이나 힌두교의 루드라(Rudra)처럼 신의 수호자가 분노한 모습으로 표현되고 있거나, 다른 기타 종교에서 일부 신들이 화나고 무서운 얼굴로 조각되거나 그려져 있는 이유이기도 하다. 이것은 사람들이 악한 일을 하지 못하도록 겁을 주기 위함이다. 신이 자신의 일거수일투족을 지켜보고 있다고 느끼는 사람들은 그렇지 않은 사람보다 더 좋은 사람들이다. 만약 어떤 특정한 언행에 대한 윤리적, 도덕적 규율들을 제거하게 되면 누구도 그를 막을 수 없게 된다. 따라서 사람들이 잘못을 저지르는 것을 방지하고 사회를 안정시키는 데 도움이 되도록 그들이 신적인 존재에 감시받고 있음을 상기시켜야 한다. 사찰 입구에 험한 모습의 조각상들이 세워져 있는 것도 그러한 이유 때문이다. 또한 쿤달리니 각성을 활성화시키기 위한 방법으로 분노 또는 양기를 자극시키는 상황을 의도적으로 만들기도 한다. 마스터가 제자의 분노나 자존심을 일부러 자극하거나, 아수라 혹은 악마들과 싸우는 상상을 하면서 분노로 소리를 지르고 땀까지 흘리게 하는 시각화 명상법을 행하는 것도 모두 양기가 올라오게 하기 위함이다.

티베트 불교에서 탄트라 수련생들은 양기를 올라오게 하기 위해 자신이 강력한 신(神)이라고 상상하는 사다나(Sadana, '수련')를 행한다. 수련생들은 그러한 신의 기를 수련하는 것을 시각화하며, 자신의 양기를 그 수준에 맞게 높이기 위해 분노하고, 용감하고, 오만하고, 강하고, 전지전능하다는 상상을 하게 된다. 또 다른 예로 침팬지 전문가인 제인 구달(Dr. Jane Goodall) 박사는 어렸을 때 양기를 키우기 위해 자신이 아프리카 정글을 헤쳐 나가는 남자 모험가라는 상상을 자주 하였던 것으로 알려져 있다. 양기는 섬세한 데바바디가 제대로 발달될 수 있도록 도움을 주게 된다.

부처님과 제자 보살님들은 늘 인간의 기·프라나를 키우고 정화하는 일을 돕고 있다. 이러한 위대한 스승님들은 다양한 삼보가카야 혹은 니르마나카야 발산체를 사람들에게 투사하여, 그들을 돕기 위한 생각, 직관, 자극, 충동, 감정, 용기, 힘, 에너지, 치유, 위로, 꿈, 동기부여, 영감, 열망 등을 몰래 심어주게 된다. 그분들은 종종 니르마나카야를 투영하여 누군가에게 들어가서 생명력을 불어주어 그 사람의 기를 변화시키거나, 기·프라나를 불어넣거나, 통증을 차단하거나, 질병을 회복하는데 도움을 줄 수도 있다. 때로는 꿈에서 나타나 이러한 일들을 하기도 한다. 수행자가 수련을 하는 동안 따뜻함이나 차가움을 느낄 때, 예를 들어, 만트라 진언이나 기도 낭송 후에 배에서 따뜻한 느낌이 드는 것은 그분들이 관여하고 있다는 징후 중의 하나이다. 때로는 명상하는 동안 성관계에서 느끼는 오르가즘과 유사한 에너지의 충만함과 신체의 행복감을 느끼게 되는 경우도 있는데 천신과 같은 영적 존재가 내면에 들어와서 주는 경험에 해당한다.

혹은 수련 중에 종종 실제로 몸의 흔들림을 경험하고, 몸이 아프지 않은데도 몸 전체에 뜨거움과 차가움을 느끼며, 팔다리가 무겁거나 가볍거나 혹은 마치 빈 것처럼 느끼거나, 내면의 에너지가 몸 안을 가로지르며 마치 여행하듯이 몸 전체를 돌아다니고 있는 것처럼 느껴질 수 있다. 이러한 기 회전은 나디(Nadi) 에너지 채널들을 정화하고 변화시키는데 도움이 된다. 대부분의 모든 사람은 종교적 행위나 영적 수행의 직접적인 효과로 자신의 내부에서 다양한 에너지를 느끼게 된다. 열렬히 기도하는 일반 기독교인, 이슬람교인, 유대교 수련자들도 이런 느낌을 받을 때가 있다. 실제로 이러한 내부 에너지 흐름과 감각들 뒤에는 이들의 영적 진화를 돕고자 하는 천신과 보살님들 같은 영적 존재가 개입하고 있다는 사실을 대부분의 사람들은 미처 깨닫지 못하고 있다.

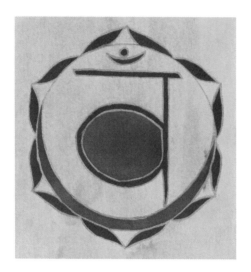

2번째 스와디스타나 차크라 비자 만트라(Vam, 밤)

성(性) 수련 요가와 쿤달리니 요가

천신들이 돕는 방법 중 하나는 성 수련이다. 성관계 중에 그들의 내부 에너지를 움직이는 데 도움을 주어 정액을 유출하지 않고도 성적 오르가슴에 닿을 수 있도록 하는 수련이다. 천신들은 그들의 신체에 기의 활력을 불어넣거나 자극적인 흥분과 행복을 경험하는 동시에 정기(精氣)가 흐를 수 있게 함으로써 천신들 자신도 쾌감을 공유하게 된다. 수련자의 몸에 충만하게 쌓인 정기(精氣)가 순수한 기·프라나로 변형될 수 있을 때 그는 데바 바디를 얻게 된다.

그에 비해 쿤달리니 요가와 기(氣) 운동은 성 파트너의 도움에 의

깨달음, 카르마 그리고 내면의 빛

존하기보다는 마음과 의지를 사용하여 스스로 이러한 일을 할 수 있도록 훈련한다. 이러한 경우에 천신들은 그가 내면의 섬세한 바디를 변화시키는 데 필요한 높은 에너지와 의지력을 지원한다. 데바 바디를 성취하는 데 있어 쿤달리니 요가가 성수련 요가보다 훨씬 효과적이며 우월한 수행 방법이다.

보살님들이 사람들에게 지원하는 도움의 형태들

천신들이 도움을 주는 형태는 수련자가 좋은 경험들을 할 수 있도록 지원하여 그 효과들을 함께 공유하고자 하는 것이다. 하지만 보살님들이 지원하는 도움의 주요 형태는 수련자의 의식을 바꾸는 것이다. 즉, 사람들에게 어떤 주제에 대한 이해를 제공하고, 더 넓은 관점을 부여하고, 사물을 기억하도록 돕고, 문제 해결에 도움이 될 수 있는 아이디어가 '갑자기 떠오르는' 등의 형태를 취하게 된다. 해야 할 일을 완성하거나 더 효율적인 방향으로 생각을 바꾸게 하는 등의 작업을 행한다. 예를 들어, 갑자기 누군가에게 전화를 걸고 싶은 생각, 눈부신 영감이 순간적으로 떠오른 순간, 가장 절실할 때 갑자기 솟아올라 오는 내면의 힘과 용기나 직관, 때로는 하늘의 도움이나 축복을 믿지 않는 사람에게도 은총의 행운을 줄 수 있다. 그러한 생각들을 심어 주기 위해 그의 뇌 속으로 들어가는 이들은 대체로 천신이나 천상의 보살님들이다. 이들은 또한 사람들이 선(善)을 계발할 수 있도록 개입하고, 증오와 악의를 소멸하고, 인색함과 같은 나쁜 습관에서 사람들을 자유롭게 하기 위해 노력한다. 이러한 유형의 개입은 그들의 신념이나, 종교, 영적 전통과는 관계없이 모든 사람들에게 일어난다. 이런 일들은 사람들이 믿지 않더라도 전 세계 어디에서나 항상 일어나고 있다. 천신, 보살님, 붓다들은 이와 같은 인간사에 직접 개입하거나, 혹은 다른 방식으로 모든 사람들을 위해 끊임없이 개입하고 있다. 천국은 끊임없이 사람들을 도우려고 노력하지만, 할 수 있는 일에는 항상 한계가 있다. 그래서 수많은 보살님들이 직접 나서서 인간들은 돕는 작업을 나눠 가지게 된다. 화엄경(華嚴經)에는 세상과 사람들을 돕기 위해 다양한 보살들이 한 서원들을 기록하고 있다.

신이나 성인 등과 같은 영적 존재를 보는 현상

수련을 하는 사람들에게 나타날 수 있는 또 다른 일반적 현상은 공중에 떠 있는 신이나 성인과 같은 환상, 또는 아름다운 건물, 하늘, 궁전 등과 같은 환상을 보는 것이다. 이것을 '유령체 현상'이라고 하는데, 이는 단지 뇌 내에 있는 투영일 뿐이다. 어떤 사람들은 용, 유령, 천사, 악마, 거인, 천국, 영적인 동물 또는 전생의 환상을 보게 될 수도 있다. 이렇게 도움이 되거나 되지 않거나, 심지어 해를 입히고 오해를 불러일으킬 수 있는 환상의 목록은 끝이 없다. 당연히 그것들은 모두 허구의 환상이다. 이러한 것들은 실제로 존재하는 것이 아니라 단지 그의 뇌 속에서 볼 수 있는 영적인 존재가 만들어 낸 투영이기 때문에 다른 사람은 그것을 볼 수 없다. 만약 두 사람이 볼 수 있고 다른 사람은 볼 수 없다면 천신이 두 사람을 동시에 속

깨달음, 카르마 그리고 내면의 빛

이고 있기 때문이다. 파탄잘리 요가 수트라의 제3장 51절에는 이러한 환영들에 대한 경고가 기술되어 있다. 불이문경(Vimalakirti Sutra)에도 설명되어 있다. 수능엄경(Surangama Sutra)에서는 50가지 마라(환영)들에 대한 부처님의 경고가 기술되어 있다. 천신과 보살님들은 아니마(Anima)의 시디를 가지고 있어 몸을 원자 사이즈로 줄일 수 있다. 자신들의 섬세한 바디를 축소시켜 그의 두뇌 안에 들어가 이런저런 생각, 마음, 감정, 다양한 이미지들을 만들어 내어 그에게 적절한 교훈을 주고자 노력한다.

이처럼 영적 존재들이 주고 있는 정신적 이미지 투영은 우리에게 어떤 꿈이나 비전을 심어 주는 것까지 확장된다. 혹은 수련자가 다른 사람의 신체 내부의 사물, 신과 성인, 멀리 있는 사건 등과 같은 특이한 것을 실제로 보는 비전을 깨어 있는 상태에서 경험할 수도 있다. 심지어 마스터의 몸을 볼 수도 있고, 얼굴이나 모양이 변하는 것처럼 보일 수도 있다. 또는 강렬하게 만나고 싶은 어떤 사람의 이미지가 그의 실제 비전 위에 겹치는 형태로 투사되어 실제로 앞에 있는 것 같은 환영을 경험할 수도 있다. 이러한 현상들은 모두 누군가가 그의 의식 속에 있는 무엇인가를 그가 보고 있는 정상적 비전 위에 겹치도록 투사하고 있기 때문이다. 이는 마치 푸른 하늘을 가리고 있는 일시적 구름들과 같다. 자신이 무엇을 보기 원하는가에 따라 구름들은 다양한 이미지들로 나타나 보일 수 있다. 하지만 사실상 모든 구름은 떠도는 기체들에 지나지 않는 것이다.

이상하거나 신비로운 경험들을 하는 현상

수련을 하는 중에 일어나는 많은 이상한 일들이 어떤 비범한 우주적 사건이나 초감각적 의미를 나타내지는 않는다. 천상의 스승들은 종종 자신의 데바 제자들을 데리고 수행자의 두뇌 안에 들어가 생각, 소리 및 이미지를 투사하지만 그러나 어떤 중요한 메시지가 전달되는 경우는 거의 없다. 부처님과 보살님들은 사람들에게 생각과 이미지들을 줌으로써 항상 그들을 도우려고 노력하는데, 이런 유형의 트레이닝은 우리가 죽을 때 도움이 되도록 하기 위한 것이다. 지상보다 더 좋은 천상의 이미지들의 투사를 통해 죽음에 대한 두려움을 가지지 않도록 미리 준비를 시키는 것이다. 하지만 어떤 이미지나 환상이든 실제 사건이 아니라 뇌에 투사된 망상에 지나지 않음으로 어떤 환상도 심각하게 받아들이지 말아야 한다. 그것들을 마라(환영), 즉 가짜라고 생각하고 무시하는 것이다.

때로는 천신들이 수련자의 몸을 장악하여 그들의 자제 능력 여부를 시험하는 경우가 있다. 갑자기 재채기가 연달아서 일어나거나, 아무런 생각 없이 머리를 긁거나 코를 파는 등과 같은 자율적 기능에 대한 통제력을 계속 테스트하려 들거나, 또는 수련자의 몸을 장악하여 안에서 느닷없는 감정적 반응이 일어나도록 유도하면서 그가 부정적인 생각과 짜증을 일으키게 하려고 애를 쓸 수도 있다. 혹은 일종의 빙의를 통해 몸을 장악하여 그가 어떤 말을 중얼거리거나 무의식적으로 말도 안 되는 말들을 다른 사람들에게 쏟아 놓게

깨달음, 카르마 그리고 내면의 빛

만들 수도 있다. 그들의 에테르 기체가 충분히 정제되었는지 시험하기 위해 하는 시도들이다. 만약 그가 집중하는 데 문제가 있거나 에너지가 불규칙적으로 회전하고 있다면 그들의 수행이 아직 불충분함을 의미한다. 무엇보다도 다양한 시험을 통해 수련자의 기억을 읽으려 할 수 있다. 느닷없이 아주 어릴 적 기억이나, 아무에게도 말하지 않았던 혼자만의 비밀스러운 기억이 올라와서 스스로 극도의 수치심을 느끼게 되는 경험들은 모두 천신들이 수련자를 챌린지 하고자 행하는 작업들이다.

때로는 방에서 벽이나 창문들 두드리는 등 자발적인 현상들을 만들어 내기도 하는데, 이는 천신들이 물리적 현상에 영향을 미치는 능력도 있음을 증명하고자 함이다. 사람들은 때때로 이러한 유형의 사건이 귀신이나 영혼이라고 생각하지만, 일반적으로 그것은 천신이 단지 수행자의 집중력을 테스트하기 위해 수행에 방해될 만한 요소들을 만들어 내고 있는 것이다. 그가 두려움을 느끼거나 부정적인 에너지를 느끼도록 만들어 겁을 먹게 만드는 이러한 일들은, 수행자의 음기(陰氣)를 높여 주는 효과가 있기 때문에 속지 말고 계속 집중하는 연습을 이어 가는 것이 중요하다. 혹은 누군가가 그의 사고 과정을 막고 있는 것처럼 갑자기 혼란스러워지고, 어떤 문제에 대해 생각할 때 머릿속에 가벼운 압박감이나 두통을 느낄 수도 있다. 이럴 때는 천신이 수련자의 생각 과정을 시험하고 있을 때 경험할 수 있는 일들이다. 보통 사람들에게 있어 두통은 그냥 두통일 뿐이고, 혼란은 단순히 혼란일 뿐이다. 그러나 쿤달리니 각성 과정에서 일어나는 모든 이러한 일들은 보통 사람들은 겪지 않는 '수련 징후'에 속한다.

정신적으로 불안정한 사람들은 일반적으로 평범한 생활을 할 때 모든 것을 영적인 영향과 미신의 탓으로 돌린다. 그러나 쿤달리니 각성에 따른 수련징후 경험들은 높은 수준의 스승을 둔 수련자만이 겪게 되는 정화(크리야) 과정이다. 그러므로 삶에서 어떤 불행한 일이나 특이한 일이 일어날 때 즉시 미신적인 결론에 도달하지 말아야 한다. 천신은 머릿속에서 천천히 소리를 크게 높이고 공포의 기(氣)를 자극하는 '요란한 천둥 번개' 소리가 들리게 유도할 수도 있다. 또는 어떤 것이 '물고 할퀴는' 듯한 느낌이 들 수도 있는데, 천신이 자극적인 기(氣)로 그의 눈꺼풀, 귀, 입술, 성기와 심지어 엉덩이까지 가볍게 만지면서 초조함, 분노, 절망, 아무런 희망도 없는 듯한 생각을 동시에 자극하는 일종의 불필요한 고문을 할 수도 있다. 그런 다음 견딜 수 없을 정도의 폭발적인 통증을 자극하기 위해 몸의 어떤 장소를 찌를 수도 있다. 이러한 경험들은 특히 수련자들을 아주 학대하는 티베트 불교 전통에서 흔히 일어나는 수련 징후들이다. 때로는 이런 시험에 들게 될 때, 어떤 유형의 행위를 하고자 하는 강한 충동이 생기고 그것을 떨쳐 버릴 수 없다. 그 행위를 하기 전까지는 압박감이 사라지지 않는다. (예를 들어, 명상을 하던 중에 갑자기 가스 냄새가 나면 스토브 잠그는 것을 잊었을지도 모른다는 생각에 명상을 멈추고 확

깨달음, 카르마 그리고 내면의 빛

인해 볼 때까지 강박 관념에 사로잡히는 경우와 유사하다.) 때로는 머릿속에서 어떤 노래나 만트라가 반복해서 연주되는 것을 들을 때 분명히 천신이 이면에서 테스트하고 있는 것이다. 실제로 수련자가 어떤 뇌 질환이라도 앓고 있지 않는 한 그런 일들은 일어날 수 없기 때문이다.

대부분 마스터들은 내면의 에너지를 수련하게 되면 어떤 징후들이 나타나는지 학생들에게 미리 알려 주지 않는다. 이유는 어떤 선입견이 생기는 것을 미리 방지하기 위함이다. 명상을 하는 동안 마음이 고요해지고 몸이 편안해지면 자연스럽게 몸 안에 있는 기·프라나들이 회전하기 시작하면서 여러 형태의 정화 현상들이 일어나게 된다. 이는 마치 바다를 향해 흐르는 강물이 도중에 바위나 나뭇가지 같은 여러 장애물들을 반드시 만나게 되는 이치와 같다. 천신이나 보살, 부처님은 인간 존재를 항상 돌보고 있기 때문에 여러 가지이유로 많은 생각과 부정적 에너지들이 때때로 일어나게 만든다. 강물이 저항하지 않고 자연스럽게 돌아가면서 유유히 흐르기를 계속하듯이 어떤 경험이 일어나든 계속 수련을 이어 가는 것이 중요하다. 중도에 겪게 되는 이러한 수련 징후들은 어떤 종교나 수련 전통과는 상관없이 항상 모든 사람과 어디서나 일어나고 있다는 사실, 그리고 궁극적으로는 모두 괜찮을 거라는 믿음이 필수적이다.

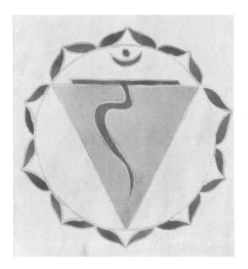

3번째 마니푸라 차크라 비자 만트라(Ram, 람)

쿤달리니 각성에서 일어나는 신체적 징후들

하타요가 프라디피카(Hatha Yoga Pradipika)에서는 호흡 수련과 명상을 수행하는 사람들에겐 3가지 연속적인 증상이나 징후를 경험하게 될 것이라고 한다. 여기에는 땀이 나거나 떨리는 등의 신체적 징후가 포함된다. 박티(Bhakti, 헌신) 요가의 전통에 따르면 수행자는 혼미, 땀, 소름 끼치는 소리, 숨이 막히는 소리, 떨림, 안색이 창백해 짐, 눈물, 의식 상실 등의 영적인 감정과 신체적 징후를 겪을 수 있다. 쿤달리니 각성이 일어나면 이보다 훨씬 더 많은 신체적, 비신체적 징후들을 겪게 될 가능성이 있다. 수련으로 몸 안에서 기가 움직

깨달음, 카르마 그리고 내면의 빛

이기 시작한 결과로 인해 통증, 가려움증, 차가움, 따뜻함, 무중력 상태, 무거움, 거칠거나 부드러운 등의 감각들을 느낄 수 있다.

그 외에도 시원함이나 차가움, 열 또는 따뜻함, 가볍거나 무거움, 험하거나 거침, 건조함, 미끄러움, 알갱이 같은 것의 느낌, 단단함, 부드러움, 약함, 서두르거나 긴박함, 내부적으로 갇힌 듯한 느낌 등이 포함된다. 몸 안에서 뭔가 움직이는 듯한 느낌, 가려움, 활력, 느림, 아픔, 통증, 붓거나 무감각함, 포만감, 뜨거나 가라앉는 느낌, 단단한 느낌, 피곤하거나 쉬고 싶은 느낌, 아프거나 길을 잃고 힘이 빠지는 느낌, 용기, 산만함, 몽환적, 평화롭거나 조용하고, 노쇠하거나 죽은 듯한 느낌, 허기나 갈증 등을 명상 중에 경험할 수도 있다. 이는 모두 정상적인 정화 현상이므로 놀랄 필요가 없다. 기 채널의 에너지 순환으로 인해 여러 가지 감각과 감정이 발생하게 되는 것이다. 기 채널이 열리게 되면 이에 따른 생리적 반응이 여러 형태로 나타나게 된다. 그중에서 가장 중요한 감각은 일반적으로 신체 내의 양기와 음기의 변형에 해당하는 따뜻함과 차가움의 느낌이다.

따뜻함과 뜨거움, 혹은 시원함과 차가움의 느낌

명상과 기타 영적 수련으로 인해 일어나는 대부분의 기 변화는 모두 따뜻함과 뜨거움을 동반하지만 때로는 시원함과 차가움을 느낄 수도 있다. 그 차이점은 다음과 같다. 수행으로 인해 기가 내면의 섬세한 에너지 바디를 통해 기 채널을 열기 시작하면 마찰을 일으키는 장애물에 부닥치게 된다. 이러한 마찰은 막힘, 내부에 갇힌 느낌, 자극, 따뜻함 및 열을 발생시킨다. 따라서 오랫동안 명상이나 기 수련을 하는 사람들은 일반적으로 에너지 채널이 열리기 시작하면서 마찰을 겪고 몸에서 따뜻함을 느낄 것이다. 신체의 특정한 부위를 시각화하는 수행을 하면 근처의 기 채널이 열리기 시작할 때 신체 부위에 상응하는 따뜻함과 열기를 느낄 것이다. 예를 들어 몸 안의 특정한 뼈가 밝은 빛으로 빛난다고 상상한다면, 이러한 시각화 수련은 해당하는 뼈 부위에 따뜻함과 열을 생성할 것이다. 뼈에 집중하면 기가 해당 부위에 전달되고, 기는 뼈 주변의 채널을 열어 결과적으로 열을 발생시키게 되는 것이다. 천신들이 투사하는 기의 도움도 마찬가지로, 기를 몸의 특정 부위에 가져오는 모든 수련 방식은 일반적으로 따뜻한 느낌이 동반된다. 양기(陽氣)의 성격이 따뜻하기 때문이다.

경미한 쿤달리니 각성 등이 일어나는 명상을 하는 동안 몸에 열이 많이 오르면 피부가 건조해지고 입술이 갈라지는 현상이 나타날 수도 있다. 호흡 수련을 많이 하면 몸에서 독소가 빠져나와 떨림, 땀, 피부 발진이 있을 뿐만 아니라 배와 사지에 따뜻함을 느끼는 경우가 많다. 우리의 몸에는 양기와 음기가 있는데, 이는 기본적으로 해와 달, 또는 불(火)과 물(水)로 대변되는 따뜻한 기(氣)와 차가운 기(氣)에 해당한다. 대부분의 경전에서는 양기에 대해 이야기하지만, 음기에 대해서는 거의 언급을 하지 않는다. 음기는 수련의 일부 단계

깨달음, 카르마 그리고 내면의 빛

에서 몸의 차가움이나 써늘한 감각을 느끼는 것에 해당한다.

예를 들어, '시원함과 가벼움'을 동시에 느끼는 한 수련 단계에서는 종종 미풍에 비유될 만큼 몸 전체에 시원한 느낌을 동반한다. 에어컨, 드라이아이스가 녹는 느낌, 몸에서 올라오는 시원한 수증기의 느낌 등과 같은 경험은 신체의 에너지 채널이 정화되면서 나타나는 경우가 많으며, 음기의 축복으로 간주된다. 음기의 변형이 보다 심각한 단계에서는 말라리아 발열과 유사한 갑작스러운 오한과 떨림이 나타나며, 몸 전체에 느껴지는 추위로 인해 치아가 덜거덕거리는 것을 발견할 수도 있다. 이런 일이 일어나면, 신체의 음기가 막힌 채널에서 풀려날 때까지 30분 정도 누워야 할 수도 있다. 이러한 유형의 흔들림이 대체로 30분 이상 지속되는 경우가 거의 없으므로, 만약 이보다 더 심각한 증상은 아마도 질병의 징후일 가능성이 높다.

누구든지 여성적 파워, 달 또는 물과 관련된 사다나(Sadana, '수행')를 할 때마다 음기가 정화되고, 음기 채널이 열리면서 몸이 차가워지는 것을 느낄 거라는 점을 염두에 두어야 한다. 어떤 사람들은 질병이나 안타까운 일들을 이야기할 때마다 오한을 느끼거나 다리에 날카로운 통증을 느끼는데, 이 또한 음기 채널이 열리는 징후이다.

수련의 특정 단계에 이르게 되면 천신은 수련자들에게 극도의 두려움과 불안을 불러일으키는 상황(귀신이나 유령, 악마의 공격을 받는 등)에 노출시킬 수 있다. 일반적으로 사람들은 그러한 상황에서 약간의 추위를 느끼게 된다. 천신이 수련자들을 두렵게 만드는 목적은 이러한 감정이 그들의 음기를 자극하고 활성화시켜 적절한 음기 채널이 열릴 수 있도록 하는 것이다. 사람들은 행복함을 느끼는 양기의 축복을 받을 수 있지만, 기 채널을 제대로 키우기 위해서는 음기의 축복도 같이 받아야 한다.

떨림과 같은 진동, 몸 안의 기(氣) 움직임

수련으로 몸 안에서 기가 움직이기 시작하면 온갖 이상한 움직임과 진동을 몸 안에 느끼게 되는 경우가 많다. 신비로운 영적 체험을 많이 한 것으로 유명한 인도의 구루 라마크리슈나에 의하면 쿤달리니 각성이 일어나면 몸에서 개미, 물고기, 원숭이, 새 또는 뱀의 움직임처럼 느껴질 수 있다고 하였다. 쿤달리니 각성이 일어날 때 가능한 감각은 이 외에도 수천 가지가 있다. 기본적으로 기가 움직이기 시작하면 몸 안에서 온갖 종류의 에너지적 움직임을 느끼기 시작할 것이다. 영적 수련을 하는 데 있어 이러한 경험들은 반드시 일어나게 될 것이다. 하지만 초기에는 진정한 쿤달리니 기(氣)가 아니라 풍기(風氣)에 지나지 않을 수 있다.

예를 들어, 일반적으로 기 채널이 열린 후 기가 움직이거나 심지어 회전하는 것을 느끼게 된다. 척추 위와 몸의 앞쪽 아래로 작은 소용돌이가 치듯이 기 순환이 일어나는 것을 느끼거나, 한의학에서

깨달음, 카르마 그리고 내면의 빛

설명하는 주요 기(氣) 경맥을 느낄 수도 있다. 에너지가 단순히 움직이는 것이 아니라 특정한 패턴으로 몸 내부에서 회전하는 것을 느낄 수 있다. 때로는 이로 인해 두통이나 빠른 심장 박동이 일어날 수도 있다.

또한 발뒤꿈치(그리스 신 머큐리의 발뒤꿈치에 깃털이 달린 날개로 표현됨)에 펌핑이 되는 느낌, 척추 기저부에서 기가 흔들리거나 척추를 통해 에너지가 펌핑되는 것을 느낄 수 있다. 천골이나 하복부 및 기타 신체 부위에서 다양한 펌핑 감각을 느낄 수도 있다. 이 외에도 에너지가 몸 안에서 밀어 넣는 듯한 감각이 생길 수도 있는데, 이는 모두 막힌 기 채널을 강제로 열려고 하는 기 움직임 때문이다.

일반적으로 기가 움직이기 시작하면 머리, 가슴, 복부, 내부 장기들, 뼈 등 신체 내부의 어느 곳에서나 움직임을 느낄 것이다. 실제로 쿤달리니 각성이 완성될 때까지 몇 개월 혹은 몇 년 동안에 걸쳐 몸 전체에 일어나는 기 움직임은 양기(陽氣)가 아니라 풍기(風氣)로 대부분 간주된다. 풍기(風氣)에서 느끼는 몸의 감각은 기 채널이라고 부르는 섬세한 바디의 조직이 열리는 것과 일치하며, 진정한 쿤달리니 각성을 위한 준비 과정에 해당한다. 기가 회전하기 시작할 때 종종 몸 전체가 흔들리는 것을 느낄 것이며, 몸 안에 있는 살집 전체가 쥐어짜듯이 잡혀서 흔들리는 것처럼 느껴질 수도 있다. 그 외에도 온갖 이상한 감각이 생겨날 수 있다.

최악의 감각 중 하나는 머릿속의 기 진동이나 움직임이 너무 심해서 머리를 어느 방향으로 움직여도 통증이 느껴지고, 그 증상이 사라질 때까지 하루 정도 누워 있어야 할 정도이다. 이런 일이 일어나면 문제가 사라질 때까지 편안한 자세를 찾는 것 외에는 더 좋은 방법이 없다. 뇌의 채널을 여는 이 단계는 매우 고통스럽다. 쿤달리니 각성 단계에서 실제로 기(氣)가 뇌간을 통과할 때, 그리고 뇌간의 채널이 마침내 열릴 때까지 몇 초 동안 심한 통증을 유발하기도 한다.

호흡의 변화

일반적으로 명상 중에 호흡이 느려지는 것이 보통이다. 명상은 심박수를 늦추고 혈압을 낮추며 신체의 호르몬 변화를 자극한다는 것을 입증하는 많은 과학적 연구가 있었다. 이 외에도 명상으로 인한 많은 생리적 변화는 이미 현대 과학에 의해 기록되었다. 그런데, 명상 수련을 하는 중에 마치 호흡이 멈추는 것처럼 느려질 수도 있다. 이러한 현상은 명상적 이완으로 인해 당연히 일어나게 되며, 신체가 자연스럽게 하고 있는 일이므로 아무런 걱정할 필요가 없다. 신체가 가진 자가보호 체제로 인해 어떤 위험한 일도 일어나도록 허용하지 않을 것이기 때문이다. 가능하다면 실제로 이러한 현상이 점점 더 자주 오랫동안 일어나는 것이 선호된다.

명상을 통해 복부에 내적인 펌핑 감각을 느낄 수 있는데, 일종의 배아 호흡으로 수련 능력이 늘어남에 따라 때로는 더 빨라지거나 혹은 느려질 수도 있다. 그러나 전반적으로 시간이 지남에 따라 호흡은 더 느리고, 더 부드럽고, 더 깊어져야 한다. 즉, 더 부드럽고 규칙적으로 변해야 한다. 호흡이 이 정도까지 될 수 있으려면 프라나야마 수련에 특히 쿰바카(들숨과 날숨 사이의 멈춤 유지) 호흡을 마스터하는 것이 매우 효과적이다. 쿰바카 호흡 수련은 영적인 수행의 진보를 이루는 가장 빠른 방법이기도 하다.

내부 장기들에서 느껴지는 감각들

때로는 다양한 내부 장기들과 팔다리, 심지어 코, 귀, 성기 내부에서 기 에너지가 움직이는 것을 느낄 수 있다. 젊고 건강한 남성이라면 명상을 하는 동안 음낭이 조여지는 것을 느낄 수 있다. 때로는 궤도를 타고 회전하듯이 다양한 패턴으로 기가 움직이는 것을 느낄 수도 있다. 이처럼 이상한 에너지 패턴 현상을 완화하는 데 많은 도움이 되는 쿤달리니 요가 비법들이 요가 야기야발키야(Yoga Yajnavalkya)에 자세하게 기술되어 있다. 궁극적으로 데바바디를 성취하기 위해서는 전체 에너지 바디가 팔다리와 몸통을 포함하여 하나로 느낄 수 있는 지점에 도달해야 한다.

피부 트러블

기(氣)가 기 채널을 통해 정화되기 때문에 대부분의 사람들은 일종의 해독 반응, 즉 다양한 유형의 피부 트러블을 겪게 된다. 이러한 피부 문제는 수년 동안 지속될 수도 있고, 일시적일 수도 있으며, 가려움증을 동반할 수도 있고, 동반하지 않을 수도 있다. 기 채널에서 장애물과 독물을 밀어내는 기의 정화 노력으로 인해 피부 발진이 발생하는 것이 일반적이다. 요가 수련을 통해 운동하는 신체 부위에 불규칙한 모양이나, 심지어 원형의 발진이 일어날 수도 있다. 습진이나 건선과 유사해 보일 수 있다. 식단 조절이 어느 정도 도움이 될 수 있지만 실제 치료법은 일반적으로 신체를 신속하게 청소하는 데 도움이 되는 한의학이나 아유르베다의 약초 해독 자연 요법이 더 효율적이다.

때로는 체내에서 진행되는 강력한 기 정화로 인해 몸에서 배출되는 독의 진행 속도를 높이기 위해 할 수 있는 일이 아무것도 없는 경우도 있다. 아무리 훌륭한 자연 비법의 건강 관리라도 모든 독이 몸에서 배출될 때까지는 실패하는 경우가 많다. 때때로 명상가는 손톱 아래에 잔여물이 쌓이는 것을 발견할 수도 있는데, 이는 독이 심장 채널 밖으로 밀려나고 있음을 나타낸다. 이런 일이 일어나면 보통 손톱 바로 밑의 피부를 잘라서 방출된 혈액이 축적된 독을 밀어낼 수도 있다. 한의학에서는 정체된 혈액 순환을 돕기 위해 귀 윗부분을 절개하고 응고된 혈액을 짜내는 경우도 있다. 라마크리슈나가 경험했던 것과 같은 아주 고도의 수련 단계에서는 강한 기류의 힘으로 독과 고름이 몸 밖으로 밀려나거나, 심지어 사람의 혈액이 피부를 통해 밀려 나간다는 이야기도 있다. 요가에서는 '요가의 불(아그니, Agni)'을 통해 정화되는 것이라고 표현하고 있다. 그 의미는 막힌 기 채널을 통해 쿤달리니 에너지가 강제로 나가려 하다 보니 마찰을 일으켜서 온갖 종류의 독극물이 나올 것이라는 의미이다. 밀크 대양의 거사에서 나왔던 검은 구름의 독극물이 이러한 현상을 상징하고 있다.

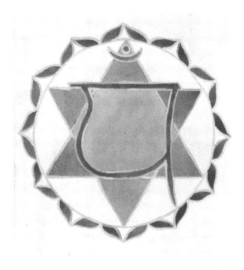

4번째 아나하타 차크라 비자 만트라(Yam, 얌)

달콤한 타액

명상으로 인해 발생하는 또 다른 특이하고 독특한 현상은 입안에 나타나는 달콤한 맛, 즉 달콤한 타액으로, 명상이 진행되는 특정 단계에서 나타나는 현상이다. 수련자의 침이 아주 달콤해지며, 이 달콤한 맛은 시간이 지나면서 농도와 단맛이 달라진다. 이러한 달콤한 타액 현상은 수년 동안 생겼다가 사라졌다가 할 수 있으며, 영구적인 아닌 일시적 현상이다.

달콤한 타액은 그리스 신화에 나오는 암브로시아(Ambrosia, 신들이 먹는 늙지 않는 불멸의 능력을 주는 음식이나 음료), 힌두 신화의 소마 또는 암리타, 성배의 와인(기독교 신비주의자), 달콤한 와인(수피) 등 다양한 이름으로 불리고 있다. 뇌하수체에서 호르몬을 분비하기 때문일 수도 있고, 머리 앞쪽의 반응 때문일 수도 있고, 혹은 타액선이 변형됨으로 인해 일시적으로 나타나는 현상일 수도 있다. 어쨌든 달콤한 타액의 현상은 수련이 좋은 단계에 있음을 의미한다.

온몸에서 느끼는 감정과 감각들

명상이나 내공 에너지 작업을 많이 한 후에 흔히 나타나는 반응 중 하나는 잠에서 깨어난 다음날 아주 찜찜하거나 마치 똥이라도 먹은 듯한 느낌을 받는 경우이다. 몸 전체가 막히거나 갇힌 듯한 느낌이라는 외에는 설명하기 어려운 현상이다. 때로는 힘든 아사나(Asana, 하타요가 자세) 혹은 근육 수련을 한 다음 날에 온몸이 잠겨서 꼼짝도 할 수 없을 것같이 느껴질 때도 있지만, 이러한 현상은 이내 사라진다. 갓 입문한 사람들에게 종종 나타나는 현상인데, 기 채널을 여는 수행을 한 다음 날에 믿을 수 없을 정도로 피곤해지는 등 끔찍한 기분을 느낄 수도 있다.

깨달음, 카르마 그리고 내면의 빛

이러한 감정들은 모두 수련의 단계가 나아지고 있다는 적절한 신호이다. 장기적으로 명상과 크리야 수련을 하면 기 채널이 열리므로 사람들의 몸은 더 부드러워지고 따뜻해진다. 하지만 진전을 위해서는 이와 같은 불편한 감정을 포함하여 다른 많은 변형 과정을 때로는 거쳐야 한다. 두려워할 필요는 없지만, 어떤 스포츠 활동이나 운동 후에 통증을 느끼는 것이 정상적인 것처럼 막혀 있던 기 채널이 열림으로 인해 오는 일시적 불편한 감정과 감각을 느끼는 것은 정상적인 수련 과정이다. 사춘기를 겪으면서도 우리는 몸에 불편한 감정을 느끼지만, 이는 신체가 성장하고 성숙해짐에 따라 겪게 되는 정상적인 현상이듯이 수련으로 인해 일어나는 정화도 마찬가지이다.

이상하고 갑작스러운 감정적 분출이나 폭발

쿤달리니 각성을 준비하는 과정에서 수련을 통해 깨어난 모든 기(氣)는 결국 내부의 모든 장기들을 통과하게 된다. 이러한 기 흐름은 기 채널이 충분히 열릴 때까지 짧은 기간 동안 감정적 분출을 일으킬 가능성이 높다.

한의학에 따르면 간의 건강은 분노, 폭력, 증오, 잔인함, 충동 및 짜증, 나쁜 기분 등과 관련이 있다. 기쁨, 친절, 사랑은 심장과 연관 있으며, 슬픔, 수치심, 비관주의는 폐와 관련이 있다. 두려움, 불안 등은 신장과 관련이 있다. 혹은 장기가 너무 강하거나 약할 때 다양한 유형의 정서적 불균형이 발생할 수 있다.

기가 몸 안에 있는 장기와 상응하는 섬세한 바디의 에테르 장기를 통과할 때, 에너지가 막히면서 이러한 기 채널을 따라 감정적 폭발과 분출이 흔히 발생한다. 밀크 대양 거사에서 영생불로수를 얻기 위해서는 데바와 아수라가 같이 작업을 해야 했던 것처럼, 영적 수련은 우리 안에 있는 천사를 깨울 뿐만 아니라 악마도 같이 깨우게 된다. 기가 특정한 장기를 통과하게 될 때 종종 감정적 분출이 생기는 이유는 해당 장기가 건강하지 않은 상태이기 때문이기도 하다.

명상자들은 때때로 신장의 기가 깨끗해졌을 때 아무 이유 없이 울고 있는 자신을 발견할 것이다. 석가모니 부처님께서도 수능엄경에서 "여러 가지 무작위 상황에서 저절로 눈물이 터질 수도 있다"고 말씀하셨다. 신장이나 신체의 음기가 정화되는 특정 상황에서는 지나치게 두려움을 느낄 수도 있다. 어떤 깨달은 마스터들은 일부러 제자를 극도로 두렵게 만드는 상황에 몰아넣어서 신체의 음기를 청정하게 하고 적절한 기 채널을 열어 주고자 하는 경우도 있다. 제자는 갑자기 놀라울 정도로 가짜 초자연적 광경이나 환상을 보게 될 수도 있고, 마스터는 이 기회를 이용하여 현재 활성화된 음기의 순환을 도우려 할 것이다. 핵심은, 기가 우리 내부의 장기와 관련된 장애물을 뚫기 시작하면서 정서적 반응을 유발하는 데 대체로 부정적인 반응이 일어나게 된다는 점이다. 해당 기 채널이 완전히 열릴 때까지 특정한 방식으로 감정적인 취약성을 느낄 수 있다. 그래서 간혹 자신이 경험하고 있는 낯설고 두렵거나 부정적 감정들로부터 거리를 두

깨달음, 카르마 그리고 내면의 빛

고 떨어져서 바라보면 보다 명확한 판단과 대처를 할 수 있게 된다.

분노가 일어나는 경우에는 특히 그러하다. 분노의 문제는 일반적으로 양기가 간과 담낭에 연관된 경락을 통과할 때 발생하기 때문이다. 그럴 때는 격렬한 분노나 짜증으로 변하는 것을 경계해야 한다. 간의 경락을 열기 시작하는 무술사들이 일반적으로 이러한 유형의 문제를 자주 경험하는데, 이는 간에서 막힌 부분이 제거될 때 더 나은 기순환이 이루어지기 위해서이다. 이렇게 양기가 몸속에서 일어날 때마다 과도한 자신감, 엄청나게 대담하고 용기 있는 느낌, 화나고 격분한 느낌, 또는 지나치게 자랑스러운 느낌들이 들 수 있다. 음기와 양기가 자극될 때 발생하는 많은 정서적인 반응이나 다른 감정들에 대해 수능엄경에는 10가지 망상의 예들이 기술되어 있다.

비전들

때로는 내부와 외부 모두에서 이상한 환영이나 비전을 보는 일이 흔히 있다. 그러나 이러한 환상을 초능력이나 초자연적 비전을 얻었기 때문에 나타나는 것이 아니다. 사람들이 강하게 믿고 있는 어떤 개념이나 신념은 일반적으로 그들의 꿈이나 환상 속에서 드러나기 때문에 만약 어떤 비전이 보인다면 단지 터무니없는 상상의 산물인 경우가 많다. 불행하게도 이러한 유형의 비전들은 잘못된 길로 인도하는 예들이 자주 일어난다. 많은 신비로운 경험은 뇌의 특정 센터에 영향을 미치는 기(氣)가 지어낸 영적인 희망과 강렬한 상상의 결과에 지나지 않는다. 스와미 비베카난다도 "명상이 깊어질 때 많은 놀라운 것들을 본다"고 고백한 적이 있다. 남회근 선사에 의하면 이러한 현상들은 뇌 안의 기(氣)에 자극된 의식이 깊은 뿌리의 심리적 경향과 상호 작용 하면서 생겨난다고 한다.

그러므로 진정한 깨달음은 두 가지 원칙을 가지고 있다는 사실을 항상 기억해야 한다. ① 비판적인 사람의 추론과 분석에 절대 반박하지 않는다. ② 항상 모든 존재들의 행복과 웰빙에 도움이 되어야 한다.

이러한 원칙을 지키지 않으면 역사 전반에 걸쳐 반복되었던 것처럼 일회성의 이상한 꿈, 환상, 환각 또는 상상(예를 들어, 하나님이 그에게 말씀하거나 명령하시는 것을 듣는)이 자신과 타인에게 큰 해를 끼칠 위험이 있다. 전쟁, 살인적인 피를 흘리는 희생, 분신, 사이비 교주에게 개인의 재산을 모두 포기하는 등과 같은 해악이나 범죄 형태의 큰 피해를 입게 된다.

사람들은 꿈, 환상 및 기타 본인만 아는 정신적 경험과 관련된 자기기만으로 인해 종종 가족의 재산이나, 직업, 건강, 심지어 생명까지 잃은 예들이 많았다. 그러한 환상과 비전들을 믿고 그에 따라 행동하는 것은 흔히 파멸이나 멸망을 초래하게 된다. 우리는 항상 냉철한 분별력으로 어떤 '영적' 꿈이나 비전을 살펴보아야 하며, 일반적

깨달음, 카르마 그리고 내면의 빛

으로 완전히 무시를 하는 것이 현명한 대응 방식이다. 세상에서 바르게 자신을 인도하려면 상식과 지혜를 사용해야 한다. 꿈이나 환상을 심각하게 받아들이지 않고, 오직 지혜와 명료한 의식에만 의존할 수 있어야 한다. 진정으로 영적 진화를 하기 위해서는 자신에게 쉽게 속거나 자기기만에 빠질 수 있는 미신적 신비주의로 눈을 돌리기보다는 항상 지혜, 논리, 이성적 분석을 지침으로 삼아야 한다.

꿈이나 백일몽, 성적 환상

꿈속에서 스승, 부처, 성인을 볼 수 있고, 이상한 천상의 궁전과 용, 여우, 수호신 등과 같은 존재를 볼 수도 있다. 이러한 환상적 경험은 모두 환상에 불과하다. 꿈에서 신성한 메시지를 받는 사람은 아무도 없다. 왜냐하면 이 것은 어떤 정보를 전달하기에 비현실적 방법이고 오해의 가능성이 있기 때문이다. 천신과 영적 스승이 꿈을 줄 수 있는 것은 사실이다. 그러나 아무리 완벽하게 실제인 것처럼 보여도 내용은 일반적으로 허구이다.

시각화 수련으로 어떤 문제나 욕구에 대한 강렬한 집중을 하게 되면 꿈에서 시각적인 해결책을 만들어 내는 사례들이 가끔씩 일어나기도 한다. 하지만 일반적으로 꿈에서 얻는 영적 메시지나 내용은 실질적인 영적 가르침이 전혀 아니라 자기 유도로 만들어 내는 상상, 또는 보상적 자기 성취에 지나지 않는다. 분별력이 부족한 사람은 대개 이러한 꿈들이 현실이라고 착각하거나 자기만족을 얻기 위해 즐긴다. 실제로 꿈과 백일몽은 우리 마음속에 저장된 미묘한 인상과 기억들이 그러한 상상을 만들어 내고 있는 것이다.

이와 관련하여 대부분의 소년과 소녀는 어렸을 때 다른 사람들에게 말하기 두려워하는 성적 판타지와 환상을 가지고 있다. 때때로 어린 소녀들은 자신이 남자가 되거나, 음경이 자라거나, 전쟁을 하고 악마와 싸워야 하는 꿈을 꾸게 되는데, 그때 그들의 양기가 일어나 적절한 기 채널을 열기 시작한다. 두려움이나 용기가 기에 영향을 미치는 것처럼 이러한 유형의 백일몽은 개인의 음기 또는 양기에 영향을 미치고 연관된 기 채널을 여는 데 도움이 된다. 같은 맥락에서 남성은 자신이 여성이라고 상상할 때 음기에 영향을 미치는 반면, 여성은 자신이 남성이라고 상상함으로써 양기를 키울 수 있게 된다.

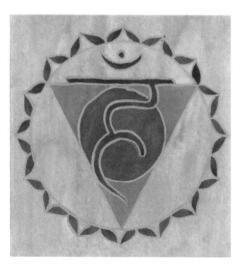

5번째 비슈다 차크라 비자 만트라(Ham, 함)

깨달음, 카르마 그리고 내면의 빛

내면에서 들리는 소리들

수련이 어느 정도 진전되면, 때때로 몸 안에서 나오는 것처럼 '보이는' 소리를 들을 수도 있다. 만트라 소리, 목소리 또는 반복해서 재생되는 어떤 신비로운 음악을 듣게 될 수도 있다. 이러한 현상은 한편으로는 신경증이나 지나친 생각으로 인한 개인적 상상일 수도 있다. 어떤 사람들은 잠들 때나 꿈속에서 만트라를 듣거나, 특히 깨어 있는 동안 낭송하는 만트라 진언을 들을 수도 있다. 어떤 사람들은 애를 쓰지 않아도 마음속으로 만트라가 자동으로 낭송되는 것을 듣게 된다. 이것은 실제로 천신들이 장난스러운 방식으로 낭송을 하는 것을 단지 그들이 듣고 있는 경우에 해당한다.

어떤 사람은 차크라에서 나온다고 믿는 소리를 들을 수도 있다. 요가경전에 따르면, 특히 프라나야마 수련으로 인해 소리가 발생한다고 기술되어 있다. 귀뚜라미 소리, 천둥, 심벌즈, 벌이 잉잉거리는 소리, 멀리서 울리는 종소리, 징, 나팔, 북, 심지어는 피리 소리와 비슷할 수도 있다. 어떤 사람들은 수련을 시작한 후 음성을 듣고서 자신이 신뢰할 수 있는 영적 지도자라고 잘못 믿을 수도 있다. 이러한 경우들은 신뢰할 수 없는 천신들이 장난을 치는 것일 수도 있고, 혹은 뇌 센터에 영향을 미치는 기(氣)가 가져온 상상일 수도 있다.

기가 머리 뒤쪽으로 올라가면 머리 뒤쪽의 신경, 즉 머리 옆의 시신경과 청각 신경과 관련된 효과들이 나타나기 시작할 것이다. 기가 머리 뒤쪽에 도달하면 다양한 유형의 놀라운 소리를 듣거나 귀에서 울리는 소리나 압력을 경험할 수 있다. 이 현상은 기가 뇌, 특히 청각 신경 주변의 기 경로를 열 때 생긴다. 기의 진동이나 떨림은 때때로 저장된 시각 또는 청각 기억을 활성화하는 뇌파 활동을 유발하게 된다. 그의 지능이 약간 모자라거나 밝지 않다면 이런 일이 일어날 때 잠재의식 깊은 곳에서 환상이 생겨나게 된다.

깊은 종교적 신념을 가진 사람은 신, 부처, 천사, 하느님, 또는 기타 인물의 음성을 듣는 환상을 가질 수 있다. 들리는 것들이 무엇이든 실제로 이전 경험, 즉 이전에 보고 듣고 생각하고 알고 있던 모든 것을 혼합한 큰 집회가 일어나고 있을 뿐이다. 만약 누군가 이 소리가 진짜라는 생각에 집착한다면 그는 마라 상태, 미혹 상태에 빠질 것이며, 수련에서 잘못된 길로 빠지게 된다고 수능엄경에서 경고하고 있다.

이러한 현상들에 대해 당황하거나 감동을 받아서는 안 된다. 대신 가끔 침을 삼키며 머릿속의 감정을 풀어 줘야 한다. 그러기 위해서는 소리나 목소리를 무시하려는 강한 정신과 끈질긴 의지가 필요하다. 소리에서 관심을 바꾸기 위해 만트라를 외우고 기를 아래로 유도함으로써 이러한 단계를 통과하고 다음 단계로 진전할 수 있게 된다.

깨달음, 카르마 그리고 내면의 빛

냄새나 향기

어떤 수련자들은 냄새에 매우 민감해지거나 명상할 때 백단향과 같은 초자연적 향기를 맡을 수도 있다. 때로는 이것이 저절로 일어나는 경우도 있고, 때로는 수련자가 코끝에 집중하여 코의 기 경로를 열어 코를 더욱 민감하게 만들기 때문에 일어나는 경우일 수도 잇다.

초능력이나 심령술

일부 수련자들은 개인적인 초능력이나 심령술을 계발하고, 이러한 경험으로 인해 다른 길로 빠지게 되는 경우가 많다. 여기에는 배우지 않고도 사람의 운세를 알거나 풍수 에너지를 느낄 수 있는 능력도 포함된다. 개인은 때때로 자신이 가질 수 없는 뛰어난 직관력을 계발하여 다른 사람들의 미래를 아는 것처럼 보이기도 한다. 일부는 무생물을 느끼거나 다른 사람의 신체 내부를 보는 능력을 가지거나, 때로는 에너지 상태나 감정을 정신적으로 감지하기도 한다. 어떤 사람들은 다른 사람에게 에너지를 투사하는 능력, 누군가의 건강 상태를 아는 능력, 자신의 기를 느끼는 능력, 자신의 내부 건강 상태를 아는 능력과 같은 의학적 초능력을 계발하기도 한다. 어떤 사람들은 놀라운 치유 능력을 키우기도 하지만, 이러한 모든 힘들은 그들 자신에게서 나오는 것이 아니라 천신이나 영(靈)들에게서 나오는 것임을 기억해야 한다.

이러한 유형의 다양한 경험들과 설명되지 않은 더 많은 경험을 통해 사람들은 자신이 초능력자가 되었으며, 실제로 소유하지 않은 초능력을 소유했다고 믿게 된다. 예를 들어, 의학적 초능력이 자신의 것이라면 언제든 마음대로 그러한 능력을 사용할 수 있고, 미래를 아는 것이 항상 가능하다면 확실한 부자가 될 수도 있을 것이다. 하지만 무당이 빙의가 되지 않은 상태에서는 아무 능력도 없는 아주 평범한 사람이 되듯이, 마음대로 언제 어디서든 원하는 것을 이루거나 성취할 수 없다면 진정한 자신의 능력이 아니라 과거 카르마로 인해 그를 미디엄으로 사용하는 천신, 혹은 더 높은 영적 존재가 일시적으로 힘을 주는 대신에 수행으로 쌓인 기(氣)를 빼앗아 가고 있는 것에 지나지 않는다. 그래서 부처님께서 초능력이나 심령술의 마라에 넘어가지 가지 않도록 경고하신 이유도 여기에 있다. 초능력이나 심령술에 현혹되게 되면 장기적으로 항상 마이너스 영적 성장을 할 수밖에 없기 때문이다. 아무리 영험한 무당이나 영매들이라도 모두 남모를 깊은 질병이나 고통에 시달리고 있는 이유이기도 하다.

이러한 경험들이 있을 때 수련의 진전을 위한 가장 좋은 방법은 규칙적인 호흡 수련과 명상, 그리고 아쉬탕가 요가 크리야를 행하는 것이다. 수련 중에 어떤 경험들이 일어나더라도 무시하고, 심각하게 의존하거나 의지하지 않고, 계속 수행을 이어 가는 것이다. 기 채널들을 빨리 변형할수록 '데바 바디'라는 섬세한 바디에 도달하는 것

깨달음, 카르마 그리고 내면의 빛

이 더 쉬워지게 되며, 이처럼 전혀 중요하지 않은 다양한 경험이나 현상들에 대한 매력도 금방 잃게 될 것이다.

아기야 & 사하스라라 차크라 비자 만트라(Om, 옴)
영원한 신성의 소리

제3장

아쉬탕가 크리야 요가 수련법

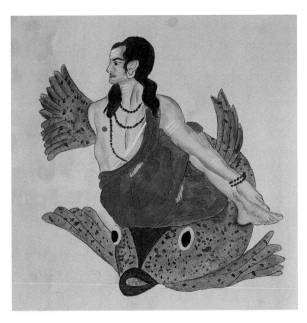

맡시엔드라사나(Matsyendrasana, 성자 맡시엔드라의 운명을
바꾸는 요가 자세)

아쉬탕가 크리야 요가

-바디, 마인드, 소울 크리야 수행법

"순수의식과 현상세계 간의 식별은 신경계가 수행을 통해 충분히 정화되었을 때 생겨나는 지식의 빛으로 하게 된다. 수행의 길로 아쉬탕가 요가-야마, 니야마, 아사나, 프라티야하라, 다라나, 디야나, 사마디-가 있다." (PYS 제2장 28-29절)

현대인들의 삶에서 일상적 용어가 되어 있는 '요가'라는 단어는 비단 요가철학만이 아니라 힌두문화와 베다스(Vedas)에서 아주 다양하고 광범위한 의미로 사용되고 있었다. 오늘날에는 많은 사람들이 요가를 흔히 기계체조 비슷한 운동 정도로만 짐작하고 있지만, 원래의 요가 철학에서는 명상 혹은 마인드 요가를 의미하고 있었다. 요가의 역사는 약 5,000여 년 전으로 거슬러 올라가는데, 전통적으로 요가는 '깨달음을 주는 가르침'으로 불렸다. '나'라는 에고

자아의 제한된 의식을 보다 높은 영적 수준으로 고양시켜 궁극적인 자유로움, 깨달음, 목샤, 혹은 니르바나를 얻을 수 있게 하는 수행 방식을 통틀어서 요가라고 칭하였다. 에고자아는 습관적으로 '나'라는 사람의 정체성을 바디, 마인드, 학력, 소유물이나 재산, 가족이나 다양한 관계성들과 동일시하는 경향이 있다. 이러한 근원적인 무지가 고통(두카, Dukkha)의 원인이라고 파탄잘리는 기술하고 있다. 실제로 '나'라는 사람은 현재의 바디, 마인드, 관계성, 배경 등보다 훨씬 너머에 있는 '어떤 것, 어떤 사람'이다. 요가철학의 관점에서 본다면 우리는 애초에 태어나지도 죽지도 않는 영생의 존재, 초의식적 존재이기 때문에 원래부터 무제한적으로 자유롭다. 모든 요가의 가르침들은 이러한 근원적인 진리를 깨닫게 하는 데 있다.

그런데 사람마다 제각기 다른 강점이나 약점들이 있기 때문에 모든 사람들에게 요가가 도움이 될 수 있도록 고대의 요가 마스터들은 다양한 요가 방식들을 디자인하였다.

마하요가

현시대에서 일반적으로 잘 알려져 있거나 행해지고 있는 요가는 크게 두 가지 유형으로 나뉜다. 신체의 수련을 우선적으로 수행하는 바디 요가, 그리고 정신적 수련을 우선적으로 수행하는 마인드 요가가 있다. 모든 유형의 요가가 다섯 에너지 코샤들에 모두 영향을 미친다. 그중에서도 가장 효율적으로 바디와 마인드를 정화하고 수련해 주는 4가지 요가를 통틀어 '마하요가'(Maha Yoga)라고 한다.

'마하'(Maha, '위대한') '요가'(Yoga, '서로 묶다, 합하다')라는 뜻으로, 마하 요가는 아주 빠르게 쿤달리니 파워를 일으킬 수 있는 큰 잠재성을 가지고 있어 '쿤달리니 요가'라고 칭하기도 한다. 그러나 유명한 인 도 구루였던 요기 바잔(Yogi Bhajan, 1929-2004)의 브랜드 이름인 '쿤 달리니 요가'와 혼돈을 피하기 위해 일반적으로 '마하요가'로 불리고 있다. 바디, 마인드, 깨달음 & 운명의 변형을 가져오는 위대한 요가 크리야, 마하요가를 구성하고 있는 네 가지 유형의 요가는 다음과 같다.

① 하타 요가(Hatha Yoga, 단련의 요가)

하타요가는 바디의 변형을 통해 깨달음을 얻고자 하는 목표를 가지고 있다. '하타(Hatha)'는 'Ha: 양(揚), Tha: 음(陰)'가 합쳐진 단어 로, '강한, 집중적'이라는 뜻을 가지고 있다. 내면의 쿤달리니 에너지 를 일깨우기 위해 행하는 강력하고 집중적인 요가 수행 방식이라는 의미이다. 육체와 그 안에 있는 나디(Nadi, '에너지 채널')들의 정화 수 련에 집중함으로써 깨달음을 얻을 수 있게 한다. 다양한 요가 자세 와 호흡법 수련을 우선적으로 행하는데, 현재 전 세계적으로 가장 널리 알려져 있고 많이 행해지고 있는 요가 방식이다. 하타요가는 먼저, 수련자의 몸을 단련하고 강화해서 보다 건강하고 높은 차원의 깨달음을 추구할 수 있는 안정된 신체 수준에 이를 수 있게 한다. 그리하여 평범한 바디가 온갖 유형의 초능력들도 가능한 '데바 바디 (Deva Body)'로 변형될 수 있도록 해 준다.

다양한 요가 자세(아사나, Asanas)들은 먼저 불안정한 몸의 자세나 불균형적인 신체를 바로잡고 힐링하게 된다. 몸 안에 쌓인 독소적 에너지들을 제거하고 정화하여 생명력을 부추기는 순수한 프라나·기(氣)들이 막힘없이 흐를 수 있게 한다. 그리하여 최고의 건강, 저력, 유연성을 가질 수 있을 뿐만 아니라, 몸과 동일시하는 에고자아의 제한된 의식에서 벗어나 깨달음 의식의 무제한적인 자유로움을 누릴 수 있는 준비를 갖춰준다. 이에 더하여 다양한 호흡법(프라나야마)들은 신체에 흐르고 있는 무수한 나디들을 보다 빠르고 효율적으로 정화시키게 된다. 그리하여 수많은 생각이나 망상에 잠겨 늘 움직이고 불안정한 마음이 바르게 명상할 수 있도록 안정시켜 줄 수 있게 된다.

② 탄트라 요가(Tantra Yoga, 비법의 요가)

탄트라 요가는 특정한 의식(儀式, Rituals), 시각화, 차크라 에너지 수련 등의 방식들을 통해 깨달음을 얻고자 하는 목표를 가지고 있다. '탄트라(Tantra)'는 '같이 묶인, 같이 짜인'이라는 뜻으로, 우리는 물질적 영적 에너지들이 함께 어우러져 짜인 존재라는 의미이다. 그래서 바디, 마인드, 소울이 가지고 있는 섬세한 차크라 에너지들을 계발하여 평범한 물질적 세상과 초월적 세상이 서로 다르거나 분리되어 존재하는 것이 아니라 계속 이어질 수 있도록 하는 요가 방식이다.

깨달음, 카르마 그리고 내면의 빛

탄트라 요가는 쿤달리니(Kundalini) 요가로 부르기도 한다. 첫 번째 물라 차크라에서 웅크린 채 잠자고 있던 쿤달리니 에너지가 깨어나면 맨 위에 있는 일곱 번째 사하스라라 차크라를 향해 점차적으로 상향하게 된다. 그러면 척추를 통해 흐르고 있는 차크라 에너지들이 모두 열리고 활성화될 수 있게 된다. 그리하여 평소의 '나'라는 에고 의식을 둘러싸고 있던 무지의 베일이 벗겨지면서 마침내 최고 의식을 깨달을 수 있는 사마디에 정착할 수 있게 하는 요가 수행법이라는 의미이다.

③ 만트라 요가(Mantra Yoga)

만트라 요가는 신성한 소리, 진언(만트라, Mantras)들의 반복 수련을 통해 깨달음을 얻고자 하는 목표를 가지고 있다. 만트라들은 마음을 계발하고 지켜 줄 수 있는 파워를 가지고 있기 때문에 베다 시대 때부터 힌두이즘과 다른 영적 전통들에서 아주 널리 행해지던 수행 방식이다.

만트라는 집중을 뜻하는 '만, Man', 마음을 뜻하는 '마나스, Manas' + 자유, 보호를 뜻하는 '트라, Tra'가 합쳐진 단어이다. 그러므로 만트라는 일상적 생각으로 채워진 마음을 집중시켜 보다 자유로운 상태로 갈 수 있게 한다는 의미를 가지고 있다.

만트라 명상법에서 사용할 수 있는 만트라 유형에는 수를 셀 수 없을 정도로 무수하다. 힌두교나 불교 전통에서 알려진 만트라마다 가진 파워도 다양하기 때문에, 본인에게 적합한 만트라를 찾는 것이 중요하다. 만트라는 우리가 깨달음을 얻는 과정에서 필요한 보호와 은총을 내려 주는 파워를 가지고 있다. 만트라는 행운을 위한 하늘의 도움을 요청할 뿐만 아니라, 마음에서 일어나는 온갖 잡념과 망상을 고요히 평정하고 한결같이 안정되고 조용한 의식 상태가 유지될 수 있게 한다. 만트라의 파워는 마음에 남아 있는 생각들이 별로 없고 무의식적으로 계속 진언이나 기도를 외고 있는 상태에 이르렀을 때 비로소 나타나게 된다. 만트라 진언은 일상생활을 하는 중에도 마음속으로 계속 반복하는 '움직임의 명상법'이라고 할 수 있다. 그 외에도, 특정한 만트라를 이용해 하루에 1-2회씩 일정한 시간 동안 움직이지 않고 앉은 자세로 하는 '정적인 만트라 명상법'을 겸용하면 더욱 빠르고 효과적으로 명상의 좋은 효과와 이득을 얻을 수 있게 된다.

④ 라자 요가(Raja Yoga) – 아쉬탕가 요가

라자요가는 파탄잘리 요가 혹은 고전 요가라고 칭하기도 하는데, 아쉬탕가(Ashtanga, 'ashta 여덟' + anga '파트'), 여덟 가지 수행 방식으로 이루어져 있다. 그중에서도 주로 명상을 통해 깨달음을 얻고자 하는 목표를 가지고 있다. '라자요가'라는 명칭은 서양에 힌두이즘을 소개한 스와미비베카난다가 파탄잘리 요가를 그렇게 칭함으로 인해 고착된 이름이다. 그러나 정작 파탄잘리 본인은 '행위의 변형과 의식의 진화를 가져오는 크리야 요가'라고 하였다. 크리야 요가

깨달음, 카르마 그리고 내면의 빛

수행을 통해 높은 수준의 명상, 묵상, 비집착성을 키울 수 있게 하고, 의식이 점차적으로 높은 단계로 진화하는 과정들이 요가 수트라에 체계적으로 기술되어 있다.

수행의 길에서 교리나 이론 공부만으로는 내면의 서틀 바디를 강화하거나 정화하고, 자유롭게 할 수도 없다. 반드시 수련 실천을 함께 해야만 깨달음이라는 영적 목표를 달성할 수 있다. 수련 실천을 통해서 얻을 수 있는 타오의식은 이론 공부만으로 성취할 수 없기 때문이다. 그렇다고 이론을 따르지 않고 무작정 수련 실천만 해도 실질적인 진전을 이룰 수가 없다. 몸과 마음은 서로 불가분의 관계에 있고, 기(氣)와 생각은 같이 연결되어 있기 때문에 내면의 섬세한 에너지 바디들을 얻기 위해서는 생각에 집착하는 것을 멈추고, 명료한 정신력을 키우고 잘못된 사고와 행동 경향을 교정할 수 있어야 한다. 의식의 능력과 활동들이 완벽할 수 있도록 수련 실천을 해야 한다. 또한 내면의 기·프라나를 키우는 에너지 작업들을 해야 한다. 우리 내면의 섬세한 바디들은 죽을 때까지 그 안에 갇혀 있다. 그러나 내면의 기·프라나를 활성화시키는 에너지 작업들을 통해 자유롭게 풀어 줄 수 있다. 하지만 어떤 적절한 가이드나 티처가 없이 공부나 수련 실천을 하는 경우 쉽게 잘못된 길로 빠져서 모든 노력이 공수표가 될 수 있으니 유의해야 한다. 그런 면에서, 마하요가는 카르마의 소멸과 서틀 바디의 생성을 효율적으로 서포트 할 수 있는 수련 실천법과 이론 공부를 다 갖추고 있는 훌륭한 수행법이다.

■ 파탄잘리 아쉬탕가 요가

- 1번째 앙가: 야마(Yama, 내성), 삶의 부정적 영향들에 대한 내성(內性)을 높여 주는 다섯 가지 세상의 법칙이다. 비폭력성(아힘사), 진실성(사티야), 진정성(아스테야), 정숙함(브라마차리야), 비집착성(아파리그라하).

- 2번째 앙가: 니야마(Niyama, 외성), 삶의 질(質)을 향상시키고 외성(外性)을 높여 주는 다섯 가지 삶의 법칙들이다. 단순성(사우차), 만족성(산토샤), 수련(타파), 공부(스바디야야), 로드에 귀의함(이스바라 프라니다나).

- 3번째 앙가: 아사나(Asana, 바디), 안정되고 건강한 몸을 위한 요가 아사나, 바디 수련이다.

- 4번째 앙가: 프라나야마(Pranayama, 호흡), 호흡과 프라나를 증진시키기 위한 특정한 프라나야마 기법들 수련이다.

- 5번째 앙가: 프라티야하라(Pratyahara, 주의), 감각 기관들을 자제하고 주의(主意)를 안정시켜 마음의 컨트롤 능력을 높이는 데 큰 도움이 되는 집중력과 무드라 기법들 수련이다.

- 6번째 다라나(Dharana), 7번째 디야나(Dhyana), 8번째 사마디(Samadhi), 세 앙가를 합쳐서 삼야마(Samyama)라고 하는데, 파탄잘리는 모든 요가의 하트에 해당한다고 하였다. 다라나는 의식의 자연스러운 집중, 디야나는 자연스러운 명상의 과정, 그리고 사마디는 명상의 자연스러운 경험 상태이다. 이들 세 앙가는 명상 수련에서 자연스럽게 잇달아 일어나는 의식

깨달음, 카르마 그리고 내면의 빛

의 흐름 과정 전체를 의미한다.

■ 야기야발키야(Yajnavalkya) 아쉬탕가 요가

파탄잘리 요가 수트라는 모든 요가인들에게 핵심적인 수행의 경전이다. 하지만 수트라 안에는 수행의 결과나 효과들에 대해선 자세하게 기술되어 있는 반면, 구체적으로 어떻게 수행을 해야 하는지 수행 방법들에 대한 내용들은 거의 담고 있지 않다. 그런데 '요가 야기야발키야(Yoga Yajnavalkya)'라는 잘 알려지지 않은 요가경전에서 파탄잘리 요가 수트라에는 없는 요가 수행법들이 구체적으로 기술되어 있다. 저자는 '야기야발키야'라는 이름의 성자로 알려져 있지만, 정확하게 언제 쓰여졌는지는 확인되지 못하고 있다. 단지 기원전 500년~기원후 400년 사이로 추정되는 파탄잘리 요가 수트라 이후에 나왔을 거라는 의견만 제시되고 있을 뿐이다. 파탄잘리와 마찬가지로 야기야발키야도 아쉬탕가 요가(8가지 수행 방식)를 기술하고 있지만 두 요가 경전은 서로 조금 다른 목표를 가지고 있다. 파탄잘리는 마인드 크리야와 소울 크리야 수행의 필요성과 효과를 강조하고 있는 반면, 야기야발키야는 바디 크리야에 우선적으로 집중하고 있다. 그리고, 파탄잘리는 수행자들이 지켜야 하는 세상과 삶의 법칙들로 1번째와 2번째 앙가를 합쳐 총 10가지 덕목들을 제시하였지만, 야기야발키야는 총 20가지 덕목들을 다음과 같이 제시하고 있다.

- 야마: 비폭력성(아힘사, Ahimsa), 진실성(사티야, Satya), 진정성(아

스테야, Asteya), 정숙함(브라마차리야, Brahmacharya), 연민(다야, Daya), 곧음(Arjava), 용서(크샤마, Kshama), 꿋꿋함(드르티, Dhriti), 적절한 식생활(미타하라, Mitahara), 단순성(사우챠, Saucha)

- 니야마: 수련(타파스, Tapas), 만족성(산토샤, Santosha), 다르마와 아다르마에 대한 믿음(아스티키야, Astikya), 베풂(다나, Dana), 헌신(이스바라 푸자나, Isvara Pujana, 또는 이스바라 프라니다나), 공부(시단타 쉬라바나, Siddhantashravana), 겸허(흐리, Hri), 성찰(마티, Mati), 만트라 진언(자파, Japa), 결의(브라타, Vrata)

요가 야기야발키야는 총 12장 504절로 구성되어 있는 작은 경전이지만 바디, 마인드 & 소울의 크리야를 위한 핵심적 요가 비법들을 담고 있다. 파탄잘리 요가 수트라에는 없는 추가적인 내용들, 특히 '쿤달리니'에 대한 개념과 프라티야하라의 감각기관 통제법에 대한 내용들도 자세하게 기술되어 있다. 요가 야기야발키야에 의하면,

- 야마의 수련은 특히 1번째, 2번째, 3번째, 4번째 차크라들을 활성화시키는 데 많은 도움이 된다.
- 니야마의 수련은 특히 5번째, 6번째, 7번째 차크라들을 활성화시키는 데 많은 도움이 된다.
- 아사나 수련은 모든 차크라들을 활성화시키는 데 많은 도움이 된다.
- 프라나야마 기법들 수련은 특히 4번째 차크라를 활성화시키는

데 많은 도움이 된다.

- 프라티야하라 수련은 특히 6번째 차크라를 열어 주고 활성화하는 데 많은 도움이 된다.

- 다라나, 디야나 & 사마디의 세 앙가는 별도로 일어나는 것이 아니라, 5번째 앙가 프라티야하라를 통해 자동적이고 자연스럽게 연달아서 일어나는 의식의 과정으로 사마디에 이르면 모든 것이 하나로 통합되는 의식을 경험하게 된다.

아쉬탕가 크리야 요가– 바디, 마인드 & 소울 크리야

아쉬탕가 크리야 요가는 마하요가를 구성하는 4유형의 요가 방식들을 파탄잘리와 야기야발키야의 아쉬탕가 요가 그리고 점성학적 레머디 기법과 함께 접목한 수행 방식이다. 그동안 필자가 받았던 여러 스승님들의 가르침과 영감, 그리고 개인적인 수행과 가르침의 경험들을 토대로 독자적으로 계발한 바디, 마인드 & 소울 크리야 수행법이다.

아쉬탕가 크리야 요가는 보다 통합적인 방식으로 카르마를 정화하고 우리 모두가 함께 깨달음의 길로 진화할 수 있고자 디자인된 운명의 길잡이다. 바디, 마인드, 소울 크리야를 행하는 동시에, 점성학 나탈 차트를 활용해 삼스카라 디폴트 모드의 캐릭터 분석과 이해를 한 뒤, 차트주인에게 적합한 소울 크리야 덕목들을 우선적으로 선택해 정화 수행할 수 있게 한다. 그 외에도 개인의 카르마 정화를 보다 구체적으로 할 수 있는 특정한 우파야(Upaya, '레머디 기법')들을 함께 응용한다.

- 바디 크리야: 아사나, 프라나야마, 프라티야하라(3번째, 4번째, 5번째 앙가)는, 신체와 호흡 그리고 집중력을 계발하는 목표를 우선하는 바디 크리야로 분류한다.
- 마인드 크리야: 삼야마(6번째, 7번째, 8번째 앙가)는 명상 수련의 목표를 우선하는 마인드 크리야로 분류한다.
- 소울 크리야: 파탄잘리의 야마, 니야마(1번째, 2번째 앙가) 10가지 덕목들은 수행자들의 캐릭터와 품행을 크리야(정화)하는 목표를 가지고 있으므로 소울 크리야로 분류한다.
- 우파야: 부정적인 카르마의 영향은 줄이고 긍정적인 카르마의 영향은 고무시켜, 숙명을 넘어 운명으로 나아가기 위한 하늘의 은총을 내려 주는 레머디 기법들이다. 1) 사무량심으로 알려진 수행자가 갖추어야 하는 4가지 하트의 자질들, 2) 다나(Dana, 베풂), 3) 점성학적 행성 레머디.

깨달음, 카르마 그리고 내면의 빛

Part 1

바디 크리야
- 몸과 호흡이 일체(一體)를 이루는 집중력의 수련

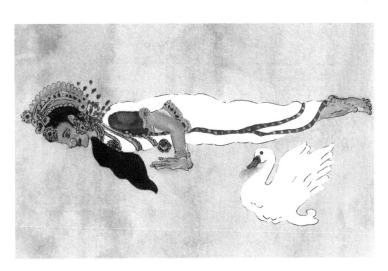

함사사나(Saraswati in Hamsasana, 백조 자세)

"진정한 시크릿은 몸이라는 음악을 듣는 것이다.
몸은 망가지는 기계가 아니라 영광스러운 작품이다."

- 래리 도씨(Larry Dossey, 1940~, 의사 & 작가 & 강연자)

1.
신의 사랑과 소함(Soham) 만트라

바람 부네

바람 가는 데 세상 끝까지

바람 따라 나도 갈래

- 김남조, 「바람」

정체성을 찾기 위해 서점, 교회, 성당 등을 기웃거리면서 방황하던 젊은 시절, 지금은 작고하신 김남조 시인(1927-2023)의 바람에 대한 그리움과 동경을 서술한 수필집에서 깊은 감동을 받았었다. 그래서 나도 막연한 그리움의 대상을 찾아 바람처럼 먼 길을 떠났었다. 그리고 아주 오랜 시간이 지난 후에야 비로소 늘 찾고 있던 그리움의 대상을 바깥이 아닌 내 안에서 찾게 되었다. 언제부터 인가 내게는 늘 가까이 있는 신의 사랑이 느껴지기 시작했다. 언제나 내 안에서 바람처럼 숨 쉬고 있던 신의 실체를 호흡을 통해 마침내 찾을 수 있었다. 눈을 감으면 온몸으로 와닿는 그 깊은 사랑의 감정은 눈물이 날 것처럼 애틋하고, 절실하고, 포근하고, 부드럽고, 편안하고, 아름답다. 그토록 오랫동안 갈망하며 고대하며 기다려 온 형언할 수 없을 만큼 깊은 사랑의 느낌이었다. 때로는 그 느낌이 너무 강렬하고 벅차서 목젖까지 차오르는 감동을 주체하기가 힘들었다.

신의 사랑은 우리 인간이 규정짓는 온갖 한계 된 틀을 초월하여 존재한다. 혼자서 소유하려 할수록, 어떤 이름으로나 형상으로 규정지으려 할수록, 더 작아지고 더 멀어지는 게 신의 사랑이다. 대신 우리네가 가진 온갖 틀이나 한계를 넘어설 수 있다면 그만큼 더 가까이, 더 직접적으로 체험할 수 있는 게 신의 사랑이다. 신의 사랑은 인간이 한계 지은 옳고 그름, 같다 다르다, 혹은 내 편 네 편 등, 어떠한 양극성도 초월하여 존재한다. 성별과 인종, 종교와 사상, 신분과 지위, 부귀영화, 문화, 국적 등의 차이도 초월하여 존재한다. 과거, 현재, 미래라는 시간적 분류, 하늘과 땅 우주라는 공간성도 넘어서 존재한다. 신의 사랑은 지금 바로 이 순간에, 우리가 가슴으로부터 가장 겸손하고 진실할 수 있을 때, 언제든 자신의 부족함과 과오를 인정하고 받아들일 수 있을 때, 언제든 자신을 정화하고 노력할 용의가 있을 때…. 그 순간에 비로소 우리는 무한한 신의 사랑이 호흡처럼 늘 우리 곁을 한시도 떠나지 않고 있었음을 알게 된다.

깨달음, 카르마 그리고 내면의 빛

눈을 감고 팔을 벌리면 손가락 끝에서, 등 뒤에서, 온몸을 타고 흐르는 전율처럼 가까운 신의 사랑을 실감할 수 있게 된다. 생각과 마음을 복잡하게 가지고, 다른 사람보다는 자신이 가진 관점이나 기득권만 중요한 사람들에겐… 신의 사랑은 아주 멀리, 멀리 있다. 그래서 그들의 삶은 끊임없이 어려움과 외로움, 시련과 고통을 자초하게 된다. 그러한 신의 사랑을 우리들이 어떤 식으로 이름하든 하늘, 예수님, 성모 마리아, 부처님, 크리슈나, 혹은 알라든… 상관이 없다. 중도, 대자아, 자연의 법칙이라 하여도 상관이 없다. 신의 이름을 어떤 식으로 부르냐 하는 것은 마치 같은 한 사람을 엄마, 아버지, 아들, 딸, 직장 동료, 친구, 남자, 여자… 하는 식으로 각자 다르게 부르는 것과 마찬가지이다. 어떤 식으로 이름을 부르든 우리 자신이 누구인가 하는 것에는 전혀 바뀌지 않는다.

지금 바로 이 순간에 우리가 가진 온갖 분리 의식, 너와 내가 다르다는 아집과 집착을 놓을 수 있을 때, 서로를 경계하는 두려움과 적의를 놓을 수 있을 때… 비로소 우리는 신의 사랑과 은혜가 언제나 우리 곁을 감싸고 있었음을 알게 된다. 그러한 신의 사랑을 좀 더 지속적으로 가까이하며 살 수 있기 위해선 우리는 끊임없이 노력하면서도, 동시에, 자신이 가진 어떠한 사상이나 믿음도 너무 지키려 말고 빈 그릇처럼 비워 나갈 수 있어야 한다. 우리가 가진 그릇이 빈만큼 채워질 수 있는 신의 사랑, 그레이스(Grace)가 그만큼 가득할 수 있기 때문이다. 이러한 신의 사랑을 일깨워 주는 유명한 만트라가 바로 소함(So-Ham)이다.

소함은 상위 자아, 아트만(Atman), 신성(神性)을 깨닫게 해주는 파워풀한 진언으로 널리 알려져 있다. 소함(Soham)의 의미를 그대로 직역한다면 '내가 바로 그것이다, I am That.'이 된다. '나'라는 에고 자아(ego-self)가 신성(神性)과 동질인 참 자아(True-Self), 내면의 빛과 일체(一體)라는 뜻이 된다.

우리의 생명은 태어날 때 들이쉬는 첫 호흡으로 시작되며, 죽을 때 내쉬는 마지막 호흡으로 끝이 난다. 영어로 호흡을 의미하는 'Respiration'은 'Re(다시) + spirit(영혼)'이 합쳐진 단어이다. 라틴어 어원은 'Respirare'로, '다시 호흡을 하다, 다시 들숨 날숨을 하다'라는 뜻으로, 호흡이 계속 이어지는 행위를 통해 영혼이 재충전된다는 의미가 된다. 그러므로 신성(神性)은 들숨과 날숨의 호흡 행위를 통해 계속 재충전되며 이어지고 있는 생명의 에너지라고 할 수 있다. 이러한 생명의 에너지는 '기(氣) 혹은 프라나(Prana)'로 알려져 있다. 영구적인 수축과 팽창 현상을 통해 우주를 지탱하고 있는 우주적 기(氣) 그리고 호흡을 통해 나의 생명을 지탱하고 있는 기(氣)는 서로 같은 에너지 근원을 가지고 있다. 소(So, 들이쉬다)-함(Ham, 내쉬다)—들이쉬고 내쉬는 호흡을 통해 내 안에 있는 신성(神性), 신선한 생명의 에너지가 이어질 수 있게 된다.

깨달음, 카르마 그리고 내면의 빛

그래서 '내가 바로 그것이다'라고 할 때, 그것은 신성(神性)을 뜻하며, 들이쉬고 내쉬는 호흡을 통해 신과의 합일을 이룰 수 있음을 의미한다. 흔히 우리가 외부적으로 프로젝트 하며 신(神, God)이라 부르는 전지전능한 힘의 본성이 사실상 우리의 내면에 있는 '나'라는 에고자아의 본성, 참 자아와 같은 힘이기 때문이다.

신성은 어디에나, 누구에게나 있고, 언제 어느 순간에서건 한시도 없는 곳이 없는 절대적이고 영원한 힘, 우주 질서의 유지와 자연법칙을 관장하고, 생명과 진화의 법칙을 주도하는 절대적이고 보편적이며, 당연한 범개인적 힘이다. 이러한 신성의 빛은 외부가 아닌 바로 우리의 내면에 있기 때문에 의식을 내면으로 돌리기만 하면 모든 존재와 생명의 원동력인 '내면의 빛'이 바로 거기에, 항상 있었음을 깨닫게 된다.

신성(神性)은 자연법칙 안에 있는 미세한 디지털과 프랙탈 정보들뿐만 아니라 우주의 모든 것들에 대한 정보들로 가득 채워진 빛의 덩어리이다. 이러한 빛의 덩어리는 항상 당신을 향해 움직이고 있다. 마치 신이 일으키는 바람이 당신이 서 있는 방향을 향해 부는 것과 같다. 그 바람은 단순한 직관적 느낌이 아니라 파워 자체이다. 당신이 신성의 무한성(無限性)을 이해하기 때문에 자동적으로 당신의 내면에서 자라게 되는 '앎'이다. 내면으로 의식을 돌리는 순간, 이러한 파워가 당신의 내면에 있고, 세상의 모든 것들과 연결되어 있음을 알게 된다. 얼마나 아름다운가! 그 파워는 순간순간마다, 그리고 날이면 날마다 당신을 가르치고 있다. 왜 신성은 당신을 계속 가르치고자 하는가? 그 안에는 지구별에서 살아가는 데 필요한 정보뿐만 아니라 지구 별 너머에 있는 신의 영역, 살아 있으면서 깨달음을 얻을 수 있는 정보와 지식들이 모두 담겨 있기 때문이다. 신성은 손으로 만질 수도 없고, 입으로 맛을 보거나 눈으로 볼 수도 없다. 그렇지만 언제나 당신과 함께 있는 내면의 빛이다.

하지만 만약 이러한 힘의 근원을 내면이 아닌 외부로 향해 돌리게 될 때 당신의 생명을 지탱하는 파워의 주체가 당신 자신이 아닌 다른 어떤 외부적인 사람이나 대상이 되게 만들며, 이러한 이분법적인 사고와 시각은 삶의 현장 곳곳에서 일어나고 있는 온갖 분열과 충돌, 파열이 일어나는 원인이 된다. 신과 인간, 선과 악, 나와 너, 주체와 객체, 강자와 약자, 내 편과 네 편, 가진 자와 가지지 않은 자, 파워를 가진 이와 복종하는 이 등, 온갖 분리와 마찰, 컨트롤, 갈등, 고립, 괴리와 불균형적 현상들이 일어나게 만든다.

그러므로 신성의 빛이 '나'의 내면에 있고 '나'를 통해 흐르고 있는 '내면의 빛'과 동질의 에너지라는 사실을 인정하고 받아들이는 것이다. "소함- 내가 바로 그것이다"라는 인지를 통해 우리는 신과 같은 전지전능한 힘을 적절하고 유용하게 '나'라는 에고 자아의 이득과 안녕, 성장과 발전, 참 자아로서의 진화를 위해 최상으로 잘 활용할 수

깨달음, 카르마 그리고 내면의 빛

있게 된다. 신성(神性), 신의 에너지를 내향화함을 통해 더 이상 신(神, God)이라는 개념이 어떤 추상적이고 막연한 외부의 힘이 아니라 나를 통해, 호흡을 통해 내 안에 흐르고 있는 구체적인 생명의 에너지임을 직접 느낄 수 있게 되는 것이다.

"평범한 사람들은 사실상 가장 높은 분의 메신저들이다. 그들은 신성의 익명 하에 그들 삶의 임무를 수행한다. …… 당신도 메신저가 될 수 있다는 것을 결코 잊지 말아야 한다."

– 로런스 쿠셔너(Lawrence Kushner, 1943~, 미국인 랍비)

2.
수명과 호흡의 관계성

"내일과 내일을 위한 계획들은 현재의 현실과 완전히 맞닿지 않는 한 전혀 의미가 없다. 당신은 현재에만 있고 현재에서만 살 수 있기 때문이다."

– 알란 왓츠(Alan Watts, 1915-1974, 작가 & 철학가)

빛과 어둠: 인스피레이션과 데스프레이션

필자가 좋아하는 영어 단어 중에 인스피레이션(Inspiration)과 데스퍼레이션(Desperation)이 있다. 한 단어는 '빛'을 의미하는 반면, 다른 한 단어는 '어둠'을 내포하고 있다. 사전에서 이 두 단어에 대한 정의를 찾아보면,

깨달음, 카르마 그리고 내면의 빛

인스피레이션(Inspiration)에는 약 4가지-(1) 영감, 창조적 자극 (2) 고무, 감화, 자극 (3) 숨을 들이쉼 (4) (유력한 소식통의) 시사, 내시- 정의가 내려져 있는 데 비해, 데스피레이션(Desperation)에는 간단하게 '자포자기, 절망'만 표기되어 있다. 라틴어원을 찾아보면 인스피레이션은 'inspirare'로서 '호흡을 불어넣기(to breathe in)', 데스피레이션은 'sper'로서 '희망(hope)'이라는 뜻을 가지고 있다.

이러한 사전적 정의와는 상관없이, 개인적으로 이 두 단어를 좋아하는 이유는 아무래도 보통 사람들보다 호흡과 더욱 밀접하게 살고 있는 요가인 때문이기도 하다. 두 단어를 가만히 살펴보면 호흡을 의미하는 레스피레이션(respiration)이라는 단어처럼 'spir'라는 알파벳을 같이 포함하고 있다.

사람들은 보통 요가를 인도에서 유래된 신체운동 정도로 생각하지만, 사실상 요가의 핵심은 호흡에 있다. 호흡이란 생명의 가장 근원적인 힘이다. 태어나서 처음으로 들이쉬는 숨으로 우리의 삶이 시작되고, 마지막으로 내쉬는 숨으로 우리의 삶은 끝을 맺는다. 생명이 존재하는 동안 우리의 호흡은 마치 파도처럼 계속해서 올라갔다(들숨) 내려갔다(날숨) 하는 레스피레이션을 반복하고 있다. 마찬가지로 우리가 삶을 살아감에 있어 호흡처럼 인스피레이션과 데스프레이션을 계속해서 반복하고 있다. 그런데 서로 상반적인 두 단어 어원이 모두 'spir, breathe in, hope'이라는 긍정성의 유래를 가지고 있다는 것을 무슨 의미일까? 인스피레이션이든 데스프레이션이든 우리의 생명을 부추기는 힘을 가지고 있다는 뜻이다.

인스피레이션은 우리가 가진 삶에 대한 의지나 삶을 보다 나은 방향으로 향상시키고자 하는 의지, 어떤 특정한 위기 상황 없이, 사전의 정의처럼 긍정적인 동기들을 통해 확장시킬 수 있게 한다. 데스프레이션은 마치 벼랑 끝에 내몰린 것 같은 삶의 절망적 위기 상황에서 죽기 아니면 살기 같은 극단적 자세로 위기를 극복하게 하는 부정적 동기이다.

그런데 한 가지 주목할 수 있는 흥미로운 사실이 있다. 우리가 인스피레이션 상태에 있을 땐 호흡은 천천히, 고르고 여유 있게 흐른다. 그러나 데스프레이션 상태에 몰리게 되면 전신이 '공격 또는 도피(fight or flight)'라는 스트레스적 반응을 보이며, 호흡은 가쁘거나 거칠어지게 된다. 몸과 마음은 호흡을 통해 서로 연결되어 있다는 사실을 보여 준다. 몸과 마음에 일어나는 어떤 자극이든지 호흡에 즉각적으로 반영되면서 그에 상응하는 신체적, 감정적 반응을 유발하게 되는 것이다.

깨달음, 카르마 그리고 내면의 빛

수명은 햇수보다 호흡수로 정해진다

요가철학에 따르면 우리의 수명은 햇수가 아니라 태어날 때 정해진 호흡수에 달려 있다고 한다. 좀 더 구체적으로 1회의 호흡이란 '들숨 + 날숨'을 말하는데, 평균적으로 사람들은 1분에 16회에서 20회까지 호흡을 하고 있다. 예를 들어, 평균적으로 1분에 18회 호흡을 한다고 가정하면, 하루에 24시간이니까 18×60분= 1,080회 (1시간)×24시간= 25,920회(하루 호흡량), 1년에 25,920회×365일= 9,460,8000회가 된다. 그래서 만약 주어진 수명이 70년이라고 하면 662,256,000회, 80년이라고 하면 756,864,000회, 90년이라고 하면 851,472,000회라는 정해진 호흡수를 가지고 태어난다는 것이다.

우리가 1분에 18회보다 더 빠르게 호흡한다면 그만큼 수명을 단축하는 게 될 것이고, 더 천천히 한다면 그만큼 수명을 늘릴 수 있다는 얘기도 된다.

그래서 필자는 사람들이 처음 요가를 배우러 오면 앉혀 놓고 호흡수부터 먼저 체크를 해 보곤 한다. 평균적으로 대부분 16회 내지 20회지만, 스트레스로 몸에 긴장이 많이 된 사람들은 더 많이 하는 경향이 있고, 성격이 차분한 사람은 12회 이하로 내려가는 경우도 있다. 그런 다음에 2박자(들숨, 날숨)가 아닌 4박자(들숨, 멈춤, 날숨, 멈춤)의 호흡 패턴에 맞춰 스트레칭을 하여 땀을 뺀 다음 다시 호흡을 재 보면, 보통 1분에 6회 내지 8회로 내려가는 경우가 대부분이다. 호흡 수련을 통해 그만큼 우리의 수명을 늘릴 수 있다는 얘기도 된다. 호흡을 천천히, 차분하게 되면 수명만 늘릴 수 있을 뿐만 아니라, 습관적으로 빠르게 호흡하는 경우보다 몸의 장기가 그만큼 덜 소모되기 때문에 오장육부의 상태도 좋아지게 된다. 오장육부가 건강하면 그만큼 젊어지는 건 당연한 이치고, 정기적인 호흡 습관으로 몸에 누적된 이산화탄소의 양도 적어지니 자연히 머리도 맑고 마음도 평안하게 유지할 수 있게 되는 것이다. 그래서 호흡을 천천히 하는 사람들은 아무리 나이가 많더라도 몸과 마음이 건강하니 실제로 신체적, 정신적 나이는 훨씬 젊을 수밖에 없는 것이다.

어떻게 은총으로 카르마를 극복할 수 있는가?

인스피레이션(Inspiration, 영감)과 데스퍼레이션(Desperation, 절망)은 모두 레스피레이션(Respiration, 호흡)이라는 말과 같은 어원(spire, spirit, 영혼)을 가지고 있다. 그래서 우리가 숨을 들이쉬는 것처럼, 빛이나 어둠의 공기를 들이쉰다는 의미가 된다. 태어날 때 첫 호흡을 들이쉼으로써 삶이 시작되고, 마지막 호흡을 내쉼으로써 생명이 끝이 난다. 이렇게 삶을 지탱하고 있는 근원적인 힘은 바로 영혼(靈魂, Spirit)이다. 인스피레이션은 영혼에 영감과 활력을 주는 힘, 데스피레이션은 절망과 무기력감을 주는 힘, 그리고 레스피레이션은 생명을 이어 가는 힘이다. 우리의 영혼은 인스피레이션이든 데스피레이

깨달음, 카르마 그리고 내면의 빛

선이든, 삶을 살아갈 수 있는 힘을 레스피레이션을 통해 계속 받고 있다. 개인의 영혼과 우주적 대영혼은 태어날 때부터 호흡을 통해 연결되어 있다. 그리고 삼스카라 바디를 트리거(trigger) 하여 영감이나 절망이라는 삶의 양면을 교대로 경험하게 만든다.

이러한 카르마의 법칙이 어떻게 작용하는가 하는 원리는 우리의 인지 능력 범위 밖에 있다. 그래서 은총(Grace)의 힘을 빌릴 수밖에 없다. 은총의 힘은 인간의 노력이나 이지로 닿을 수 없는 초자연적 파워 스위치를 켜게 한다. 은총의 법칙은 카르마의 법칙을 초월하여 존재하는 강력한 우주적 근원에서 유래되었다. 이러한 절대적 파워를 종교인들은 신(God)이라고 흔히 칭하지만, 필자는 중립적 종교관을 가진 대다수의 한국인들처럼 하늘이라고 부르기를 선호한다. 운명은 우리 인간이 가진 믿음과 조건에 제한되지 않고 하늘의 신성한 원리에 따라 작용한다. 이 신성한 법칙은 당신의 의식을 더 높은 수준으로 올려 하늘의 영성과 직접 접촉할 때 작용하게 된다. 우리 내면의 본성은 하늘의 신성한 영성과 하나이기 때문에 당신의 의식이 하늘의 영성과 더 많이 연결할수록 내면의 신성한 가이드를 따르고, 당신의 자아를 하늘의 신성한 뜻에 내맡김 할수록 당신의 삶과 마음속에 더 많은 은총이 강력한 힘을 발휘할 수 있게 된다. 당신의 인스피레이션이 당신의 푸루샤르타(삶의 부름)와 진정한 조화를 이루었다면 당신이 소원하는 것들도 하늘의 신성한 목적과 조화를 이루었음을 뜻하기에 뭐든지 쉽게 이루어질 수 있게 된다. 은총의 법칙은 우리가 가진 온갖 인간적인 약점과 한계성을 초월한다. 삼스카라 바디가 하늘의 은총과 빛으로 정화되면 우리가 깨닫지 못하는 사이에 두꺼운 카르마와 불운을 극복하고 부와 풍요로움이 넘치는 새로운 운명으로 바꿀 수도 있게 된다.

　많은 사람들이 산다는 건 참 어렵다고들 얘기한다. 그러나 필자는 사는 게 어려운 것이 아니라 우리 삶에 인스피레이션이 부족한 채 사는 게 삶을 어렵게 만드는 근본 원인이라고 생각한다. 삶은 우리가 희망에 차 있을 때 반짝반짝 빛이 나게 된다. 빛이 가득한 삶은 호흡도 몸도 마음도 자연히 여유로워진다. 그래서 같은 일을 하더라도 훨씬 수월하게, 느긋하게 해낼 수 있다. 반면 데스프레이션은 어둠 속에서 바둥거리기를 고집하는 것과 같다. 어둠이 가득한 방에 앉아 더듬거리며 어둡다고 불평하며 절망하고 싸우고 부닥치다 보면 당연히 사는 게 어려울 수밖에 없다. 아무리 짙은 어둠이라도 스위치를 찾아서 불을 켜면 단박에 시야가 훤하게 밝아진다. 서로 부닥치거나 싸울 일도 자연히 없어진다. 널린 빛이 무한하니 서로 웃으며 협조하고 사이좋게 지낼 수 있게 된다. 그리고 각자가 나름대로 가진 역량을 무리 없이 발휘할 수도 있게 된다.

　지금 우리 사회와 세상 전반에는 온통 어둠만 가득한 채 데스프레이션의 밑바닥을 치고 있는 것처럼 보일지 모른다. 그러나 잊지 말아야 할 사실은 어둠이 깊어지면 깊어질수록, 곧 인스피레이션, 빛

　　　　　　　　깨달음, 카르마 그리고 내면의 빛

이 밝아 올 시점도 멀지 않았다는 것이다. 그래서 밝고 희망에 가득한 행복한 삶을 살기 원하는 사람들에게 권하고 싶은 것은 호흡을 천천히 길게, 일정한 리듬으로 계속하는 습관, 아침에 처음 눈을 뜨는 순간부터 밤에 잠자리에 들 때까지 꾸준히 계속하는 습관을 길들이는 것이다. 꾸준히 레스피레이션을 계속하다 보면, 삶에 희망을 가져다주는 인스피레이션의 빛이 우리의 영혼을 가득 채워 주게 될 것이기 때문이다. 그리고 절대로, '데스프레이션'이라는 불이 발등에 떨어질 때까지 삶을 보류하며 살지 말아야 한다.

삶은 참으로 단순하다. 당신에게는 매 순간 두 가지 기본적인 선택이 있다. 인스피레이션의 부름을 따라 행복해지고 성장하는 삶, 아니면 데스피레이션의 부름을 따라 매번 고통받고 절망적인 삶이다. 어떤 삶을 살든지 선택권은 당신 자신에게 있다. 당신의 운명이기에 당신 스스로 통제권을 가지고 있는 것이다. 하늘은 단지 당신의 선택에 대한 부응을 해 줄 수 있을 뿐이다. 당신에게는 어떠한 삶을 선택할지 선택의 자유가 있으며, 그에 따른 모든 책임은 전적으로 당신에게 있다. 당신은 운명의 피해자가 아니라 창조자이기 때문이다. 인생은 간단하다. 행복과 사랑, 부와 풍요로움의 길을 걸을 수도 있고, 고통과 두려움의 길을 걸을 수도 있다. 현재의 삶이 천국이냐 지옥이냐는 모두 당신의 선택에 달려 있다. 빛이나 어둠을 선택하면 되는 것이다.

3.
기본 호흡 명상과 호흡 수련 만트라

"부자는 쉬바 신을 위한 사원을 지을 것이다. 가난한 나는 무엇을
해야 할까? 내 다리는 기둥이고, 내 몸은 신전이고, 내 머리는 금
으로 된 큐폴라(cupola, 둥근 지붕)이다.

－ 바바사나(Babasanna, 중세기의 힌두 시인)

만트라 진언- 효율적인 정화(크리야)와 명상법

기본 호흡 수련이나 아사나를 할 때 몸의 감각과 호흡의식을 한
결같이 유지하는 것이 중요하다. 그런데 물질적 실체를 가진 몸과는
달리 호흡이란 보이지 않는 바람과 같아서 아무리 호흡에 의식을 모
으려 해도 얼마 지나지 않아 금방 주의가 흩어지기 쉽다. 그런데 기

깨달음, 카르마 그리고 내면의 빛

본 만트라를 같이 사용하게 되면 심신의 안정과 몰입을 쉽게 할 수 있는 효과가 있다.

만트라(Mantra)는 산스크리트어로 '신성한 소리, 진언', 자파(Japa)는 만트라 혹은 디바인 신의 이름을 반복해서 외운다는 의미이다. 만트라는 주로 불교나 힌두교에서 명상의 목적으로 사용하는 어떤 단어나 소리, 신성한 문구 등을 의미하지만, 그 외에 다양한 종교나 영적 전통에서도 특정한 신에게 경배를 올리기 위해 어떤 신성한 문구나 단어들을 반복적으로 외우는 행위들(자파)을 통합적으로 의미하는 것이 만트라 자파 혹은 만트라 진언이라고 한다.

우리가 일상적으로 하는 멘탈 활동들, 무수한 생각, 감정, 느낌, 기억 등은 삼스카라(Samskara)라는 기억체(記憶體)에 저장되어 현생이 아니면 내생에라도 그에 따른 좋고 나쁜 효과들을 반드시 나타나게 된다. 유익하고 건전한 정신적 활동들은 그에 상응하는 좋은 효과들을 낼 것이다. 반대로 기고(GIGO, Garbage In Garbage Out, 가비지 인 가비지 아웃)의 법칙처럼 해롭고 건전하지 못한 정신적 활동들은 괴롭고 고통스러운 결과들을 가져오게 될 것이다. 이는 마치, 일단 몸에 들어간 음식이 육안으로 확인할 수 없는 복잡한 소화 과정을 거쳐 몸 밖으로 나오게 되는 것과 같다. 양질의 음식은 원활한 신진대사를 촉진시켜 좋은 에너지를 내고 건강을 증진시키는 효과를 내는 반면, 불량 음식은 건강을 해치고 온갖 저질의 에너지와 질병을 유발하는 역효과를 낸다. 마찬가지 이치로, 지금 우리가 체감하고 있는 삶의 질은 모두 이전에 어떤 식으로든 삼스카라에 입력되었던 정보들이 현재 다양한 형태의 멘탈 에너지와 행운 혹은 불운 등의 모습으로 드러나게 된 것일 뿐이다. 삼스카라 바디는 인간이 인지할 수 있는 범위 너머에 있는 슈퍼컴퓨터와 같은 하드웨어, 즉 우주적 법칙에 연결되어 작동되고 있다. 그러므로 우리의 삼스카라 바디에 쌓인 부정적 에너지를 정화하고 행운과 축복의 에너지를 끌어올 수 있기 위해선 어떤 초자연적 힘에 부응할 수 있는 강력한 에너지 인풋(Input)이 필요하다.

만트라가 그러한 신성한 파워를 가진 원초적인 소리로 잘 알려져 있다. 만트라는 우리가 운명의 목적지에 무사히 도달할 수 있도록 필요한 보호와 은총을 내려 주는 파워를 가지고 있다. 만트라는 행운을 위한 하늘의 도움을 요청할 뿐만 아니라 마음에서 일어나는 온갖 잡념과 망상을 고요하게 평정하고, 안정되고 조용한 의식상태가 유지될 수 있게 한다. 만트라의 파워는 마음에 남아 있는 생각들이 별로 없고 무의식적으로 계속 진언이나 기도를 외고 있는 상태에 이르렀을 때 비로소 나타나게 된다. 그래야만 원하는 효과들이 쉽게 이루어질 수 있다. 그래서 만트라 진언은 일상생활을 하는 중에도 마음속으로 계속 반복을 하는 '움직임의 명상법'이라고 할 수 있다. 그 외에도, 특정한 만트라를 이용해 하루에 1-2회씩 일정한 시간 동안 움직이지 않고 앉은 자세로 하는 '정적인 만트라 명상법'을

깨달음, 카르마 그리고 내면의 빛

겸용하면 더욱 빠르고 효과적으로 정화(크리야)와 명상의 좋은 효과와 이점들을 얻을 수 있게 된다.

만트라, 신성한 소리는 하늘의 에너지를 일깨우는 진동 파장을 가지고 있다. 다양한 전통이나 영적 스쿨마다 호흡 수련이나 명상, 기도, 집중력을 늘리기 위해 사용할 수 있는 만트라들 종류는 수없이 다양하고 많다. 그중에서 잘 알려진 '소함(So-Ham) & 아움(AUM)' 만트라는 특히 호흡 수련과 아사나 수련 시에 다양한 방법으로 널리 사용되고 있는 만트라이다.

모든 수련의 기본자세

모든 아사나와 호흡 수련에 있어 몸과 연결된 전체적 호흡 의식을 기본적으로 유지한다. 선 자세에서는 들숨(In)은 발바닥에서부터 머리 위까지 들이쉬는 듯한 느낌을 유지하고, 날숨(Out)은 머리에서부터 발바닥 아래까지 내쉬는 듯한 느낌을 유지하면서 천천히 길게 들이쉬고 내쉬는 것이다. 앉은 자세에서는 들숨(In)은 엉치뼈에서부터 정수리까지 들이쉬는 듯한 느낌을 유지하고, 날숨(Out)은 머리에서부터 엉치뼈 아래까지 내쉬는 듯한 느낌을 유지하면서 천천히 길게 들이쉬고 내쉬는 것이다.

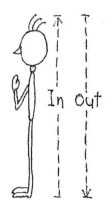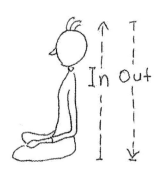

호흡 조정을 위한 기본 명상법

먼저 아주 간단한 호흡의식 명상법으로, 마음을 고요하게 할 수 있는 자세로 앉아서 할 수 있다. 다리를 펴거나 접든지 상관없이 몸이 긴장되지 않고, 머리가 편안해질 수 있도록 각자에게 편안한 자세로 앉는 것이 첫 번째 단계이다. 다음으로, 기본 명상법을 연습하고 최상의 결과를 얻으려면 호흡을 조정해야 한다. 이것이 명상을 통해 정신적 안정의 빠른 결과를 얻는 가장 큰 비결이다. 천천히 숨을 들이쉬고 내쉬는 것만으로 호흡은 쉽게 진정되며, 호흡과 생각은 서로 연결되어 있기 때문에 마음도 빠르게 깊은 고요함의 상태로 들어갈 수 있다. 호흡이 안정되면 마음도 안정되므로 마음의 평화를 얻기 위해서는 먼저 호흡을 조화롭게 해야 한다. 그러므로 명상을 시작하기 전에 먼저 심호흡을 깊게 들이쉬고 내쉬면서 몸과 마음의

깨달음, 카르마 그리고 내면의 빛

긴장을 풀어야 한다.

- 편안한 자세로 반듯하게 앉아서, 코로 숨을 들이쉬고 입으로 천천히 내쉬는 것을 3-5회 반복한다. 자연스러운 리듬을 따르는 것이 이상적이지만, 기본 명상에서는 들이쉬는 것보다 내쉬는 것을 더 길게 하는 연습을 한다. 먼저 코를 통해 폐 속으로 공기를 들이마신 후, 입으로 천천히 숨을 내쉬면서 모든 것을 내려놓는 듯 폐를 비워야 한다.

- 숨을 내쉬는 시간은 들숨의 두 배 정도 길어야 하며, 숨을 내쉴 때 정신적 압박과 긴장을 모두 풀어야 한다. 숨을 내쉴 때마다 세상에서 당신을 괴롭힐 수 있는 모든 것을 놓아 버리는 것처럼 해야 한다. 숨을 내쉴 때, 나지막하게 "아, 아, 아…" 소리를 내는 것도 모든 정신적 부담과 긴장을 푸는 데 도움이 된다.

- 예를 들어, 하루 종일 바쁘다가 마침내 앉아서 잠시 휴식을 취할 기회를 얻은 순간을 상상해 보자. 앞에는 따뜻한 차 한잔이 놓여 있고, 몸을 앞으로 기울여 한 모금 마시는 것이다. 입술에 닿으면 딱 좋은 온도이고 맛이 정말 좋다는 것을 깨닫고, 몸을 뒤로 기대며 "아, 아, 아…" 하듯이 숨을 내쉬는 것이다. 그 순간 숨을 내쉬며 마음속의 모든 것을 내려놓고, 비록 잠시라도 완벽함을 느낀다. 마치 어깨에서 큰 짐을 내려놓는 것 같은 느낌이

들기 때문이다. 이 순간만이라도 당신은 모든 것을 버리고 마침 내 즐거운 시간을 보내고 있는 것이다.

- 다음으로, 세상의 모든 것을 내려놓고 모든 문제와 압박감을 풀 어 주는 것이 너무 행복한 것처럼 조용하게 "아아…." 소리를 내 며 숨을 내쉴 때마다 혀가 윗니에 닿은 상태로 입을 살짝 다문 뒤에, 얼굴과 머리가 편안해지도록 입의 미세한 움직임으로 조 정하는 것이다.

- 그리고는 그냥 기분 좋게 앉아서 자연스러운 호흡을 관찰하기 시작한다. 숨이 들어오면 들어오는 것을 알아차리고, 나가면 나 가는 것을 알아차리면서 숨이 자동적으로 들어오고 나가는 동 안 그저 구경꾼처럼 지켜보는 것이다.

- 들숨과 날숨에 무슨 일이 일어나고 있는지 알기 위해 정신적으 로 관찰해야 하지만 호흡 과정을 방해하지는 말아야 한다. 그 저 편안하게 앉아서, 호흡을 수동적으로 지켜보는 것이다.

일단 마음이 고요해지는 것을 느끼기 시작하면 명상 수련의 기본 사항을 이미 숙달한 것이다. 내면에서 조용히 있을 수 없다면, 마음 이 다시 바빠지면, 코를 통해 다시 깊게 숨을 들이마신 다음 아주 천천히 입으로 숨을 내쉬면서 조용한 "아, 아, 아…." 소리를 내면서

깨달음, 카르마 그리고 내면의 빛

에너지가 머리 위로 올라가도록 허용한다. 이렇게 5~10분 정도 조용히 앉아 있을 수 있으면 명상의 기본 입문을 달성한 것이다.

이것이 첫 번째 기본 명상법이다. 아주 간단하게 들리지만, 대부분의 사람들은 명상에 들어가기 전에 먼저 기본 호흡으로 몸과 마음을 조정하지 않는다. 그리고는 왜 명상의 효과를 얻지 못하는지 궁금해한다. 호흡을 조정하는 것은 마음을 빠르게 진정시키고 명상을 하는 동안 기분을 좋게 만드는 비법 중 하나이기도 하다.

파도타기 기본 호흡법

파도타기 호흡법은 초보자들이 호흡을 천천히, 의식적으로 하는 데 익숙해질 수 있는 아주 좋은 명상법이다. 1회 호흡은 총 네 파트로 나누어진다. 들숨, 멈춤, 날숨, 멈춤. 몸과 마음이 편안하고 안정되었을수록 호흡은 느리고 천천히 일어나게 된다. 들숨과 날숨 사이에 있는 멈춤이 자연스럽게 이어지면서 마치 파도처럼 규칙적인 리듬으로 흐르게 된다. 반대로 불편하거나 긴장되었을수록 호흡은 더욱 빠르고 가파르며 불규칙적인 리듬으로 변하게 된다.

먼저 어깨를 편안하게 펴고 등을 반듯하게 하고 앉아, 혹은 다리를 어깨넓이로 벌리고 서서 팔을 몸에서 45도 간격으로 벌리고 손바닥은 앞쪽으로 향하게 펴서 눈을 감거나 혹은 시선을 아래로 둔 다음, 울렁거리는 '파도'를 눈앞에 떠올린다. 그리고는 호흡이 파도처럼 움직이는 것을 시각화한다.

Breathing in… (들숨) … 파도가 천천히 상승하는 모습… Pause…. (멈춤) … 부드러운 파도의 곡선… Breathing out… (날숨) … 파도가 천천히 하향하는 모습… 그리고는… Pause…. (멈춤) … 파도가 다시 상승하기 이전의 아래 굴곡… Breathing in… (들숨) … 파도가 천천히 상승하는 모습… Pause…. (멈춤) … 부드러운 파도의 곡선… Breathing out… (날숨) … 파도가 천천히 하향하는 모습… 그리고는… Pause…. (멈춤) … 파도가 다시 상승하기 이전의 아래 굴곡… (전체 과정 계속 반복)

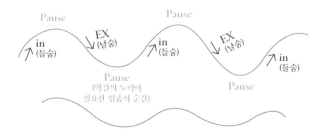

이렇게 4박자의 호흡을 천천히, 의식적으로 하다 보면 1분에 평균 6회 내지 8회로 호흡이 늦어지게 된다. 하루에 5분이나 10분씩 시간 나는 대로 자주 연습하다 보면 저절로 생명의 불로초를 얻을

깨달음, 카르마 그리고 내면의 빛

수 있게 될 것이라고 요가철학에선 장담하고 있다.

소함(So-Ham) 만트라 호흡법

소함 프라나야마는 호흡의 자연스러운 리듬과 소-함 만트라를 이용하는 호흡 명상법으로 일반적으로 잘 알려지고 널리 사용되고 있는 중요한 명상 방식이다. 소함(Soham)의 의미는, 'I am That', '나(소자아, 에고의식, 마음)가 바로 그것이다. (대자아, 순수의식, 아트만)'로써, 호흡이 내적 가이드(구루, 내면의 빛)와 하나가 되는 경험을 할 수 있게 한다.

소함 프라나야마는 아나마야 코샤와 프라나마야 코샤를 모두 활성화시킨다. 그래서 요가 아사나(Asana)와 호흡 수련뿐 아니라 간단한 호흡 명상을 위한 만트라로 활용할 수도 있는, 마치 팔방미인과 같은 호흡법이다.

소(So)는 자연스러운 들숨의 소리와 비슷한 사운드이며, 함은 자연스러운 날숨의 소리와 비슷한 사운드이다. 소(So)의 사운드를 따라 숨을 들이쉬고 함(Ham)의 사운드를 따라 숨을 내쉬는 호흡 명상법이다. 들숨의 사운드인 소(So)는 들숨이 넓게 퍼지면서 내면에 호흡의 루나(Lunar) 에너지를 채워 준다. 날숨의 사운드인 함(Ham)은

액션의 에너지가 외면을 향해 나갈 수 있도록 솔라(Solar) 에너지를 충전시켜 준다. 소함 호흡법을 통해 호흡이 자연스럽게 깊어지면서 몸과 마음이 쉽게 정화되고, 신경계의 안정과 고요함의 상태를 경험할 수 있게 한다.

■ 소함(함사) 호흡 명상법:

- 편안하게 앉아서 눈을 감는다.
- 얼굴과 몸의 긴장을 풀고 전체 근육을 최대한으로 이완시킨다.
- 의식을 양미간 사이에 두고 입꼬리는 살짝 올려 주면서 부드러운 미소를 유지한다.
- 호흡을 체크한다. 길고 천천히 심호흡을 몇 차례 한 뒤에 자연스러운 호흡으로 안정을 시킨다.
- 주변에서 들리는 어떤 소리나 소음들은 방관자처럼 무심한 자세로 내버려 둔다.
- 이제, 자연스럽게 일어나는 호흡의 리듬에 의식을 두면서 '고요한 침묵' 속에 '나'를 내맡긴다. 평소의 '나'를 채우고 있는 온갖 생각, 잡념, 근심·걱정, 기억, 몸의 느낌, 감각 등이 눈을 감으면 더욱 생생해질 수도 있다. 주변의 소리나 소음들을 대하던 방식과 마찬가지로 방관자처럼 무심하게 내버려 둔다. 계속해서 호흡의 리듬에 '나'를 내맡기면서 '고요한 침묵' 상태 속에 되돌아온다.
- 마음속으로 소함 만트라를 떠올린다. 네 파트 호흡(들숨, 멈춤,

날숨, 멈춤)으로 나누어 '소(들숨), 함(날숨)'을 마음속으로 반복하면서 호흡 명상을 이어 간다.

소 (들숨)~ 함(날숨)~ (약 5-10분 정도)

- 명상을 하는 중에 바디 전체에 흐르는 에너지의 느낌들은 간간이 재확인한다.
- 명상을 끝낼 때는 바로 눈을 뜨지 말고, 잠시 눈을 감은 채로 약 1분 정도 고요한 침묵 상태를 유지하다가 서서히 깨어난다.
- 길고 천천히 심호흡을 몇 번 한다. 계속 눈을 감은 채로, 양손을 비벼서 얼굴로 몇 번 가져간다. 얼굴 전체를 마사지하듯 젠틀하게 쓰다듬어 준다.
- 천천히 눈을 뜨고, 팔과 다리 등을 펴고 가벼운 마사지나 스트레칭을 해 준다.

아움(AUM) 만트라 호흡 명상법

힌두교나 불교를 통틀어 가장 유명하고 널리 사용되는 만트라는 옴(Om)이다. 옴에서 다른 모든 만트라들이 파생되어 나오기 때문에 물라(Mula, '뿌리, 루트') 만트라로 불리기도 한다. 대체로 옴(Om)이라는 표기에 익숙하지만, 사실상 옴은 두 글자(O. M)가 아닌, 아움

(A.U.M) 세 글자로 형성되어 있다. 그런데 산스크리트의 문법이 가진 샨디(Sandhi, '연결하는')의 규칙에 의해 U 글자가 A 뒤에 오면 O로 변하는지라, 소리가 옴(Om)으로 된 것이다.

아움 만트라를 세 파트로 나누어 호흡 수련이나 프라나야마 명상에서 기본 만트라로 사용할 수 있다.

- 편안하게 앉아서 눈을 감는다.
- 얼굴과 몸의 긴장을 풀고 전체 근육을 최대한으로 이완시킨다.
- 의식을 양미간 사이에 두고, 입꼬리는 살짝 올려 주면서 부드러운 미소를 유지한다.
- 호흡을 체크한다. 길고 천천히 심호흡을 몇 차례 한 뒤에 자연스러운 호흡으로 안정을 시킨다.
- 주변에서 들리는 어떤 소리나 소음들은 방관자처럼 무심한 자세로 내버려 둔다.
- 이제, 자연스럽게 일어나는 호흡의 리듬에 의식을 두면서 '고요한 침묵' 속에 '나'를 내맡긴다. 평소의 '나'를 채우고 있는 온갖 생각, 잡념, 근심·걱정, 기억, 몸의 느낌, 감각 등이 눈을 감으면 더욱 생생해질 수도 있다. 주변의 소리나 소음들을 대하던 방식과 마찬가지로 방관자처럼 무심하게 내버려 둔다. 계속해서 호흡의 리듬에 '나'를 내맡기면서 '고요한 침묵' 상태 속에 되돌아온다.

깨달음, 카르마 그리고 내면의 빛

- 마음속으로 아움(AUM) 만트라를 떠올린다. 세 파트 호흡(들숨, 멈춤, 날숨)으로 나누어 'A(들숨)-U(멈춤)-M(날숨), 아~ 우~ 음~'을 마음속으로 반복하면서 호흡 명상을 이어 간다. (약 5-10분 정도)
- 명상을 하는 중 바디 전체에 흐르는 에너지의 느낌들은 간간이 재확인한다.
- 명상을 끝낼 때는 바로 눈을 뜨지 말고, 잠시 눈을 감은 채로 약 1분 정도 고요한 침묵 상태를 유지하다가 서서히 깨어난다.
- 길고 천천히 심호흡을 몇 번 한다. 계속 눈을 감은 채로, 양손을 비벼서 얼굴로 몇 번 가져간다. 얼굴 전체를 마사지하듯 젠틀하게 쓰다듬어 준다.
- 천천히 눈을 뜨고, 팔과 다리 등을 펴고 가벼운 마사지나 스트레칭을 해 준다.

4.
기·프라나 순환을 위한
기본 아사나와 태양 경배 요가

"장수는 그저 오래 산다는 의미가 아니라 좋은 건강, 노화 속도 감소, 병과 아픔이 없이 사는 것 그리고 다른 사람들을 힘들게 하지 않고 평화롭게 죽는 것을 모두 포함한다."

– 남회근 선사(Tao & Longevity, 1994)

만트라야나(Mantrayana)와 나디(Nadis)

기본 아사나 수련을 할 때, 만트라를 사용해 에너지를 기·프라나 채널에 회전시키는 시각화하는 수련법을 만트라야나(Mantrayana)라고 한다. 만트라야나는 만트라(Mantra, 진언) + 야나(Yana, 운송 수단)가 합해진 단어이다. 차를 타고 우리가 원하는 목적지로 갈 수 있

깨달음, 카르마 그리고 내면의 빛

듯이, 만트라야나는 만트라를 사용해 기·프라나 에너지를 몸의 특정 부위에 집중적으로 회전시키는 수련 방식으로써 효율적으로 기·프라나를 순환시키고 기 채널을 빠르게 열어 주는 장점이 있다. 만트라야나에 사용할 수 있는 만트라의 유형과 수행법은 여러 가지가 있으나, 기본적으로 호흡 만트라(소함, 아움)로 시작하는 것이 대체로 무난하고 좋은 방법이다. 그 외에 산스크리트 알파벳이나, 이스바라 데바타(Ishvara Devata, 개인적으로 추앙하는 신)의 만트라들을 사용하는 수련법도 널리 활용되고 있지만, 이러한 수행법은 책이 아니라 오프라인 요가 수업에서 직접적인 지도를 통해 배우는 것이 가장 이상적이다. 만약 수련자가 개인적으로 진언 수행을 하는 만트라가 이미 있다면 그러한 만트라를 만트라야나 수련에 계속 사용하면 된다.

만트라야나의 기본 원리는 단지 생각 없이 만트라를 계속 외우는 것이 아니라 외울 때 몸의 특정 위치에 집중하고, 마치 그 영역 내에서 하는 만트라의 진동이 그 안에 있는 기·프라나 에너지를 흔드는 것처럼 느끼는 작업을 해야 한다. 해당 부위를 잡고(의식적으로 에너지를 느끼려고 노력한다는 의미), 그 부위를 둘러싼 색상과 밝기의 변화를 시각화하거나, 또는 해당 부위에 기·프라나를 가져오기 위해 해당 부위를 스트레칭하면서 만트라를 외우는 것이다. 기본적으로 몸의 해당 부위 기·프라나에 영향을 미치기 위해 의식적으로 특정한 한 부위를 붙잡으려고 노력하는 것이다. 그런 다음 기·프라나가 해당 부위의 기 채널을 통해 밀어내듯이 에너지 수련작업을 하는 것이다.

신체 내부의 특정한 나디(에너지) 채널을 열기 위해 기·프라나를 '붙잡거나 밀어내는' 데 많은 방법을 사용할 수 있다. 신체에 있는 무수한 나디 채널을 배양하기 위한 여러 가지 방법을 다양한 방식으로 동시에 사용할 수 있다. 요점은 신체의 기·프라나와 채널을 정화하기 위해서 다양한 노력을 할 수 있다는 사실이다.

이러한 노력으로 인해 내부의 에너지가 온통 충만한 상태에 도달하면 초기에는 그 느낌이 결코 행복하거나 평화롭지는 않다. 오히려 답답하고 혼란스러운 느낌의 에너지가 아주 오랫동안 지속될 수 있다. 기·프라나가 충만한 몸의 상태에서는 에너지가 막혔거나 제한된 곳을 쉽게 느낄 수 있다. 기 채널을 열고 불균형을 해소하기 위해 기·프라나를 의도적으로 움직이면서 몸 부위의 다양한 내부 감각을 느껴 보려 할 수도 있다. 그러면 에너지 균형 상태를 이루기 위해선 어느 부분에 기·프라나 내공 작업을 더 많이 해야 할지 알아차릴 수도 있게 된다. 지속적인 쿤달리니 정화 작업으로 몸의 모든 곳에서 기·프라나를 조화시키고 나면, 처음에 기·프라나가 자극될 때 오는 흥분된 느낌의 단계보다 더 높은 행복의 단계인 편안함의 상태에 도달할 수 있다.

깨달음, 카르마 그리고 내면의 빛

기·프라나 채널들- 12경락, 기경팔맥

한의학의 경락시스템은 생명 에너지인 기(氣)가 흐르는 경로인데, 요가의 차크라 프라나 시스템과 유사한 점이 많다. 고대 중국인들은 태양과 달의 움직임에 따라 하루를 12시간으로 나누었다. 자축인묘진사오미신유술해(子丑寅卯辰巳午未申酉戌亥). 양과 음을 합한 1시간은 오늘의 시간 단위로는 2시간, 즉 120분에 해당한다. 고대중국의 12시간 단위는 한의학에서 주요 기 채널인 12경맥(經脈) 경로와 상응한다. 그런데 한의학에는 포함되지 않았지만, 도교에서 중요하게 다루어지는 부수적 8개의 기 채널(기경팔맥, 奇經八脈)이 더 있다. 이들 여덟 채널은 에너지의 저장소로 여겨지는데, 오장육부와 직접적인 연관이 있는 12경맥과는 달리 8맥은 신체 내부 기관과 직접적인 연관이 없다. 그러나 기·프라나가 움직이는 채널로써 기공이나 태권, 또는 요가의 수행을 하는 데 있어 아주 중요한 맥이다.

기경팔맥은 다시 두 그룹으로 나누어지는데, 12경맥처럼 경혈들이 내부 기관에 연결되어 있는 유경혈(有經穴)이 2개(임맥, 독맥), 그리고 무경혈(無經穴)이 6개(대맥, 충맥, 양교맥, 음교맥, 양유맥, 음유맥)가 있다.

1) 임맥(任脈)은 신체의 앞쪽에 위치하며 배 아래쪽에서 얼굴까지 정중앙에 뻗어 있다. 자율신경계와 내기관들에 상응한다.
2) 독맥(督脈)은 신체의 뒷면에서 정중앙으로 뻗어 있다. 중추신경

계와 상응하고, 대뇌, 소뇌, 뇌간의 신경계와 연관 있다.

3) 대맥(帶脈)은 허리 부위를 띠처럼 한 바퀴 돌면서 음양의 기 채널을 묶고 있다.

4) 충맥(衝脈)은 정확한 묘사는 어렵지만, 중추와 자율신경계 사이 어디에선가 흐르고 있다. 하지만 고정된 위치나 부위가 있는 건 아니다. 남자는 성기와 음경에서부터, 여자는 질과 자궁에서부터 시작하여 배와 심장, 머리 중앙에까지 올라간다.

5) 양음(陽陰)의 교유맥들은 생식기관의 내분비계, 손과 발의 신경 기능과 연관 있다.

에너지 수련을 위한 주요 기·프라나 채널들 & 단전(丹田)

에너지 수련을 효율적으로 하기 위해선 한의학에서 사용하는 경락 차트를 참고 가이드로 사용하여 신체의 주요 기·프라나 채널에 집중하면서 만트라 진언 작업을 할 수 있다.

요가의 주요 차크라들은 임맥, 독맥, 충맥 그리고 단전(丹田)과 비슷하다. 단전은 '영성의 묘약이 있는 영역'이라는 의미로써 상, 중, 하의 세 파트가 있다. 상단전은 머리의 중앙에 양미간 사이에 있다. 중단전은 양 가슴의 중앙에 있다. 하단전은 배꼽에서 약 3개 손가락 아래 위치에 있다.

깨달음, 카르마 그리고 내면의 빛

요가에서 가장 중요한 10개의 나디는 '이다, 핑갈라, 수슘나, 간다리, 하스티지바, 야사스비니, 푸샤, 알람부샤, 쿠후 그리고 샹키니'이다(앞장 참고). 이들 나디는 다른 모든 나디·기 채널에 대한 기본적 토대로 간주되며, 다양한 만트라, 시각화 수련의 기초 작업을 위해서 사용되고 있다. 이들 10개의 나디 중에서 중요한 것은 척추에 위치한 이다(왼쪽), 핑갈라(오른쪽), 수슘나(중앙) 나디이므로 대부분의 수련 전통에서 기공과 내공을 키우기 위해 척추의 채널을 여는 데 많은 주의를 기울이고 있다. 고요한 마음을 기르기 위해서는 뇌로 이어지는 척추의 기·프라나 채널과 뇌 신경 내에 있는 뇌의 기 채널을 열어야 한다.

수련 초보자에게 매우 중요한 기 채널은 척추 내부와 몸 앞쪽(소화기관) 아래의 채널, 회음부에서 다리 안쪽을 따라 엄지발가락까지 이어지는 두 개의 다리 채널이다. 에너지가 너무 많으면 기를 다리 아래 엄지발가락까지 가볍게 움직여야 하며, 에너지가 약해지면 같은 채널을 따라 발가락에서 위쪽으로 끌어올릴 수 있다.

기·프라나 에너지가 채널을 통해 확장되면서 마찰이 발생하고, 마찰로 인해 열과 따뜻함이 발생한다. 기·프라나를 정화하는 모든 단계에서는 채널이 열릴 때 육체와 섬세한 바디에 열이나 따뜻한 느낌이 포함된다. 혹은 채널이 열릴 때 시원함이나 떨리는 추위를 경험할 때도 있다. 양기의 따뜻함보다는 차가움을 동반하는 음기가 생성되는 경우이다. 어쨌든 영적 수행의 초기 단계는 기·프라나와 기 채널의 정화 또는 변형 과정으로 다양한 감각이나 느낌들이 수반된다.

요가 아사나(바디)

안정되고 건강한 몸을 위해 수련하는 하타 요가 자세들이다. 아사나 수련은 특히 기 채널들을 열거나 정화하고, 모든 차크라들을 활성화시키는 데 많은 도움이 된다. 하타요가의 주요 경전으로 알려진 하타요가 프라디피카(Hathayogapradipika)에서는 총84 아사나 자세들에 대해 기술하고 있다. 그러나 요가야기야발키야(Yoga Yagyavalkya)에서는 그중에서도 중요한 8개 아사나들만 강조하고 있다. 인터넷 검색을 하면 자세한 설명과 이미지들이 있으니, 이 책에서는 부차 설명을 생략하기로 한다.

1) 스바스티카사나(Svastikasana)- 상서로운 자세

2) 고무카사나(Gomukhasana)- 소 얼굴 자세

3) 파드마사나(Padmasana)- 연꽃 자세(가부좌)

4) 비라사나(Virasana)- 전사 자세

5) 심하사나(Simhasana)- 사자 자세

6) 바드라사나(Bhadrasana)- 요가 교사 자세

깨달음, 카르마 그리고 내면의 빛

7) 묵타사나(Muktasana)- 해탈 자세

8) 마유르사나(Mayurasana)- 공작 자세

모든 아사나를 할 때 한 가지 기억해야 할 사실은 하타 요가의 기본은 호흡의식이라는 것이다. 아사나 자세를 스트레칭하거나 오픈할 때는 들숨을 하고, 접거나 모으는 자세는 날숨을 한다. 그리고 아사나를 유지하고 있을 때는 앞에서 소개했던 파도타기 호흡법을 한다. 몸과 마음에 누적된 온갖 스트레스와 부정적 이물질들을 정화하기 위해선 이처럼 호흡이 어떻게 들어오고 나가는지에 대한 분명한 의식이 수반되어야 한다. 단순히 기계적이고 무의식적으로 행하는 요가는 겉으로는 아무리 그럴싸하고 멋있어 보이더라도 요가의 궁극적 목표인 카르마 정화와 의식의 변형을 이루는 크리야 파워를 제대로 낼 수가 없다.

수리야 나마스카라(Surya Namaskar, 태양 경배 요가)

총 12스텝으로 구성된 태양 경배 요가(수리야 나마스카라)는 보통 다른 요가아사나들을 하기 전에 몸을 풀어 주는 준비 체조 정도로만 알려져 있다. 그러나 사실상, 어떤 요가 아사나들보다 효율적으로 몸을 유연하게 하고 온몸의 기·프라나 채널을 열어 주는 파워풀한 움직임 명상법이다. 불교도들이 행하는 108배처럼, 호흡에 맞추어 빠르게 혹은 느리게 108세트까지 행할 수 있으면, 다른 어떤 운동이나 요가 자세들보다 빠르게 건강회복과 근육, 체력을 키워줄 뿐만 아니라, 집중력도 크게 향상시켜 명상을 할 때 삼매의 성취를 촉진시키게 된다.

수리야 나마스카라 루틴에는 몇 가지 유형이 있지만, 여기에서 소개하는 루틴은 필자가 오랫동안 일상적으로 행하고 있는 루틴이며, 현지의 요가 제자들에게도 널리 소개를 하여 많은 실질적 효험을 확인할 수 있었던 방식이다. 스텝 1에서 스텝 12까지가 한 세트로 간주된다. 처음에는 12세트를 하는 것으로 시작하여 유연성이나 체력이 늘어나는 대로 108세트까지 점차적으로 증가시키는 것을 목표로 한다. 사람마다 몸의 유연성이 천차만별이므로 동작을 할 때 절대 무리하지 않는 것이 중요하다. 자신의 신체적 한계를 잘 인지하고, 그에 맞추어 각 동작을 조율하면서 맞추어 나가되, 핵심 포인트는 자세의 정확함이 아니라 들숨과 날숨을 각각의 동작과 정확하게 일치시켜야 한다는 것이다. 소요 시간은 최소한 20분에서 40분까지이다.

깨달음, 카르마 그리고 내면의 빛

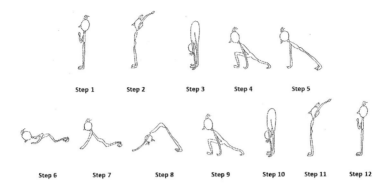

Step 1　Step 2　Step 3　Step 4　Step 5

Step 6　Step 7　Step 8　Step 9　Step 10　Step 11　Step 12

1) 프라나마사나(Pranamasana, 기도 자세)- 날숨

2) 하스타-우타나사나(Hastauttanasana, 올린 팔 자세)- 들숨

3) 하스타 파다사나(Hasta Padasana, 손과 발 병렬 자세)- 날숨

4) 아쉬와 산찰라사나(Ashwa Sanchalasana, 승마자 자세)- 들숨

5) 단다사나(Dandasana, 단장 자세)- 날숨

6) 아쉬탕가 나마스카라(Ashtanga Namaskara, 8파트 바침의 기도 자세)- 호흡 멈춤

7) 부장가사나(Bhujangasana, 코브라 자세)- 들숨

8) 파르바타나사나(Parvatasana, 산山 자세)- 날숨

9) 아쉬와 산찰라사나(Ashwa Sanchalasana, 승마자 자세)- 들숨

10) 하스타 파다사나(Hasta Padasana, 손과 발 병렬 자세)- 날숨

11) 하스타-우타나사나(Hastauttanasana, 올린 팔 자세)- 들숨

12) 프라나마사나(Pranamasana, 기도 자세)- 날숨

각각의 12스텝들을 하는 법에 대한 자세한 내용은 여러 유튜브 요가 채널에서 잘 소개하고 있으니 관심 있으신 분들은 검색해서 찾아볼 것을 권하며, 여기에서는 생략하기로 한다. 모든 하타요가를 할 때도 그렇지만, 특히 태양 경배 요가에서 중요한 포인트는 호흡의 식이다. 태양 경배 요가의 12스텝은 들숨과 날숨이 한 스텝에서 다음 스텝으로 자연스럽게 연결되는 방식으로 짜여 있다. 자세를 스트레칭하거나 오픈하는 자세는 들숨을 하고, 접거나 모으는 자세는 날숨을 한다. 호흡이란 자율적 비자율적 신경계의 지배하에 있는 신경 기능이다. 그래서 의식적으로 조율할 수 있는 동시에 언제든 무의식적으로 흘러가 버릴 확률이 높다. 이를 방지하기 위해 필자는 호흡 만트라 '소함'을 태양 경배 요가와 병합하는 방식을 강력하게 추천한다. 그리하면 아주 효율적이고 파워풀한 크리야 요가와 움직임 명상으로 전환될 수 있다.

위의 12스텝은 1번째 프라나마사나에서 시작하여 6번째 아쉬탕가 나마스카라를 기점으로 역순으로 같은 자세를 반복하면서 12번째 프라나마사나로 되돌아오는 형식으로 되어 있다. 그런데 다른 자세들은 모두 두 발을 모으기 때문에 별문제가 안 되지만, 4번째와 9번째의 아쉬와 산찰라사나(승마자 자세)는 오른발 혹은 왼발, 어느 쪽 다리가 앞뒤로 위치하게 되는가의 차이가 있다. 여기에서 기억해야 할 포인트는, 한 세트를 할 때 오른발이 먼저 4번째 스텝에서 먼저 나갔다면 9번째로 되돌아올 때도 오른발로 먼저 되돌아오는 것이다. 다음 세트를 할 때는, 왼발이 먼저 나갔다가 되돌아올 때도 왼발로 먼저 되돌아오는 것이다. 그리하면 좌우로 태양 경배 요가 루틴을 2회 행하게 되는 것이다. 어떤 요가 티처들은 좌우 세트를 1회로 간주하기도 하지만, 필자는 2회로 여긴다. 그래서 총 12세트에서 108세트까지 권하는 것은 좌우 세트를 모두 포함해서이다.

간단한 만트라야나
- 태양 경배 요가와 소함(Soham)·함사(Hamsah) 만트라 병합

태양 경배 요가 루틴에서 소함 만트라는 두 가지 방식으로 행할 수 있다. 소함(So-Ham)과 같은 뜻을 가진 함사(Ham-sah) 만트라를 함께 사용하는 것이다. 그러므로 오른발이 먼저 나가는 세트에서는 들숨의 자세에서 속으로 '함', 날숨의 자세에서 '사'를 외운다. 왼발이 먼저 나가는 세트에서는 들숨의 자세에서 속으로 '소', 날숨의 자세에서 '함'을 외운다. 처음에는 오른발이 먼저 나갔는지 왼발이 먼저 나갔는지, 혹은 몇 세트까지 했는지 많이 혼란스러울 것이다. 하지만 인내심을 가지고 천천히 연습하다 보면 몸의 유연성과 마음의 집중력을 동시에 키워 줄 뿐만 아니라, 몸의 기·프라나 채널들을 아주 빠르게 정화하고 열어 주는 에너제틱한 움직임 명상으로 전환될 수 있다. 총 12스텝의 루틴 안에는 12경락과 기경팔맥의 기 채널들을 모두 활성화시킬 수 있는 요가 자세와 호흡법이 다 포함되어 있기 때문이다. 인도의 아운드 주(Aundh State)의 9th 라자(Raja, 군주)였던 바완라오(Bhavanrao Shrinivasrao Pant Prantinidhi, 1868-1951)는 젊음 과 건강, 회춘, 장수의 비결로 손꼽았으며, 그에 대한 책을 써서 전파 할 정도로 태양 경배 요가의 강성파였다. 평균수명이 50세 안팎이 었던 시대에 그분이 83세까지 무병장수할 수 있었던 비법이기도 하 다. 그는 평생 동안 본인을 포함한 모든 왕실의 가족들이 일상적 수 행으로 삼게 했던 것으로 알려져 있다. 필자도 35년 전에 처음 배운 이후, 현재까지 거의 날마다 행하고 있는 요가 수행 루틴으로 젊음 과 건강을 위한 으뜸가는 비법임을 체험할 수 있었다.

5.
프라나야마
- 호흡 수련

"우주는 거대한 산山이다.

그리고 당신은 그 산山의 메아리이다."

– 루미(Rumi)

네 번째 앙가- 프라나야마(Pranayama)

프라나야마는 '프라나(Prana, 호흡)+아야마(Ayama, 늘리는, 확장하는)'가 합쳐진 단어로써, 신체의 기·프라나 에너지를 증진시키기 위해서 다양한 호흡 수련, 프라나야마 기법들을 행하는 것을 뜻한다. 그런데 프라나야마를 흔히 호흡 컨트롤 기법으로 오해하는 경우가 많다. 여기에서 '프라나(Prana)'는 들숨과 날숨의 호흡 자체를 의미하는 것이 아니라 호흡을 통해서 나오는 기·프라나 에너지를 의미한다. 아야마(Ayama)는 '아(A)+야마(Yama, 컨트롤)'가 합쳐진 단어로써, 호흡을 컨트롤하지 않는다는 의미이다. 즉, 프라나야마는 호흡을 컨트롤하는 것이 아니라 호흡을 길게 늘려 주고, 기·프라나를 확장시키는 다양한 호흡법들을 칭한다. 프라나야마 수련은 서틀 바디의 에너지를 담당하고 있는 프라나마야 코샤(Pranamaya Kosha)를 정화하는 동시에 4번째 하트 차크라를 열어 주고 활성화시킨다. 그리하여 명상에서 마음의 고요함과 삼매의 안정성을 성취하는 데 많은 도움이 된다.

프라나 바디
- 다섯 프라나(Pranas)·바유스(Vayus, '공기', 에어)

요가철학에 의하면 프라나마야 코샤(Pranamaya Kosha)는 다섯 가지 프라나 바디(The Pranic Body)들로 구성되어 있다. 프라나(Prana), 아파나(Apana), 사마나(Samana), 우다나(Udana) 그리고 비야나(Vyana).

깨달음, 카르마 그리고 내면의 빛

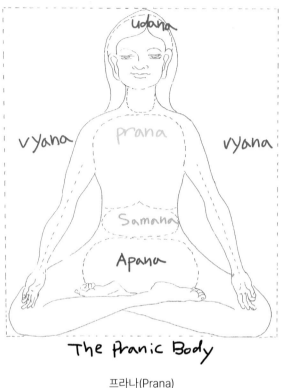

The Pranic Body

프라나(Prana)

■ 프라나(Prana)

프라나는 섭취, 영감, 추진력, 진보적 동력 등을 다스린다. 여기에서 프라나는 '기·프라나'라는 전체적 생명 에너지가 아니라 프라나마야코샤 안에 있는 1 유형의 서브 에너지를 의미한다. 프라나는 심장과 폐에서 작동하고 있으며, 호흡 기관과 코를 통해 공기가 쉴 새 없이 들어오고 나갈 수 있게 하고, 음식과 물은 위(胃)에 들어갈 수 있도록 한다.

■ 아파나(Apana)

아파나는 배설, 아래로 향하거나 외부로 향하는 힘의 원동력 등을 다스린다. 아파나는 배꼽과 직장(直腸) 사이에서 머물고 있는 에너지이다. 아파나의 주요 기능은 음식의 소화와 분배 그리고 배설을 담당한다. 몸의 가스, 난소 혹은 정액 유출, 임신, 출산, 대소변 배설도 책임지고 있다. 아파나는 특히 쿤달리니 파워를 열고 영적 경험을 할 수 있게끔 다른 프라나들보다 훨씬 중요한 역할을 맡고 있다.

■ 사마나(Samana)

사마나는 동화, 분별력, 내적으로 단단히 다지는 힘의 원동력을 다스린다. 사마나는 심장과 배꼽 사이에서 머물고 있는 에너지로서, 위액(胃液)을 내고 위(胃)의 열을 유지하고 있다. 사마나는 위에 들어간 음식을 조리하여 영양분과 배설물을 분리하는 역할을 한다.

■ 우다나(Udana)

우다나는 성장, 스피치, 표현, 상승, 위로 향하는 힘의 원동력을 다스린다. 목과 머리 영역에 머물고 있는 에너지이다. 우다나는 스피치, 음악, 흥얼거림 등의 소리를 낼 수 있는 파워를 담당한다. 만트라 진언을 잘할 수 있는 힘도 여기에서 나온다.

■ 비야나(Vyana)

비야나는 모든 레벨에서의 순환, 확장, 전체로 퍼질 수 있는 힘의 원동력을 다스린다. 비야나는 몸 전체에서 머물고 있으며, 혈관, 호르몬 분비기관, 신경계를 통해 에너지가 계속 흐를 수 있게 한다. 비야나는 신체의 3가지 기본 시스템(혈관, 호르몬 분비기관, 신경계)을 정상화하는 역할을 담당하고 있기 때문에 프라나 바디에서 가장 중요한 기본 에너지이다. 혈액을 통해 영양분을 운반하고, 피가 흐를 수 있게 하고, 땀을 흘리게 하고, 피와 호르몬에 있는 독소들을 청소하고, 모든 시스템이 조화롭게 잘 작동할 수 있도록 조정한다. 일어서고 앉거나, 밀고 당기거나, 눈을 열고 닫고 깜박거리는 일들이 모두 비야나가 하는 역할이다.

기·프라나와 라이프 스타일

우리의 생활 방식, 라이프 스타일은 프라나마야 코샤와 프라나 바디에 지대한 영향력을 미친다. 운동, 일, 잠, 음식, 성생활 등과 같은 신체적 활동들은 우리 몸의 기·프라나의 생성과 흐름에 직접적인 연관을 가지고 있다. 생각, 상상, 감정, 느낌 등과 같은 정신적 활동들은 프라나 바디에 더욱 강렬한 영향을 미친다. 불규칙적인 생활, 무분별한 식습관과 스트레스들은 기·프라나 에너지의 원활한 생성과 흐름을 정체시킨다. 지속적으로 에너지를 고갈시켜 손끝도 꼼짝할 수 없을 것 같은 무기력함에 시달리게 만든다. 다섯 프라나 중에서 어느 한 가지라도 불균형 상태에 있을 때 해당 신체 부위와 연관된 질병이나 문제를 일으키게 된다.

다양한 호흡 수련, 프라나야마 기법들은 프라나마야 코샤의 다섯 프라나들을 활성화시켜 에너지를 주고 몸과 마음의 균형을 유지할 수 있게 한다. 그러므로 아사나와 명상 프로그램에 더하여 항상 세트로 같이 하는 것이 이상적인 수행·크리야 방식이다.

브라마란다라(Brahma-randhra)와 나다(Nada, '내면의 소리')

야기야발키야에 의하면, 프라나야마 수행을 하면 기·프라나가 슈슈마 나디를 통해 브라마란다라(Brahma-randhra, '브라마의 구멍')로 들어간다고 한다. 프라나가 브라마란다라에 들어가면 비나(Veena, 거문고와 같은 악기) 소리와 같은 순수하고 청명한 내면의 소리(나다, Nada)가 머리까지 들리게 된다. 처음에는 콘치(Conch)를 부는 소리처럼 들리고, 그다음에는 천둥소리처럼 들릴 수도 있다. 나다가 머리의 크라운까지 도달하면 산의 폭포수와 비슷한 소리가 들리기도 한다. 기·프라나가 브라마란다라에 도달하면 마음은 대자아와 완전한 합일을 이루었으며, 아난다(환희)에 가득 차고, 기·프라나를 완전히 마스터할 수 있게 된다고 그는 기술하고 있다.

브라마란다라는 브라만(절대적 자아)이 천 개 잎의 연꽃 위에 앉아

크라운차크라 내에 머물고 있는 장소로써, 머리의 크라운에 있는 미묘한 틈을 칭한다. 사람이 죽을 때 영혼이 이곳을 통해 빠져나간다고 알려져 있다. 데바 바디를 성취한 깨달은 이들은 살아 있는 동안에도 이 틈새를 통해 육체를 들어오고 나갈 수 있는 능력이 생기게 된다.

여기에서 흥미로운 사실은 척추 전체의 모습이 비나(Veena)와 비슷하고, 각각의 척추골은 비나의 노드(Nodes)들과 비슷한 모양새를 하고 있다는 점이다. 물라반다(Moola Bandha)를 행하는 것은 마치 비나를 조이는 것처럼 척추를 단단히 하는 효과가 있다. 적절한 조임으로 비나의 줄들을 잘 조율해야만 제대로 좋은 소리가 나는 것처럼 나다(Nada)의 소리를 잘 들을 수 있기 위해선 반다 수행(다음 장 참고)이 아주 중요하다.

프라나야마 수련과 만트라야나 병합

일반적으로 프라나야마 수련에 있어 호흡의 네 파트를 적극적으로 활용하게 된다. 푸라카(Pooraka, 들숨)-안타르 쿰바카(Antar Kumbhaka, 들숨 후에 멈춤)-레차카(날숨)-비하르 쿰바카(Bihar Kumbhaka, 날숨 후에 멈춤).

그러나 이 책에서는 야기야발키야의 만트라와 병합한 호흡 수련 방식을 따라, 호흡의 세 파트(들숨, 멈춤, 날숨)에만 집중하기로 한다. 야기야발키야는 프라나와 아파나 바유스의 균형을 잡아 주는 것이 프라나야마의 중요한 역할이라고 하였다. 그는 프라나야마에도 다음과 같은 등급이 있다고 하였다.

- 가장 낮은 단계: 프라나야마를 하는 동안 땀이 많이 나는 것
- 중간 단계: 프라나야마를 하는 동안 몸의 떨림이 일어나는 것
- 높은 단계: 몸이 아주 가벼워져서 위로 오르는 듯한 느낌이 일어나는 것
- 가장 높은 단계: 몸이 아주 편안하고 즐거움으로 가득 차는 것

나디쇼다나(Nadi Shodhana) – 소함(So-Ham)·함사(Ham-Sah)

나디쇼다나는 나디(Nadi, 기·프라나)+쇼다나(Shodhana, 정화하는)가 합쳐진 단어이다. 서틀 에너지를 정화하는 대표적인 호흡 수련법으로 전체 몸의 나디 채널에 기·프라나가 순조롭게 흐를 수 있게 한다. 스트레스와 긴장을 줄이고, 몸과 마음을 효율적으로 안정시키는 장점이 있다. 폐 근육을 강화하여 호흡 기능을 향상시키고, 혈관에 신선한 산소를 공급하며 몸의 에너지를 늘려 준다. 혈압을 낮춰 주고 신경계도 정상화할 뿐만 아니라, 좌뇌와 우뇌의 균형을 촉진하여 온머리(Whole-Brain) 기능에 많은 도움이 될 수 있다.

깨달음, 카르마 그리고 내면의 빛

- 편안하게 앉아서 눈을 감는다.

- 얼굴과 몸의 긴장을 풀고 전체 근육을 최대한으로 이완시킨다.

- 의식을 양미간 사이에 두고 입꼬리는 살짝 올려 주면서 부드러운 미소를 유지한다.

- 호흡을 체크한다. 길고 천천히 심호흡을 몇 차례 한 뒤에 자연스러운 호흡으로 안정을 시킨다.

- 주변에서 들리는 어떤 소리나 소음들은 방관자처럼 무심한 자세로 내버려 둔다.

- 이제, 자연스럽게 일어나는 호흡의 리듬에 의식을 두면서 '고요한 침묵' 속에 '나'를 내맡긴다. 평소의 '나'를 채우고 있는 온갖 생각, 잡념, 근심·걱정, 기억, 몸의 느낌, 감각 등이 눈을 감으면 더욱 생생해질 수도 있다. 주변의 소리나 소음들을 대하던 방식과 마찬가지로 방관자처럼 무심하게 내버려 둔다. 계속해서 호흡의 리듬에 '나'를 내맡기면서 '고요한 침묵' 상태 속에 되돌아온다.

- 비슈누 무드라(Vishunu Mudra)를 유지한다. 왼손은 무릎 위에 놓고, 오른손의 검지와 중지는 안으로 접고, 엄지와 약지만을 사용한다. 마음속으로 소함·함사 만트라를 떠올린다.

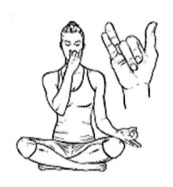

- 오른손의 엄지로 오른쪽 코를 누른 채, 왼쪽 코로 천천히 길게 숨을 들이쉬면서 속으로 '소'를 외운다. 왼쪽 폐에 공기가 가득 차는 듯한 느낌이 들 때까지 계속 들이쉰다(푸라카).
- 왼쪽 폐에 들숨을 꽉 채웠으면 오른손의 엄지와 약지로 두 코를 누르면서 잠시 숨을 멈춘 채 있는다(쿰바카).
- 오른손의 약지로 왼쪽 코를 막는 동시에 오른쪽 코를 누르고 있던 엄지를 떼면서, 오른쪽 코로 천천히 길게 숨을 내쉬면서 속으로 '함'을 외운다(레차카).
- 이제 천천히 길게 오른쪽 코로 들숨을 하면서 속으로 '함'을 외운다. 오른쪽 폐에 공기가 가득 차는 듯한 느낌이 들 때까지 계속 들이쉰다(푸라카).
- 오른쪽 폐에 들숨을 꽉 채웠으면 오른손의 엄지와 약지로 두 코를 누르면서 잠시 숨을 멈춘 채 있는다(쿰바카).
- 오른손의 엄지로 오른쪽 코를 막는 동시에 왼쪽 코를 누르고 있던 약지를 떼면서, 왼쪽 코로 천천히 길게 숨을 내쉬면서 속으

깨달음, 카르마 그리고 내면의 빛

로 '사'를 외운다(레차카).

- 오른쪽 코, 왼쪽 코를 반복하면서 나디 쇼다나를 소함·함사 만트라와 함께 계속 행한다. (10~15분 정도)

- 이제 양손은 무릎 위에 놓고, 편안하게 호흡하면서 '소함' 만트라가 주는 섬세한 진동을 느끼며 계속 5-10분 정도 소함 만트라 명상을 한다.

- 명상을 하는 중에 바디 전체에 흐르는 에너지의 느낌들은 간간이 재확인한다.

- 명상을 끝낼 때는 바로 눈을 뜨지 말고, 잠시 눈을 감은 채로 약 1분 정도 고요한 침묵 상태를 유지하다가 서서히 깨어난다.

- 길고 천천히 심호흡을 몇 번 한다. 계속 눈을 감은 채로, 양손을 비벼서 얼굴로 몇 번 가져간다. 얼굴 전체를 마사지하듯 젠틀하게 쓰다듬어 준다.

- 천천히 눈을 뜨고, 팔과 다리 등을 펴고 가벼운 마사지나 스트레칭을 해 준다.

나디쇼다나 - 아움(A, U, M) 프라나야마

위의 나디쇼다나 방식에서 약간 변형된 방법으로 소함·함사 만트라 대신에 아움 만트라를 사용한다. 오른쪽 코 또는 왼쪽 코 상관없이, 들숨을 할 때 '아…. (A)'를 속으로 외우고, 멈춤을 할 때 '우…. (U)'를 속으로 외우고, 날숨을 할 때 '음…. (M)'을 속으로 외우는 것이다. 그 외의 절차는 모두 동일하다.

나디쇼다나- 가야트리 만트라(Gayatri Mantra)

야기야발키야가 권하는 나디쇼다나 방식으로, 가야트리 만트라를 사용한다. 오른쪽 코 또는 왼쪽 코 상관없이, 천천히 한쪽 폐를 가득 채우듯 들숨을 한 뒤, 멈춤을 할 때 '가야트리 만트라'를 3회 속으로 외우고, 다른 코로 날숨을 천천히 하는 것이다. 그 외의 절차는 모두 동일하다. 가야트리 만트라는 다음과 같다.

가야트리 만트라(Gayatri Mantra)

Om Bhur Bhuvah Swaha

Tat Savitur Varenyam

Bhargo Devasya Dhimahi

Dhiyo Yo Nah Pracodayt

옴~부~부바~스바하

탓 사비토르~바렌얌

바르고 데바시야 디마히

디요~요~나~프라쵸다얏

(옴~ 땅, 대기, 하늘에 가득한/눈부시게 아름답고 찬란한 태양의 빛

모든 존재의 근원이며 고귀한 신성 자체인 당신을 향해 경배를 올립니다

깨달음, 카르마 그리고 내면의 빛

우리를 지혜의 빛으로 이끌어 주십시오!)

가야트리 만트라는 태양신 사비토르(Savitur)에게 바치는 신성한 진언으로, 태양이라는 순수한 영적 빛에 대한 명상을 하는 만트라이다. 태양이 모든 빛과 생명의 원천이듯이, 가야트리 만트라는 모든 만트라들의 에센스와 같은 원초적이고 위대한 파워를 가진 것으로 널리 알려져 있다.

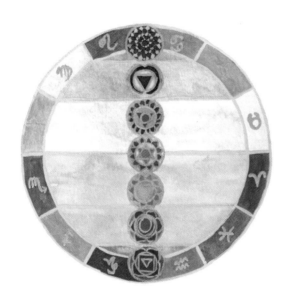

베다의 우주관에 의하면 전 우주는 일곱 가지 빛의 영역으로 이루어져 있다. 각 영역에 거주하는 빛의 존재들은 이전의 영역에 비해 영적으로 더욱더 진화하고 신성하다는 특성이 있다. 1) 성인들,

2) 성자들, 3) 예언자들, 4) 리쉬들, 5) 천사들(Angels), 6) 대천사들 (Archangels), 7) 인류의 위대한 구원자들.

가야트리 만트라는 일곱 영역에 모두 닿을 수 있는 파워를 가진 신성한 만트라로 손꼽히고 있다.

모든 만트라들은 각각 특정한 목표를 가지고 있는데, 그중 가야트리 만트라는 이지와 지혜를 깨우치고, 순수한 영적 잠재성의 발현 그리고 가장 높은 영적 깨달음을 성취하고자 하는 목적을 가지고 있다.

깨달음, 카르마 그리고 내면의 빛

6.
프라티야하라
- 감각기관 조절과 집중력 수련

"감각기관들은 마음이 가진 자연스러운 내면적 흐름을 따라 감으로써 감각 대상들로부터 벗어나게 된다. 그러면 감각기관들을 마스터할 수 있는 위대한 능력이 생기게 된다." (PYS 제2장 54-55절)

프라티야하라(Pratyahara)란 무엇인가?

프라티야하라는 감각기관들을 자제하고 안정시키기 위한 수련법이다. 마음의 집중력을 높이고 삼매의 성취를 위해 행하는 전조 단계 수련으로, 특히 6번째 차크라를 열어 주고 활성화하는 데 많은 도움이 된다.

프라티야하라는 '거두는, 벗어나는'이라는 뜻으로, 마치 거북이가 팔다리를 안으로 거두듯이 우리의 감각 기능을 안으로 거두어들인다는 의미를 가지고 있다. 우리의 주의(主意)는 다섯 감각 기능(시각, 청각, 후각, 미각, 촉각)이 만들어 내는 온갖 자극들로 인해 관심이 항상 외부로 향해 있다. 끊임없는 생각과 망상으로 마음을 산만하고 어지럽게 하며 기·프라나 에너지가 사방으로 흩어지게 만드는 주요 원인이기도 하다. 그러나 감각기관들을 잘 조절하게 되면 감각 대상들이 만들어 내는 방해에서 벗어나 자연스럽게 내면으로 향하는 마음의 본성을 따라 더 매력적이고 순수한 의식상태, 보다 위대한 충족감을 주는 삼매에 쉽게 들어갈 수 있게 된다. 감각기관은 언제든 더 즐겁고 매력적인 것을 향해 자연스럽게 주의가 옮겨 가기 때문이다.

이는 마치 어린아이가 놀이터에서 정신없이 뛰어노느라 이미 해가 졌음에도 돌아가기를 거부할 때 현명한 부모는 아이를 야단치기보다는 맛있는 사탕이나 장난감을 보여 주면서 집에 가서 더 놀도록 달래는 것과 같은 이치이다. 우리가 아무리 복잡하고 시끄러운 시장통에 있어도 자신이 원하는 물건이나 사람을 잘 찾을 수 있고, 열심히 좋아하는 일에 몰입하고 있을 때는 주변의 어떤 소음이나 방해도 알아채지 못하는 것처럼, 사실상 감각기관의 기능들을 거두는 것은 그다지 어려운 일이 아니다. 프라티야하라 기법들은 우리의 주의를 감각 대상이 주는 자극적인 경험보다 더 섬세하고 미묘한 순수 의식의 상태로 데려가는 편안한 차와도 같다.

깨달음, 카르마 그리고 내면의 빛

프라티야하라는 감각기관을 감각 대상으로부터 분리하는 수련이다. 마음이 한 대상에 집중할 수 있는 능력이 생기면 감각기관들은 더 이상 감각 대상들이 주는 경험에 매력을 느끼지 못한다. 그리하여 주의를 외부적 대상으로부터 거두어 내면으로 향할 수 있게 한다. 자연스럽게 의식은 아쉬탕가 요가의 최종적 단계, 마지막 세 앙가(다라나, 디야나, 사마디)를 향해 옮겨 갈 수 있게 된다. 프라티야하라는 요가의 최고 경지인 삼매의 문(門) 앞에 데려다주는 역할을 하는 앙가로써, 외부적 앙가와 내부적 앙가를 연결하는 다리인 것이다.

그런데 파탄잘리는 처음의 다섯 앙가를 외부적 앙가로, 다음의 세 앙가를 내부적 앙가로 규정하면서 프라티야하라의 효과에 대해 언급만 할 뿐, 구체적인 테크닉은 설명하지 않고 있다. 단지 모든 아쉬탕가 요가가 '니르비자 사마디(PYS 제3장 7-8절)'에 비해선 아주 외부적이고 거친 요소들이라고 하였다.

그에 비해 야기야발키야는 처음의 네 앙가(야마, 니야마, 아사나, 프라나야마)를 외부적 앙가로, 다음의 네 앙가(프라티야하라, 다라나, 디야나, 사마디)를 내부적 앙가로 규정하면서 프라티야하라 테크닉에 대한 자세한 기술을 하고 있다. 그는 프라티야하라를 '의식적인 노력'이라고 정의하였다. 주의를 의식적으로 한 대상에서 다른 대상으로 옮겨 가면서 기·프라나 에너지가 해당 대상에 머물도록 자연스럽게

유도하는 동시에 점점 더 삼매의식으로 들어갈 수 있게 만드는 기법
이 바로 프라티야하라 수련이다.

'마르마스타나스' 프라티야하라 기법
- 18 바디 파트 집중 수련

야기야발키야는 프라티야하라 수련을 위해 '마르마스타나스
(Marmasthanas)'라는 18군데의 중요한 나디 포인트를 기술하였다. 1)
두 엄지발가락, 2) 두 발목, 3) 두 정강이의 중앙, 4) 두 종아리의 끝
뿌리, 5) 두 무릎, 6) 두 허벅지의 중앙, 7) 항문의 끝 뿌리, 8) 몸의
중심(Dehamadhya,데하마디야; 배꼽 안쪽의 아래, 쿤달리니가 잠자고 있는
곳), 9) 성기, 10) 배꼽, 11) 심장(영성의 하트), 12) 목 아래 패임, 13) 혀
의 끝 뿌리, 14) 코의 끝 뿌리, 15) 두 눈의 둥근 원, 16) 양미간 사이
(영안), 17) 이마, 18) 머리의 크라운. 이렇게 기·프라나를 해당 파트에
집중시키는 수련을 통해 모든 질병이 사라지고 요가의 최종적 열매
를 거둘 수 있다고 야기야발키야는 기술하고 있다. 마르마스타나스
프라티야하라를 행하는 법은 아래와 같다.

- 편안하게 앉아서 눈을 감는다.
- 얼굴과 몸의 긴장을 풀고 전체 근육을 최대한으로 이완시킨다.
- 의식을 양미간 사이에 두고 입꼬리는 살짝 올려 주면서 부드러

운 미소를 유지한다.

- 호흡을 체크한다. 길고 천천히 심호흡을 몇 차례 한 뒤에 자연스러운 호흡으로 안정을 시킨다.

- 주변에서 들리는 어떤 소리나 소음들은 방관자처럼 무심한 자세로 내버려 둔다.

- 이제, 자연스럽게 일어나는 호흡의 리듬에 의식을 두면서 '고요한 침묵' 속에 '나'를 내맡긴다. 평소의 '나'를 채우고 있는 온갖 생각, 잡념, 근심·걱정, 기억, 몸의 느낌, 감각 등이 눈을 감으면 더욱 생생해질 수도 있다. 주변의 소리나 소음들을 대하던 방식과 마찬가지로 방관자처럼 무심하게 내버려 둔다. 계속해서 호흡의 리듬에 '나'를 내맡기면서 '고요한 침묵' 상태 속에 되돌아온다.

- 나디 쇼다나 프라나야마를 행한다 (5-10분 정도)

- 양손을 양 무릎 위에 편안하게 놓는다.

- 잠시 동안 편안한 호흡을 유지하며 몸 전체의 고요한 에너지를 하나로 느껴 본다.

- 천천히 양쪽 코를 통해 배와 가슴이 가득 차도록 들숨을 한다 (푸라카).

- 잠시 호흡을 멈춘 상태로 기·프라나 에너지를 의식적으로 해당 바디 파트로 가져간다(쿰바카).

- 쿰바카를 하는 동안 해당 바디 파트에 기·프라나 에너지가 회전하는 것을 느끼며 가야트리 만트라를 1회 행하는 방법을 사

용할 수도 있다. 혹은 개인적으로 행하고 있는 다른 만트라 진언을 1회 행할 수도 있다(행성 크리야 만트라도 좋은 옵션이다. 뒷장 참고.)

- 주의를 해당 바디 파트에 유지하면서 천천히 날숨을 한다(레차카).
- 다시 푸라카, 쿰바카, 레차카를 다음 바디 파트에 반복한다.
- 바디 파트를 회전하는 순서는 다음과 같이 행한다: 두 엄지발가락 → 머리의 크라운 → 이마 → 양미간 → 양 눈의 중앙 → 코의 끝 뿌리 → 혀의 끝 뿌리 → 목 아래 패임 → 영성의 하트 → 배꼽 → 성기 → 데하마야(배꼽 안쪽의 아래) → 항문의 끝 뿌리 → 두 허벅지의 중앙 → 두 무릎의 중앙 → 두 종아리의 끝 뿌리 → 두 정강이의 중앙 → 두 발목 → 두 엄지발가락
- 시간이 허락하는 한, 위의 순서를 따라 바디 파트 회전을 몇 차례 더 반복할 수 있다.
- 혹은 1-3차례 회전을 마친 뒤 바로 다음의 명상 단계로 넘어가거나, 프라티야하라 회전을 마친 뒤 1-2분 정도 시간을 두고 천천히 깨어날 수 있다.

108 바디 포인트 회전 프라티야하라

바디 파트 회전을 보다 세분화하여 프라티야하라를 행하는 방법

　　　　　　　　　　깨달음, 카르마 그리고 내면의 빛

이다. 이 방식은 집중력을 크게 향상시키고, 몸의 구석구석에 있는 기·프라나 에너지를 모두 정화하고 활성화할 수 있는 장점이 있다. 몸 전체에 대한 감각과 의식이 섬세해져서 건강과 자연 치유 힐링에 특히 탁월한 효과가 있다.

- 편안하게 앉아서 눈을 감는다.
- 얼굴과 몸의 긴장을 풀고 전체 근육을 최대한으로 이완시킨다.
- 의식을 양미간 사이에 두고 입꼬리는 살짝 올려 주면서 부드러운 미소를 유지한다.
- 호흡을 체크한다. 길고 천천히 심호흡을 몇 차례 한 뒤에 자연스러운 호흡으로 안정을 시킨다.
- 주변에서 들리는 어떤 소리나 소음들은 방관자처럼 무심한 자세로 내버려 둔다.
- 이제, 자연스럽게 일어나는 호흡의 리듬에 의식을 두면서 '고요한 침묵' 속에 '나'를 내맡긴다. 평소의 '나'를 채우고 있는 온갖 생각, 잡념, 근심·걱정, 기억, 몸의 느낌, 감각 등이 눈을 감으면 더욱 생생해질 수도 있다. 주변의 소리나 소음들을 대하던 방식과 마찬가지로 방관자처럼 무심하게 내버려 둔다. 계속해서 호흡의 리듬에 '나'를 내맡기면서 '고요한 침묵' 상태 속에 되돌아 온다.
- 나디 쇼다나 프라나야마를 행한다 (5-10분 정도)
- 양손을 양 무릎 위에 편안하게 놓는다.

- 잠시 동안 편안한 호흡을 유지하며 몸 전체의 고요한 에너지를 하나로 느껴 본다.
- 이제 호흡은 자연스러운 리듬에 내맡겨 둔 채, 아래의 순서에 따라 108포인트에 의식을 옮겨 가면서 각 포인트마다 아움(AUM) 만트라를 1회씩 외운다. 아움 만트라의 진동이 각 포인트에 작은 회오리처럼 회전하는 듯한 느낌을 유지한다.

여기에서 주의해야 할 점은 바디 파트별로 왼쪽부터 시작해서 오른쪽으로 옮겨 가는 방식을 계속 교대해야 한다는 것이다. 주의가 흩어져서 순서가 잘못되었거나 잊어버렸다면 다시 처음부터 시작해야 한다. 바디 파트 회전 순서는 다음과 같다.

- 왼 엄지발가락부터 시작하여 2번, 3번, 4번, 5번째 발가락 → 오른쪽 엄지발가락, 2번, 3번, 4번, 5번째 발가락 → 왼 발가락 전체 → 오른쪽 발가락 전체(12)
- 왼쪽 발바닥, 발등, 발목 → 오른쪽 발바닥, 발등, 발목 → 왼발 전체 → 오른발 전체(8)
- 왼쪽 정강이, 무릎 관절, 무릎 → 오른쪽 정강이, 무릎 관절, 무릎(6)
- 왼쪽 허벅지, 허벅지 관절 → 오른쪽 허벅지, 허벅지 관절 → 왼쪽 다리 전체 → 오른쪽 다리 전체(6)
- 왼쪽 엉덩이 → 오른쪽 엉덩이 → 두 엉덩이 전체(3)

깨달음, 카르마 그리고 내면의 빛

- 아래 허리 → 왼쪽 날개 → 오른쪽 날개 → 중앙의 척추 → 등 전체(5)

- 아랫배 → 배 → 왼쪽 가슴 → 오른쪽 가슴 → 앞몸 전체(5)

- 왼쪽 옆구리 → 오른쪽 옆구리 → 몸통 전체(3)

- 왼쪽 어깨, 어깨 관절, 팔 윗부분, 팔꿈치 관절, 팔 아랫부분, 손목 → 오른쪽 어깨, 어깨 관절, 팔 윗부분, 팔꿈치 관절, 팔 아랫부분, 손목 → 왼팔 전체 → 오른팔 전체(14)

- 왼쪽 손바닥, 손등, 엄지, 검지, 중지, 약지, 소지 → 오른쪽 손바닥, 손등, 엄지, 검지, 중지, 약지, 소지 → 왼손 전체 → 오른손 전체(16)

- 목 아래 패임 → 앞 목 → 뒷덜미 → 목 전체(4)

- 턱, 아랫입술, 윗입술, 인중, 왼쪽 코, 오른쪽 코(6)

- 왼쪽 볼, 귀 → 오른쪽 볼, 귀(4)

- 왼쪽 눈, 눈썹 → 오른쪽 눈, 눈썹 → 이마 → 얼굴 전체(6)

- 머리의 크라운 → 뒷머리 → 머리 전체(3)

- 머리 전체 → 몸통 전체 → 두 팔 → 두 다리 → 온몸 전체 → 온몸 전체 → 온몸 전체(7)

- 고요한 침묵 속에 그대로 앉은 채 온몸에 흐르는 기·프라나 에너지를 느낀다. (5분 정도)

- 이제 몇 차례 깊은 심호흡을 하면서 서서히 깨어날 준비를 한다.

- 혹은 다음 단계의 명상으로 계속 이어 갈 수 있다.

요가 니드라와 프라티야하라의 다른 점

108바디 파트 회전은 요가 수업에서 흔히 행하는 요가 니드라
(Yoga Nidra) 순서로도 사용될 수 있다. 그러나 요가 니드라는 몸과
마음의 이완에 초점을 맞추기 때문에 사바사나(Savasana) 자세로 누
워서 행하는 것이 가장 이상적이다. 그리고 아무런 만트라를 사용하
지 않고 비어 있는 의식으로 자연스럽게 한 바디 파트에서 다음 바
디 파트로 흐르도록 가이드를 해 나간다. 그에 비해 프라티야하라
는 기·프라나 에너지를 특정한 바디 파트에 회전시켜 정화하고 의식
의 집중력을 키우는 것이 주 목적이기 때문에 앉은 자세로 만트라
를 사용해 회전하는 것이 더욱 효율적이다.

깨달음, 카르마 그리고 내면의 빛

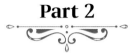

Part 2

마인드 크리야

- 명상 수련

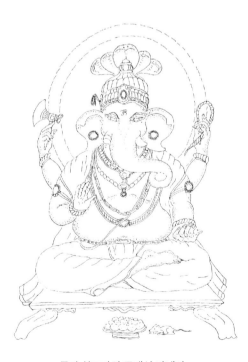

물라 차크라의 주재신 가네샤

"우리 존재의 중심에는

우리의 죄와 환상의 영향을 받지 않는 무(無)의 지점,

순수한 진리의 지점, 전적으로 신(神)에게 속하는 지점,

즉 불꽃의 스파크가 있다."

- 토마스 메르톤

(Thomas Merton, 1915-1968, 미국인 신부 & 작가 & 신비주의자)

I.
마인드 요가
- 모든 요가의 심장

"자유는 자극과 반응 사이에 멈춤을 할 수 있는 능력을 의미한다."

– 롤로 메이(Rollo May, 1909~1994, 미국인 심리학자 & 작가)

삼야마: 다라나(Dharana)+디야나(Dhyana)+사마디 (Samadhi)

6번째, 7번째, 8번째 앙가를 합쳐서 삼야마(Samyama)라고 하는데, 이들은 모두 마인드 크리야로 분류한다. 파탄잘리는 삼야마가 모든 요가의 하트에 해당한다고 하였다.

다라나는 의식의 자연스러운 집중, 디야나는 자연스러운 명상의 과정, 사마디는 명상의 자연스러운 경험 상태를 의미한다. 세 앙가는 별도로 일어나는 것이 아니라, 5번째 프라티야하라를 통해 자동적이고 자연스럽게 연달아서 일어나는 의식의 과정으로, 사마디에 이르면 모든 것이 하나로 통합되는 의식을 경험하게 된다.

파탄잘리에 의하면 에고 자아의 무지를 깨고 대자아의 지혜를 얻게 되는 통합 의식으로 자라는 데는 일곱 가지 단계를 거친다고 하였다. (PYS 제2장 27절)

1) 먼저, 무엇을 피하거나 제거해야 하는지 깨닫게 된다.
2) 어떻게 피하거나 제거할 수 있을지 방법을 알게 된다.
3) 영적인 의식의 진보가 점차적으로 이루어지고 있음을 깨닫게 된다.
4) 의식의 충족과 성취감을 깨닫게 된다.
5) 체험과 자유로움이 가진 목적을 깨닫게 된다.
6) 구나스(Gunas, 음과 양, 중도의 세 자질)의 균형적인 작용이 주는 충족감을 깨닫게 된다.
7) 마침내, 에고의식이 가진 본성에 대해 깨닫게 된다.

의식은 이러한 단계적인 깨우침 과정을 거쳐 마침내 사마디를 경험할 수 있고, 점차적으로 더 높은 수준의 사마디도 성취할 수 있게 된다. 파탄잘리가 기술하는 요가의 사마디 단계는 총 다섯 단계가

깨달음, 카르마 그리고 내면의 빛

있는데, 이는 불교에서 기술하고 있는 디야나 단계와 상응하고 있다. 그리고 요가철학에서 기술하는 다섯 층의 요가바디(코샤) 단계와도 정확하게 일치하고 있다.

2.
바른 명상을 위한 준비

우리는 셋, 당신도 셋

영국인 비숍(Bishop, 주교)의 배가 하루는 어떤 외진 섬에 도착했다. 비숍은 그날 하루 주어진 시간을 최대한 잘 활용하기로 마음먹었다. 비숍이 바닷가 모래사장을 따라 천천히 산책을 하던 중 세 명의 어부가 그물을 고치고 있는 것을 보게 되었다. 어부들이 서툰 영어로 비숍에게 설명하기를, 자기네 섬은 몇 세기 전에 선교자들에 의해 크리스천화가 되었다는 것이었다.

"주교님, 그래서 저희들은 교인이랍니다!"라며 어부들은 서로를 가리키며 자랑스럽게 말했다.

감동을 한 비숍은, "자네들은 주기도문을 아는가?"라고 물었다.

깨달음, 카르마 그리고 내면의 빛

그러자 어부들은 주기도문이 무언지 들어 본 적도 없다고 했다.

충격을 받은 비숍이 물었다.

"그러면 자네들은 기도를 할 때 어떤 기도문을 올리는가?"

"저희는 하늘을 올려다봅니다. 그리고는 기도합니다."

"우리는 셋입니다. 당신도 셋입니다. 부디 저희를 굽이 살펴 주소서."

비숍은 너무나 유치하고 엉망인 어부들의 기도 방식에 말문이 막힐 정도였다. 그래서 그는 어부들에게 하루 종일 주기도문을 가르쳤다. 어부들은 배우는 속도가 느렸지만, 그래도 최선을 다해 외웠다. 다음날 비숍이 떠날 때는 그들이 주기도문을 토씨 하나도 안 틀리고 완벽히 낭송할 수 있게 되었다. 그래서 비숍은 무척이나 뿌듯하였다.

몇 개월이 지난 후, 비숍이 타고 있던 배가 다시 그 외진 섬을 지나게 되었다. 비숍은 갑판에 기대어 저녁 기도를 올리던 중에, 문득 주기도문을 가르쳤던 세 어부들 생각이 나서 기분이 좋아졌다. 이전에 비숍이 인내심으로 가르친 덕에 그들은 마침내 제대로 된 기도를 올릴 수 있었기 때문이다. 그렇게 생각에 젖어 있던 비숍은 저만치 동쪽에서부터 희미한 빛이 발하는 것을 목격하게 되었다. 놀란 비숍이 쳐다보고 있는 동안 그 빛은 점점 더 가까이 배를 향해 다가

오고 있었다. 다름아닌 세 명의 인물들이 물 위를 걷고 있었다! 선장은 배를 멈추고, 배에 타고 있던 모든 사람들은 무슨 일인가 싶어 고개를 내밀었다. 그들의 목소리가 들릴 수 있는 거리까지 오자, 비숍은 지금 물 위에 서 있는 세 인물들이 바로 그 세 명의 어부들임을 알아볼 수 있었다!

"주교님!"
그들이 소리쳤다.
"주교님 타신 배가 저희 섬을 지나간다는 소식을 듣고 이렇게 서둘러서 주교님을 뵈러 왔습니다!"

"내게 무엇을 원하는가?"
너무 놀라서 입도 제대로 다물 수 없는 비숍이 물었다.
그들이 말했다.
"주교님! 너무너무 죄송합니다. 저희는 주교님께서 가르쳐 주신 멋진 주기도문을 까먹어 버렸습니다."
"저희는 "하늘에 계신 우리 아버지, 이름을 거룩하게 하옵시고…" 하고는 그다음이 아예 생각이 안 납니다. 다시 가르쳐 주시겠습니까?"

비숍은 겸허해짐을 느꼈다.
"자네들 섬으로 돌아가게, 나의 벗들이여!"라고 말했다.

깨달음, 카르마 그리고 내면의 빛

"그리고는 기도를 올릴 때마다, "우리는 셋입니다. 당신도 셋입니다. 부디 저희들을 굽이 살펴 주소서."라고 기도하게나!"

위의 스토리는 몸, 마음, 영혼 vs 성부, 성자, 성령이라는 삼위일체적 존재의 힘에 닿을 수 있기 위해선 어떤 기도의 형식이나 규율보다는 기도하는 이의 성심, 그리고 종교적 이론이나 권위보다는 온몸을 다 바쳐서 하는 실질적 헌신이 훨씬 파워풀하고 중요하다는 것을 은유적으로 보여 주고 있다.

명상은 이론보다 실제 경험이 우선되어야 한다

모든 수련이나 수행의 목적은 궁극적인 자아실현, 자아의 완성, 영성의 깨달음을 얻고자 하는 것이다. 세상에서 원하는 어떤 물질적인 성공이나 영적인 깨달음도 수행을 하지 않으면 성공할 수 없다. 만트라 명상이나 혹은 다른 어떤 형태로든 자신에게 적절한 명상수행법을 선택해 헌신해야 한다. 초기에 생겨나는 명상의 친숙함과 경험을 바탕으로 계속 헌신적으로 수행을 하면 수련 이치에 대한 이해가 자연스럽게 자라날 것이며, 시간이 지남에 따라 지혜와 경험이 점진적으로 증가함으로써 운명을 바꾸고 자아실현의 긍정적인 결과도 얻을 수 있게 된다.

오늘날처럼 인터넷 문화가 발달된 21세기에서는 온갖 명상법이나 수련법들을 줌(Zoom)이나 유튜브 같은 온라인 매체를 통해 쉽게 접할 수 있다. 하지만 아무리 AI가 발달한들 우리가 경험할 수 있는 감정이나 마음, 의식의 스펙트럼들은 인공지능이 결코 근접할 수 없는 인간 고유의 영역이다. 그래서 누구도 '나'를 대신해서 '나'를 위한 명상을 해 주고 만트라 진언을 대신해 줄 수 없다. 오직 본인 스스로 직접 행할 때 직접적으로 자신의 삼스카라 바디에 맞는 경험과 지식, 이해, 지혜, 깨달음의 빛을 밝혀 갈 수 있는 것이다. 대체로 과일이라고 하면 사과, 배, 감, 수박, 귤 등에만 익숙한 한국인들이 과일 중의 왕이라고 불리는 '두리안'이라는 열대과일의 진미를 어떻게 알 수 있을 것인가? 꿀이 뚝뚝 떨어지는 과일 망고의 종류에도 수십 가지가 있다는 것은 더더욱 알 리가 없다. 아무리 들어서 알고 있다고 하더라도 본인이 현지에서 직접 먹어 보지 않는 한 모두 이론적 앎에 지나지 않는다. 명상도 마찬가지이다. 오프라인을 통해 명상 티처에게 직접 배우고 일정한 기간 동안 경험 과정을 확인해 나가는 것이 중요하다. 일단 바르게 명상하는 법이 익숙해지면 그다음에는 혼자서 아침저녁으로 양치를 하듯이 꾸준히 해 나가면 된다. 그런 뒤에 인터넷에 널려 있는 다양한 명상법이나 이론들, 자기계발 관련 강의들을 부차적으로 참고하게 되면 이전에는 전혀 이해가 되지 않거나, 복잡하고 어렵기만 하던 지혜의 말들이 모두 '아하' 하는 깨달음의 경험들로 와닿게 될 것이다. 그래서 어떤 명상이든지 처음 배울 때 온라인 앱이나 녹음 영상보다는 '사람' 티처에게 직접 배우는

깨달음, 카르마 그리고 내면의 빛

것이 긴 여정을 훨씬 단축시키는 효과가 있다.

통계에 의하면 2024년 현재, 어떤 식으로든 명상을 하는 인구가 전 세계적으로 2억에서 5억 정도까지 이를 정도로 명상에 대한 사람들의 인식이나 관심 그리고 명상하고자 하는 열정도 과거에 비해 급격하게 늘어나고 있다. 이렇게 명상에 대한 인식은 예전보다 크게 대중화되고 증진된 반면, 실제로 효율적이고 바른 방식으로 명상을 제대로 하고 있거나, 어떻게 하면 바르게 하는 것인지, 명상을 하려면 정작 어디서부터 시작해야 할지 등 많은 사람들이 혼란스러워하는 것도 사실이다. 많은 이들에게 명상은 여전히 종교적인 뉘앙스를 풍기거나 혹은 신비로운 느낌을 주고 있기 때문이다. 설령 의사에게 명상 처방을 받았거나, 이미 명상을 배운 사람이라고 하더라도 막상 명상이 무엇인지, 어떻게 작동하는지, 명상의 경험은 어떤 느낌이어야 하는지 등등 자신이 명상을 바르게 하고 있는지, 아니면 시간만 낭비하고 있는 건지 제대로 확신하지 못하는 이들이 아직까지 많은 것이 흔히 접하게 되는 현실이기도 하다.

그렇다면 바른 명상이란 어떤 것이고, 어떻게 하면 효율적으로 명상을 할 수 있을 것인가? 명상이란 의식(意識)이라고 하는 오감의 영역 너머에 있는 추상적 실체를 탐구해 나가는 과정이기 때문에, 처음 명상을 시작하고자 할 때 아나파나, 비파사나, 마음 챙김 등의 명상법처럼 실체가 불명확한 도구를 명상의 수단으로 사용하게 되면 명상이 어렵다는 인식이 각인되어 오히려 명상을 빨리 포기하게 만드는 역효과가 나올 수 있다. 명상을 통해 내면의 깊이를 탐구할 수 있기 이전에, 먼저 바른 명상의 두 가지 근본적 원칙을 이해하는 것이 중요하다. 1) 바른 명상은 아주 쉽게 일어난다. 2) 생각은 명상의 자연스러운 속성이고 특성이다. 이 두 가지 원칙은 실제로 우리가 경험할 수 있는 모든 범위의 문을 열어 주게 된다. 바른 명상은 우리가 표면적인 의식 수준부터 가장 깊은 핵심까지 경험할 수 있게 해 준다. 그리하여 앞 장에서 언급하였던 여러 가지 명상의 효과와 이득들이 모두 자연스럽게 일어나고 경험할 수 있게 된다.

바른 명상은 아주 쉽게 일어난다

대다수의 사람들이 명상이 어렵다는 인상을 가지고 있다. 그렇게 생각하는 이유는, 명상은 타고난 재능이 있는 소수의 사람들, 차분하고 평화로운 마음을 가졌거나 출가한 스님들처럼 극기의 마인드 훈련을 할 수 있는 사람들만 위한 것이고, 자신처럼 마음속에 떠도는 온갖 생각과 망상을 컨트롤할 능력이 없는 사람들은 아예 불가능한 것이라는 선입견을 가지고 있기 때문이다. 그런데 이보다 더 진실에서 먼 선입견은 없다.

명상은 누구에게나 쉬울 수 있고 쉬워야 한다. 그렇지 않으면 명상의 효과들이 제대로 작동하지 않을 것이다. 진정한 명상은 아주 쉽게 일어난다는 용이성의 원칙이 필수적이다. 이러한 원칙은 우리

깨달음, 카르마 그리고 내면의 빛

가 알고 있는 기본 상식과 모순되는 것처럼 보일 수 있다. 주변을 둘러보면 이 세상의 가치 있는 것을 얻기 위해서는 모두 노력이 필요하다. 과학과 기술, 창의적인 예술, 비즈니스 등의 분야에서 인류가 이룬 가장 위대한 업적들은 모두 부단한 노력의 산물이었다. 아이디어를 발견하고, 이루어 내고, 창조하기 위해 노력한 사람들은 모두 자신의 성취에 필요한 지식과 경험을 얻기 위해 많은 시간과 노력을 쏟았기 때문에 각자 자신의 전문 분야에서 탁월해질 수 있었다. 그러나 명상에서 필요한 유일한 노력은 명상을 할 시간(時間)을 내는 것이다. 물론 바쁜 현대인들이나 직장인들에게 시간을 낸다는 것이 가장 어려운 일이 될 수도 있다. 하지만 일단 명상을 하기 위해 앉아서 눈을 감고 시작만 할 수 있으면 실제로 더 이상 아무런 노력도 필요하지 않다. 노력은 바쁘고 성취 지향적인 사회에서의 모든 영역에서 긍정적인 효과를 낳는다. 하지만 명상은 다르다. 노력이나 애를 쓰는 순간 바른 명상에서 그만큼 멀어지게 될 것이다. 왜 그런가?

세상에서의 성취는 현장에 있다. 그러나 명상은 존재의 영역에 있다. 명상은 아무것도 하지 않을 수 있을 때까지 점점 더 적은 노력을 하는 것이다. 그리하여 당신의 가장 깊은 자아의 핵심에 머무르는 것이다. 그러한 시점에서 항상 행동하고 노력하는 데 익숙한 에고-마인드는 일시적으로 용해될 수 있게 된다. 이것이 바로 명상이 쉬워야 하는 이유이고, 쉬워야 한다. 계속 행위를 하는 데만 익숙한 에고-마인드는 스스로 용해될 수 없다. 그러나 명상을 하면 자연스럽게 완전한 이완 상태가 유지된다. 이런 점에서 명상은 마치 잠드는 것과 매우 흡사하다. 우리가 매일 밤 잠자리에 들 때 어떤 일이 일어나는지 생각해 보면, 잠들려고 노력하면 할수록 얼마나 잠들기가 어려운가? 그런데 불을 끄고 편안하게 누워 있다가 시간이 지나면 자동적으로 잠이 든다. 잠은 쉽게 오는 것이다. 그저 적절한 조건-불을 끄고 편안하게 누워 있는 등-만 설정하면 된다. 사실 불면증 환자라면 누구나 알고 있듯이 잠들기 위해 노력할수록, 당신은 뒤척이고 뒤척이며 깨어 있을 것이 더욱 확실하다. 오직 잠들려는 노력을 완전히 잊어버리면 잠은 쉽게 온다. 명상도 마찬가지다. 단지 명상을 하기 위해 적절한 조건-시간을 내는 것-만 설정하면 바른 명상이 자동적으로 쉽게 일어나서 최고의 경험을 주게 된다. 명상은 어린아이처럼 순진한 마음으로 다가가는 것이다. 아이는 단순히 피곤하면 잠에 들고 충분한 휴식을 취했으면 자연스럽게 깨어난다. 마찬가지로 바른 명상은 자연스럽고 쉽게 일어난다. 단지 명상할 시간을 만들기 위한 노력을 하고 명상을 할 수 있는 적절한 조건만 설정하면 된다.

생각은 명상의 자연스러운 속성이고 특성이다

명상에 대한 관심이 있거나 막 시작한 사람들이 자주 하는 불평은, 자신의 마음이 너무 바쁘고 생각이 많아서 명상을 제대로 할 수 없다는 것이다. 우리의 마음은 엄청나게 바쁘다. 우리는 모두 생각

깨달음, 카르마 그리고 내면의 빛

이 많다. 통계에 따르면 우리는 매일 약 3만-8만 가지 생각들을 한다고 한다. 부처님께서 우리의 마음에는 약 84,000가지 번뇌가 있어 이를 다룰 수 있는 명상법에도 팔만사천 가지가 있다고 하신 말씀과도 상통한다. 이러한 숫자들이 정확하든 아니든 중요한 사실은, 생각이 많은 것은 누구에게나 공통적인 마음의 본성이며, 바쁜 마음이 명상에 장애가 되지 않는다는 것이다. 생각을 할 수 있는 사람이면 누구나 명상을 할 수 있다. 혹자들은 고요한 마음을 가진 사람만이 명상을 할 수 있다고 하는 이들도 있다. 이는 마치 건강이 완벽한 사람만이 의사에게 갈 수 있다는 말과 비슷하다. 아프기 때문에 의사에게 치료를 받으러 가는 것처럼 마음이 바쁜 사람들에게 명상이 가장 필요하다. 생각이 많다고 해서 명상에 장애가 되는 것은 아니지만, 명상할 때 어떤 생각도 가져서는 안 된다는 말은 잘못된 것이다. 바른 명상은 아주 자연스럽고 쉽게 일어난다. 그래서 파탄잘리 요가 수트라에서는 '요가란 늘 움직이고 있는 마음을 고요함 속으로 가라앉히는 것이다'(1장2절)라고 정의하고 있다. 늘 분주하고 일어나고 있는 마음의 활동들이 명상을 하게 되면 자연스럽게 고요히 가라앉게 된다는 의미이다.

생각은 마음의 자연스러운 속성이고 특성이기 때문에, 생각을 하지 않으려는 의도 자체가 마음에 갈등과 전투를 일으킨다. 우리는 생각을 이길 수 없다. 즉, 생각을 억누르려고 하는 즉시 패배하게 될 것이다. 생각은 마음이 하는 당연한 일이기 때문에 생각과 맞서 싸우게 되면 우리는 반드시 패자가 된다. 예를 들어, 집중할 만한 어떤 것을 마음속에 선택해서 앞으로 1분 혹은 15초 동안이라도 아무런 생각에도 방해받지 않고 오로지 그것에만 집중하기 위해 노력해 보라. 1초, 2초… 그것에 집중하려고 하는 순간 마치 마법처럼 또 다른 생각들이 몰려들 것이다. 마음의 본성은 어떤 식으로든 컨트롤이나 통제받기를 거부한다. 당신이라는 존재와 마찬가지로 당신의 마음은 자유롭기를 원한다. 그러므로 마음은 그대로 내버려 두어야 한다. 마음의 활동을 거부하거나 반대하는 것이 아니라 마음의 속성을 따라 같이 협조하는 것이다. 마음은 통제하지 않아도 저절로 고요해진다. 그것이 바른 명상의 핵심이다. 바르게 명상을 하게 되면 내가 마음을 통제하지 않아도 스스로의 본성에 의해 쉽게 통제되어진다. 마음의 본성은 더 큰 즐거움과 행복을 주는 대상을 향해 저절로 끌리게 된다. 마치 벌이 꿀이 있는 꽃을 향해 자연스럽게 이끌리듯이, 우리의 주의가 애를 쓰지 않아도 어딘가 아름다운 음악 소리가 나는 쪽으로 이끌리듯이, 평소의 분주하고 무질서한 마음의 상태보다 고요하고 평온한 삼매의 상태가 훨씬 더 매력적이기 때문에 바르게 명상을 하면 마음은 자연스럽게 더 행복하고 즐거움을 주는 쪽으로 끌리게 된다. 중력의 법칙에 의해 다이버가 다이빙을 하면 노력하지 않아도 자연스럽게 깊은 물 속으로 빠져들듯이, 명상 중에 마음을 통제하려는 노력을 멈추면, 마음의 깊은 수준에 대한 경험이 저절로 일어나게 된다. 생각의 미묘한 수준보다 더 섬세한 마음의 수준에서 느낄 수 있는 내면의 빛, 기쁨, 조용하고 평화로운

깨달음, 카르마 그리고 내면의 빛

진정한 행복의 상태, 고요하고 무한한 순수의식을 자연스럽게 경험할 수 있게 된다. 그저 라디오 채널을 돌리듯이 올바른 방향으로 주파수를 맞추고 놓아 버리면 된다. 그러면 마음의 중력의 법칙이 알아서 더 큰 행복을 향해 나아가게 한다. 이것이 바로 마음을 조절할 수 있는 실질적인 방법이다.

명상을 하는 동안 아무 생각도 하지 않게 된다는 뜻이 아니다. 마음이 있는 한 생각도 일어나게 될 것이다. 하지만 내면에 있는 더 매력적인 것을 일단 경험하게 되면 생각을 초월하려는 마음이 점점 덜 중요해지게 된다. 호텔 매니저가 로비에서 무수히 오가는 손님들을 일정한 거리에 서서 그저 지켜보듯이, 명상 중에 생각이 오고 가는 것을 손님처럼 내버려 두는 것이다. 생각들이 당신이 아니기 때문이다. 이런 식으로 당신은 생각의 속박에서 점차 풀려날 수 있게 된다. 마음은 평화, 고요함, 확장과 성장 등 자연스러운 매력을 따라 갈수록 점점 더 자유로워지고 내면의 기쁨을 느끼게 된다. 때로는 사마디(삼매)라고 알려진 생각이 멈추거나 외부에 대한 아무런 의식도 없는 상태, 아난다(환희)라고 알려진 의식의 가장 깊은 수준을 경험할 수도 있다. 예를 들어, 마음은 마치 넓은 바다와 같다. 그런데 우리는 지금까지 바다의 표면에서만 놀고 있었다. 평소 우리가 하는 사고나 생각 수준에서는 온갖 욕망, 사색, 걱정, 짜증, 야망, 통찰력 등이 파도처럼 끊임없이 밀려들어 한 생각의 물결에서 다음의 생각 물결로 튕겨 나가게 된다. 그러다가 명상을 시작하면 마음은 표면 아래로 미끄러져 내려가기 시작한다. 표면 아래로 미끄러지는 순간, 표면의 파도 같은 마음보다 더 깊이에 있는 잔잔한 물결, 내면의 침묵 상태를 경험하게 된다. 아래로 내려갈수록 침묵은 깊어지고, 더 풍요롭고 고요한 존재의 빛으로 가득 차 있음을 깨닫게 된다. 표면 위의 파도는 여전히 계속 일어나고 있을 것이다. 바다 전체가 완벽하게 고요해질 필요는 없다. 마찬가지로 표면의 사고 수준에서는 여전히 생각과 감각이 일어나고 있을 것이다. 그러나 다른 한편으로 명상이 주는 내면의 깊은 침묵, 내면의 평화와 행복에 이끌려 생각에 대한 관심은 자연스럽게 사라진다. 그리고 모든 것이 고요한 바다의 바닥, 그곳에 깊이 머물 수 있게 된다.

이것이 바르게 명상을 하게 되면 자연스럽게 일어나는 마음의 과정이다. 이처럼 쉽고 자연스럽게 명상을 시작하기 위해서는 명상의 첫 단추를 바로 끼는 것이 중요하다. 그러기 위해서는 아나파나, 비파사나, 사마타 등과 같은 '호흡, 감각, 주의, 마음' 등 추상적 실체에 의존하는 명상법들보다 구체적 실체, 즉 만트라를 사용하는 명상법이 보다 실질적이고 효율적이다. 만트라 명상법은 오래전부터 비단 힌두교뿐만 아니라 거의 모든 영적 전통에서 널리 사용되고 있던 명상법이다. 특히 베이비붐 시대에 태어난 서양의 히피족들에게 큰 인기를 누렸던 유명한 인도인 구루, 초월명상(TM, Transcendental Meditation)의 창시자인 마하리쉬 마헤시 요기(Maharishi Mahesh Yogi, 1918-2008)에 의해 전 세계적으로 널리 퍼지면서 더 알려지고

깨달음, 카르마 그리고 내면의 빛

대중화된 명상법이다. 그전까지만 해도 인도의 특정한 계층들 사이에서 폐쇄적인 방식으로만 가르치고 행해지던 만트라 명상법을 그가 인도 밖으로 가지고 나와 수많은 사람들에게 가르침으로써 오늘날 명상이 누구나 쉽고 자연스럽게 배우고 시행할 수 있는 정신과학 비법으로 자리매김을 하는 데 큰 공헌을 하였다. 마헤시 요기는 필자에게도 명상과 영성의 길을 열어 준 첫 번째 명상 스승님이기도 하다. 지금은 중국의 남회근(南懷謹, 1918-2012) 선사의 선불교 가르침을 따르며 독자적인 수행의 길을 걷고 있지만, 그러나 첫 스승님에게 배웠던 만트라 명상법은 필자의 운명을 전환시켜 주었던 가장 큰 은혜이자 행운이었다.

만트라 명상법에서 사용할 수 있는 만트라 유형에는 수도 셀 수 없을 정도로 무수하다. 힌두교나 불교 전통에서 알려진 만트라마다 가진 파워도 다양하기 때문에 본인에게 적합한 만트라를 찾는 것이 중요하다. 인생이라고 하는 파란만장한 삶의 여행을 보다 편안하고 안락하게 그리고 무사히 목적지에 도달하기 위해서는 그만큼 믿고 안심할 수 있는 운송 수단이 필요하기 때문이다. 망아지나 지친 말이 끄는 엉성한 수레를 타고 가다 보면, 조금만 길이 험하거나 장애를 만나도 금방 무너지고 만다. 반면에 든든한 네 개의 타이어가 잘 조율되고 꼼꼼한 재정비를 마친 자동차는 앞으로 어떤 여행길이 펼쳐지든지 대처해 나갈 수 있는 저력이 있다. 현재까지 당대 최고의 베딕 점성가로 존경받는 라오 스승님도 우리가 타고난 불운을 극복하고 운명을 바꾸기 위한 최상의 레머디 방법은 본인이 본인을 위해 하는 만트라 명상과 만트라 진언이라고 항상 강조하셨다. 비록 발음이나 문법이 정확하지 않더라도, 본인이나 사랑하는 이들을 위해 성심으로 하는 기도나 진언이 하늘의 감응을 더 쉽게 불러온다고 늘 말씀하셨다. 그분에게 직접 배웠던 만트라 진언들은 필자가 근 30여 년째 살고 있는 말레이시아에서 현지 요가 제자들에게도 많이 가르쳤는데, 특히 그들의 점성학적 운명을 조율하는 데 많은 실질적인 도움이 되었다.

깨달음, 카르마 그리고 내면의 빛

3.
에너지 잠금과 손 자세
- 반다(Bandha)와 무드라(Mudra)

"육체적으로 느껴지는 당신의 몸은, 지금 여기 그리고 다른 장소
들, 지금 시간 그리고 다른 시간들, 당신 그리고 다른 사람들, 사
실상 우주 전체인 거대한 시스템의 일부이다."

- 유진 젠들린(Eugene Gendlin, 1926-2017, 미국인 철학자)

반다와 무드라는 명상, 시각화 명상, 호흡수련, 탄트라 요가, 제의
식 등에서 다양하게 사용되고 있는 에너지 잠금과 손 자세 요가 기
법들이다. 기·프라나 에너지가 효율적으로 흐를 수 있게 하기 위해
서는, 몇 가지 기본 반다와 무드라를 함께 시행하는 것이 좋다. 반다
(Bandha)는 산스크리트어로 '잠금, 닫는'이라는 뜻이다. 요가에서는
몸의 기·프라나 에너지를 몸 안에 잠그기 위해 행하는 요가 자세를
의미한다. 반다는 슈슈마 채널을 열기 위해 필요한 에너지들이 밖으

로 새어 나가는 것을 막고 몸 안에 가두어 둔다. 기·프라나 에너지를 향상시켜 쿤달리니 각성이 일어날 수 있도록 한다. 또한 영적인 진화를 돕고, 나디 채널에 에너지 흐름을 전환하며 신경계를 안정시키는 효과 등이 있다. 무드라(Mudra)는 '손 자세, 도장, 스탬프'라는 뜻으로 몸의 서틀 에너지를 특정한 방식으로 움직이도록 행하는 특별한 손 자세들을 주로 의미한다. 인도에서 사람을 만날 때 두 손을 모으고 하는 '나마스테(Namaste)' 인사도 존경과 헌신, 감사함을 상징하는 '안잘리 무드라(Anjali Mudra)'이다.

이 책에서는 크리야 아쉬탕가 요가와 명상을 하는 데 필요한 기본 반다와 몇 가지 간단한 무드라만 소개하기로 한다.

물라 반다(Mula-bandha): '루트 잠금'

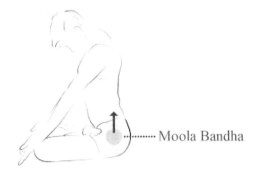

물라반다(Mula Bandha) 요가 기법은 수 세기 전부터 인도의 요기들이 수행하던 특별한 근육이완법이다. 물라반다를 행할 때 근육을

깨달음, 카르마 그리고 내면의 빛

수축하고 이완하는 과정에서 몸에 있는 영적 에너지들을 일깨우고 위로 향하게 하여 더 높은 의식 수준을 경험하게끔 자극하게 된다. 일반적으로 행해지는 점차적인 근육이완법은 긴장을 풀고 불안을 줄이며, 주로 몸과 마음에 긍정적인 효과를 만들어 낸다. 그에 비해 물라반다 요가 기법은 몸과 마음, 특히 에너지 바디에 긍정적인 효과들을 만들어 낸다. 회음부에 위치한 루트 차크라의 프라나를 깨워 위로 향하게 하면서 척추 내와 주변에 있는 주요 차크라와 나디(Nadis, 에너지 채널)들을 깨끗이 하고 열리게 한다.

물라반다(Mulabanda): '물라'는 뿌리를 의미하고 '반다'는 잠그는 것을 의미한다. 루트 차크라 주변에 있는 근육들을 '수축해서 잠금하고 이완시키는' 기법으로, 그 영역에 영적인 에너지를 공급하고 또 위로 향할 수 있게 한다. 물라반다는 높은 의식 수준에서 사는 것을 당연한 기본으로 여기는 요기들이 영적 에너지를 여는 마스터 열쇠로 여기는 요가 기법이다.

■ 물라반다 기법
  - 먼저 눈을 감고 평소보다 조금 더 깊은 호흡을 한다.
  - 코를 통해 꾸준하고 편안한 속도로 숨을 들이쉬고 내쉰다. 콧구멍을 통해 들어오고 나오는 숨의 흐름을 알아챈다.
  - 호흡이 자연스럽게 길고 고요해지면서 몸 전체가 편안해지는 것을 느낀다. (1-2분 정도)

- 숨을 들이쉰 뒤(푸라카), 숨을 멈춘 상태에서(쿰바카) 회음부 근육을 일시적으로 수축한다.
- 숨을 내쉬면서(레차카) 근육을 완전히 이완시킨다.
- 물라반다를 행하는 중에, 아무런 긴장 없이 회음부 부위만 수축되도록 한다. (몸의 다른 근육과 회음부를 분리할 수 있는지 확인한다.)
- 이런 식으로 2-3분을 계속한다.
- 다 마친 후에 계속 앉아 있는다. 눈을 감은 채로 내면의 침묵을 평화롭게 즐기거나, 몸과 마음이 어떻게 느끼는지 주목한다.
- 다시 물라반다를 행한다. (2-3분)
- 이번에는 숨을 들이쉬면서 들숨이 회음부에서 척추 위로 올라가는 것을 느껴 본다. 에너지가 회음부에서 정수리까지 흐르는 것을 부드럽게 느껴 본다(숨을 멈춘 채로 회음부 근육을 수축한다). 숨을 내쉬면서 긴장을 풀고 에너지가 정수리에서 아래로 하강하는 것을 부드럽게 느껴 본다.
- 시각화하려고 애를 쓰거나, 어떤 특별한 경험을 하려고 하지 않는다. 어떤 기대도 없이, 그저 부드럽고 쉽게 에너지의 주의가 흐를 수 있도록 허용한다.
- 아마도 주의가 척추에만 국한되거나 어떤 불선명한 에너지의 흐름처럼 느껴질 수도 있다. 어떤 느낌이든 다 괜찮다. 그냥 편안하게 있는다. 주의가 보다 섬세한 수준의 경험으로 옮겨 가도록 허용한다. 섬세한 경험이 언제나 더 파워풀한 법이다. 희미하면서도 섬세한 주의의 흐름을 척추를 타고 오르락내리락하는 동

깨달음, 카르마 그리고 내면의 빛

안 내면의 침묵과 평화로운 느낌은 더욱더 깊어질 수 있을 것이다. 어떤 평화나 고요함이든 그저 있는 그대로 내맡김을 하고 즐긴다.

- 물라반다 기법이 익숙해지면, 차크라 명상법과 병합해서 행하게 된다. 훨씬 더 크고 깊은 효과들을 가져올 수 있다.

기본 무드라

1) 비슈누 무드라(Vishnu Mudra)– 비슈누 신의 무드라

- 오른손 사용(왼손은 무릎 중간에 둔다).
- 검지, 중지를 아기야(Ajna) 차크라에 두거나, 혹은 안으로 접는다.
- 엄지와 약지를 사용해, 양쪽 콧구멍을 교대하며 나디쇼다나(Nadi Shodana) 프라나야마를 한다.

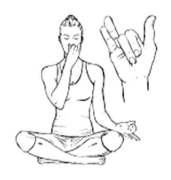

2) 기야나 무드라(Janana Mudra, '지식')– 지식의 사이킥 센터를 일깨우는 무드라

- 검지를 엄지 안으로 접어서 끼우거나, 혹은 엄지와 검지를 살짝 터치한다.
- 손바닥을 아래로 향하게 둔다.

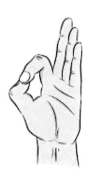

3) 친 무드라(Chin Mudra, '의식')– 의식의 사이킥 센터를 일깨우는 무드라

- 기야나 무드라와 같으나, 손바닥을 위로 향하게 둔다.

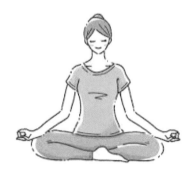

깨달음, 카르마 그리고 내면의 빛

4) 바이라바(Bhairava, 오른손이 위에)/바이라비(Bhairavi, 왼손이 위에)

무드라 – 강렬함, 혹은 두려움을 주는 자세

- 손을 위로 향하게 포갠 뒤에 무릎 아래로 둔다.

- 쉬바의 무드라 자세로 알려져 있으며, 일반적인 프라나야마
  수련에 좋은 무드라이다.

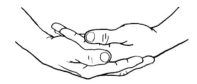

4.
차크라 명상

"내면의 평화는 조급함을 놓아버리는 것을 의미한다."

– 소갤 린포체(Sogyal Rinpoche, 1947-2019)

일곱 차크라와 에너지 바디

세상에 존재하는 모든 것은 섬세하고 거친 겹들의 층층으로 이루어져 있다. 우리의 몸도 마찬가지이다. 우리 신체에 많은 전기화학적 활동이 일어나고 있다는 사실은 심지어 서양 과학에서도 인정하고 있다. 현대 물리학자들에 의하면 모든 물질은 에너지라고 한다. 그런데 우리 인간이 가진 아주 정교한 신경계 덕분에 존재의 에너지 수준을 직접적으로 경험할 수 있는 특혜를 누릴 수 있는 것이다.

깨달음, 카르마 그리고 내면의 빛

명상은 정신적인 기법이다. 그런데 명상은 단지 마인드 그 이상의 것을 같이 포함하고 있다. 예를 들어 명상 중에 바디가 이완되고 호흡이 점점 더 희미하거나 섬세해진다. 이는 당신의 몸이 명상에 아주 친숙하게 개입하게 된다는 것을 나타낸다. 비단 몸뿐만 아니라 바디의 서틀 에너지 레벨 장까지도 개입하게 된다. 명상 중에 에너지 혹은 빛으로 가득한 느낌을 받거나, 혹은 척추를 따라, 머리로 에너지 흐름을 느끼는 경험을 하는 경우가 자주 있다. 이러한 경험들은 바디의 보다 섬세한 레벨, 에너제틱 바디 레벨에서 일어나게 된다.

지난 수 세기에 걸쳐 이러한 에너지 바디는 동양의 많은 위대한 연구자들에 의해 탐구되어 왔다. 인도의 요기 수행자들은 외진 오두막이나 동굴에서 오랜 시간 명상을 하며 보냈다. 이들에 의하면 몸 전체에 퍼져 있는 무수한 서틀 에너지 채널들의 네트워크(나디)를 통해 이러한 에너지(기·프라나)가 흐르고 있다고 한다. 그리고 주요 차크라(몸에 있는 에너지와 의식의 주요 센터)들은 에너지 바디의 핵심적 역할을 담당하고 있다.

■ 일곱 주요 차크라

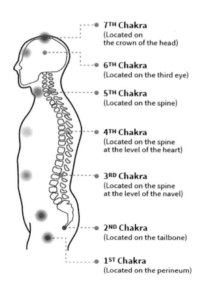

7TH Chakra
(Located on
the crown of the head)

6TH Chakra
(Located on the third eye)

5TH Chakra
(Located on the spine)

4TH Chakra
(Located on the spine
at the level of the heart)

3RD Chakra
(Located on the spine
at the level of the navel)

2ND Chakra
(Located on the tailbone)

1ST Chakra
(Located on the perineum)

첫 번째 루트 차크라(물라다라, Muladhara- 흙 원소): 루트 차크라는 항문과 생식기 사이에 있는 회음부에 위치하고 있다. 루트차크라를 정화하고 열게 되면 시큐리티와 생존 본능에 연관된 부정적이고 수축적인 에너지를 완화시키게 된다. 그리하여 삶에 대한 신뢰감을 느끼고, 안전함과 시큐리티, 행복 그리고 보다 단단하고 그라운딩이 된 에고 자아의식을 가지게 된다.

두 번째 천골 차크라(스와디스타나, Swadhisthana- 물 원소): 천골 차크라는 꼬리뼈 끝 근처의 척추 기저부 영역에 위치하고 있다. 천골 차크라를 정화하고 열게 되면 집착과 중독증, 감정과 성적 욕구를

깨달음, 카르마 그리고 내면의 빛

억압하는 경향들을 완화시키게 된다. 그리하여 감정과 성적 욕구 간의 건강하고 조화로운 관계를 유지할 수 있으며, 창조적이고 창의적인 표현을 하는 것이 보다 수월해진다. 당신의 자연스러운 감정과 욕구 그리고 삶의 전체적인 면에서 당신은 마치 맑은 시냇물처럼 방해받지 않고 유유히 원활하게 흐를 수 있게 된다.

세 번째 배꼽 차크라(마니푸라, Manipura- 불 원소): 배꼽 차크라는 배꼽 레벨의 척추 영역에 위치하고 있다. 배꼽 차크라를 정화하고 열게 되면, 불안과 두려움, 지배하려는 욕구 등과 같은 개인적 파워와 연관된 이슈들을 완화시키게 된다. 그리하여 타인에 대한 수용과 관용적 특성을 가진 진정이고, 확장적이며, 시큐어한 개인적 파워의 센스를 가질 수 있게 된다. 배꼽 차크라가 정화되면 자연스럽게 다른 사람들을 끌어당기는 힘이 있는 리더가 될 것이다. 당신의 개인적 파워는 당신 자신과 다른 사람들에게 이득이 되는 조화로운 방식으로 빛나게 될 것이다.

네 번째 하트 차크라(아나하타, Anahata- 에어 원소): 하트 차크라는 심장 레벨의 척추 영역에 위치하고 있다. 하트 차크라를 정화하고 열게 되면, 감정적 집착과 이기심을 완화시키게 된다. 그리하여 조건 없는 사랑, 자애로움, 웰빙 그리고 헌신을 가져오게 된다. 마치 모든 존재가 공유하고 있는 에어(공기)처럼, 당신의 사랑은 모두 존재에게 돌봄을 주게 된다.

다섯 번째 목 차크라(비슈다, Vishuddha- 스페이스 원소): 목 차크라는 갑상선 레벨의 척추 영역에 위치하고 있다. 목 차크라를 정화하고 열게 되면, 진실을 찾거나 당신의 진심을 표현하는 어려움과 같은 문제를 완화시키게 된다. 그리하여 독창적이고 당당하며 고상한 자기표현을 할 수 있게 된다. 상위자아에 자연스럽게 머물고 있으며, 그리하여 당신의 스피치는 당신이라는 전체 존재의 진실을 표현하게 된다.

여섯 번째 영안 차크라(아기야, Ajna- 제3의 눈, 마인드): 이 차크라는 양미간 사이의 중앙에 위치하고 있다. 아기야 차크라를 정화하고 열게 되면 거칠고 물질적인 삶의 관점에 집착하는 경향, 혹은 건조한 이성(intellect)에 지나치게 의존하거나, 영적이고 직관적인 것들을 배제하는 자세를 완화시키게 된다. 그리하여 진정한 영적 비전과 직관, 삶에 내재하는 실질적 현실에 대한 명확하고 깊은 인식을 가질 수 있게 된다. 이것은 지혜의 눈(영안)이 열리는 것이다.

일곱 번째 크라운 차크라(사하스라라, Sahasrara- 초월적 순수의식): 크라운 차크라는 머리 위에 위치하고 있다. 이 차크라를 정화하고 열게 되면 에고자아와 동일시하고 타인과의 분리된 의식의 매듭을 완화시키게 된다. 그리하여 무한성에 대한 확장적이고 환희의 깨달음, 모든 존재와 하나임을 깨닫게 된다.

깨달음, 카르마 그리고 내면의 빛

일곱 차크라의 의식 수준과 계발

육체를 가진 인간이 경험할 수 있는 의식 수준에는 총 일곱 레벨이 있다. 태어나서 죽을 때까지 전 삶을 통해 우리는 이처럼 일곱 단계로 된 각자 다른 의식 수준에서 작용하며 살아가게 된다.

■ 에고의 계발이 중시되는 라이프(일반 심리학이 대부분 포커스하는 영역)

　- 첫 번째 차크라: 기본적인 생존, 안전성, 안전함의 필요성을 채우는 것이 중요(토성의 주 테마)

　- 두 번째 차크라: 균형적이고 밸런스가 된 감정을 계발, 성적이고 관계성 위주의 성향(목성의 하위적 주 테마)

　- 세 번째 차크라: 건전하고 명료한 정신 자세를 계발(화성의 주 테마)

　- 네 번째 차크라: 하트를 열리게 함, 더 높은 의식으로 향하는 다리 역할(금성의 주 테마)

■ 소울의 내적인 라이프(전체성과 통합성의 심리학이 포커스하는 영역, 3개의 낮은 차크라의 조율과 함께)

　- 다섯 번째 차크라: 창조적인 상상력과 추론적 사고 능력(수성의 주 테마)

- 여섯 번째 차크라: 영감, 자애심, 봉사하는 삶에 대한 열망(태양 과 달의 주 테마)
- 일곱 번째 차크라: 강한 직관, 더 높은 힘이나 파워와 조율(목성 의 상위적 주 테마)

처음의 첫 번째에서 세 번째까지 낮은 단계에서는 에고 캐릭터가 주도(에고자아의 계발이 중시되는 라이프)를 하는 수준으로, 개인의 신체적, 감정적, 정신적 삶의 생존과 안정, 정상적인 계발이 주요한 테마가 된다. 어떻게 하면 건강하게 세상에서 자신의 자리를 찾을 수 있을지, 그리고 사회적으로 수용과 인정을 받을 수 있을지를 배우고 있는 단계이다.

자신에 대해 좋게 느낄 수 있고 주변이나 사회의 다른 구성원들과 관계성을 잘 맺기 위해서는 무엇보다도 먼저 건강한 에고자아가 필요하다. 얼마나 확실하고 건강한 에고자아를 가지고 있는가에 따라 더 높은 의식 단계로의 영적 계발과 진화가 달려 있기 때문이다. 그래서 에고자아를 계발하는 것은 아주 신성하면서 필수적인 작업인 동시에 에고자아가 가진 한계성을 극복하거나 초월할 수 있다는 것은 결코 쉬운 일이 아니다.

다음의 네 번째에서 일곱 번째까지는 소울의 내적인 라이프가 중점이 되는 의식 수준 단계이다.

깨달음, 카르마 그리고 내면의 빛

처음의 3단계는, 네 번째 단계의 하트 의식이 열릴 수 있게 하는 기본적 토대가 된다. 편협하고 개인주의적 삶의 방식이 주요 드라이브가 되는 에고 중심적 세 의식 단계들을 넘어서면, 네 번째 하트 의식 단계, 비로소 어떤 것이 참이고 진실한지 직접 느끼고 알 수 있으며, 다른 이들에 대한 공감 능력과 자애심도 생기는 의식 수준에 도달하게 된다. 에고는 우리를 속일 수 있을지 몰라도, 하트는 결코 거짓말을 할 수가 없다. 하트는 오직 진실만을 알고 있기 때문이다. 열린 하트는 다음의 더 높은 세 의식 단계, 소울과 영혼의 의식 수준에 연결시켜 주는 다리 역할을 하게 된다.

다섯 번째 단계는 창조성과 활발한 상상력이 생생하게 살아나게 되는 의식 수준이다.

여섯 번째 단계는 휴머니티를 위한 강렬한 감정과 충만한 자애심이 액션과 봉사의 주요 동기가 되는, 보다 고귀하고 높은 감정적 파장을 일으키는 의식 수준이다.

일곱 번째 단계는 나라는 개인보다 더 위대하고 파워풀한 어떤 큰 힘과 하나가 되는 의식 수준이다. 이러한 의식 수준에서는 신과 합치가 이루어지는 미스터리한 경험들을 하거나, 진정한 자신이 더 이상 누구인지 알지 못하는 순수한 환희의식에 빠지게 될 수도 있다. 모든 것이 디바인이 짠 각본으로 돌아가고 있는 신비로운 세상의 드라마에 자신은 단지 주어진 역할만을 하고 있음도 알게 된다.

그리하여 자신의 삶에 대한 보다 신성한 의미와 목적의식을 깨달을 수 있게 된다.

하지만 하트가 닫혀 있으면 더 높은 레벨에서 작용하는 세 단계 의식 수준도 닫히게 된다. 높은 단계 의식 수준이 존재하지 않는 게 아니라 그가 처한 의식 수준 안에 들어갈 수 있는 입구를 찾을 수가 없기 때문이다. 닫힌 하트는 느낌과 감정이 죽어 있다. 아무것도 즐겁지가 않다. 어떤 사람이나 어떠한 것에 대해서도 감동이나 사랑을 느끼기가 어렵다. 침체하고, 무겁고, 무미건조하고, 모든 것이 한꺼번에 허무하게 느껴진다. 언제든 이러한 감정을 느낄 때마다 잠시 멈추고 무엇이 그처럼 하트를 닫히게 만들었는지 스스로에게 물어보면, 대체로 가슴 깊숙한 곳에 있는 어떤 두려움이 원인인 것을 알 수 있다. 어떤 것이나 어떤 사람이 우리를 위협했기 때문이다. 닫힌 하트는 공허한 삶을 만들어 낸다. 보다 높은 방식으로 이렇게 영혼의 표현을 제대로 할 수 있는 길이 막히게 되면 우리의 내면에 구멍이 뻥 뚫린 듯한 공허한 느낌을 피할 수 없다. 그리하여 과식을 하거나, 성적인 쾌락을 추구하거나, 알코올이나 담배, 마약 중독과 같은 도피 행위들로 표출되거나, 우울증이나 돌발적인 충동성 등에 시달리기 쉽다.

대부분 사람들의 에너지 바디는 불순물들에 의해 막혀 있기 때문에 이들의 서틀 에너지 흐름은 아주 제한된 용량 수준에서만 작

깨달음, 카르마 그리고 내면의 빛

용하고 있다. 요가의 관점에서 보면 이처럼 미약한 프라나 흐름은 몸과 마음을 약하게 하고, 의식과 영성 경험도 제한시키며, 궁극적으로 질병을 일으키게 된다. 이러한 개념은 비단 인도에서만 독특한 것이 아니라 중국도 마찬가지이다. 그들에 의하면, 맥(脈)이라는 서틀 에너지 채널들을 통해 기(氣)가 흐르고 있으며, 균형 있고 조화로운 기(氣)의 흐름이 최적의 건강을 가져오며, 제한되거나 불균형한 기(氣)는 질병의 원인이 된다고 하였다.

이것이 명상과 무슨 관련을 가지고 있는가? 당신 존재의 세 가지 측면-신체, 에너지 바디, 마음-은 서로 연결되어 있다. 이들 중 어느 하나에 뭔가를 수행하면 나머지 두 개가 영향을 받게 된다. 이러한 사실은 명상 준비를 하는 데 큰 도움이 된다. 에너지 바디 혹은 신체적 바디를 명상에 도움이 되도록 단련하게 되면 명상의 경험을 깊게 해 줄 뿐만 아니라 의식 진화도 가속화될 수 있다. 또한 명상도 훨씬 쉽게 해 줄 것이다. 적절한 준비를 함으로써 깊은 명상에 쉽게 들어갈 수 있게 된다.

요가아사나들을 연습하는 것도 신체를 단련하는 한 가지 방법이다. 보다 깊은 명상을 위한 준비를 시켜 주기 때문이다. 요가를 하는 사람들이 종종 느끼게 되는 사실이 있다. 어떤 요가 자세를 취할 때 자연스럽게 명상 상태를 경험하게 되는 경우이다. 적절한 요가 자세의 수련은 신경계 기능을 강화하여 명상을 돕게 되는 효과가 있다.

하지만 에너지 바디를 수련하면, 훨씬 더 빠르고 심도 있게 깊은 명상을 위한 심층적 준비를 할 수 있게 된다. 에너지 바디는 신체보다 더욱 미묘하고 섬세하며, 존재의 서틀한 레벨들은 거친 레벨들보다 언제나 더 파워풀하기 때문이다. 또한 에너지 바디는 신체와 마인드를 상호 연결하는 포인트에 있다. 그래서 에너지 바디를 수련하여 몸에 있는 서틀 에너지(프라나)를 깨워서 나디들을 통해 균형적이고 조화롭게 흐를 수 있도록 하면, 몸의 신체적 기능들은 안정되고 활력이 생기며, 마음은 영감과 선명함, 집중력 파워로 채워지게 된다.

　에너지 바디를 수련하면 다음과 같은 몇 가지 구체적인 효과들도 경험할 수 있다.

- 프라나가 활발해지고 나디를 통해 순조롭게 흐르게 됨에 따라, 그 흐름을 방해하는 장애물들이 해소되고, 영적 에너지 센터 차크라들이 맑아지고 열리게 된다. 이렇게 강화된 에너지 채널들은 몸과 마음의 기능들을 정상화하고 막힌 맥脈들을 풀어주게 된다. 건강한 방식으로 개성을 표현하고, 더 높고 영적인 의식을 일깨우게 된다.

- 프라나의 흐름을 방해하는 요소가 해소되면서, 프라나의 흐름이 전체적으로 더욱 균형 있고 조화로운 방식으로 흐르기 시작한다. 신체적 건강을 향상시킬 뿐만 아니라, 정신과 감정적 건강과 생기도 향상시켜준다. 에너지 바디가 균형적일 때, 신체적, 정신적, 감정적 바디들도 덩달아서 균형을 이루게 된다.

- 에너지 바디가 내뿜는 광채는 그 사람을 둘러싸고 있는 아우라 (Aura)이다. 원활하지 못한 프라나의 흐름으로 인해 에너지 바디가 정체되었을 때, 언제나 우리들 주변을 둘러싸고 있는 디바인 은총을 제대로 받을 수 없다. 은총의 에너지가 느껴지지 않고 알아챌 수도 없다. 정체된 장애물들이 제거되고 에너지 바디가 정화되었으면 그의 아우라는 확장되고 아주 밝게 빛나게 된다. 디바인 은총도 경험하고 누릴 수 있게 된다. 그는 영적으로나 물질적으로 삶의 모든 면에서 더욱더 높은 성공과 충족감을 즐길 수 있게 된다.

차크라 에너지 바디의 특성과 치유법

첫 번째 물라(루트) 차크라

물라 차크라의 에너지를 활성화하고 통합하기 위해서는 무엇보다도 행동의 다이내믹한 실천성이 먼저 필요하다. 물라 차크라의 에너지를 차단하는 가장 흔한 습관은 위험 요소에 대한 본능적 인식으로 인해 의심과 불확실성에 시달리게 되고, 결국에는 어떤 단호한 행동이나 조치를 취하게 어렵게 만드는 것이다. 이러한 주의 습관은, 어린 시절부터 형성된 믿음에 기준을 두고 있다. 세상은 위험하고 예측하기 어려운 것이기 때문에 언제, 어떻게 잘못될지 모르는 요소들에 자연스럽게 주의를 집중하게 만드는 것이다.

이처럼 지나친 주의와 과도한 경계심의 패턴에 쉽게 노출된 사람의 경우에는, 의식적으로 자신이 가진 의심이나 의혹을 제쳐 두고, 상식이나 지성이 적절하다고 여기는 액션을 취할 수 있도록 노력해야 한다. 그리하면 행동의 다이내믹한 실천성에서 오는 모든 이점들을 누릴 수 있을 뿐만 아니라 자신을 제한하고 있는 온갖 의심이나 두려움에서 자유로워질 것이다. 이에 더하여 자신의 삶은 이미 하늘의 은총과 은혜로 끊임없이 지원되고 양육되고 있다는 사실을 상기함으로써, 두려움과 불안감에 더욱 잘 대처할 수도 있게 된다.

당신에게 주어진 모든 것들을 생각해 보라. 만약 숨을 쉴 수 있게 하는 공기가 없다면 당신은 어떻게 될 것인가? 당신이 마시는 깨끗한 물, 당신이 먹는 맛있는 음식이 제공하고 있는 영양분이 아니라면 어떻게 몸이 살아 있을 수 있을 것인가? 당신이 얼마나 축복받은 존재인지 한번 생각해 보라. 당신의 쉼터가 되어 주는 집과 입을 옷이 있고, 사랑하는 가족과 친구가 있고, 좋은 건강과 지성을 누릴 수 있다는 것이 얼마나 큰 축복이던가? 온갖 방향, 사방으로부터 흘러들어 오고 있는 삶의 은총과 은혜가 실제로 당신을 받쳐 주고 있는 것이다. 물론 삶은 불확실한 것이고, 큰 어려움들도 있기 마련이다. 하지만 당신의 삶을 끊임없이 받쳐 주고 보호해 주고 있는 우주적 네트워크의 서포트 시스템을 인식함으로써 두려움을 극복하고, 감사함과 안전함에 대한 감각을 대신 키울 수 있어야 한다.

깨달음, 카르마 그리고 내면의 빛

이러한 주의 전환은 보다 성숙하고 실질적으로 안정적인 삶을 시작할 수 있게 한다. 피할 수 없는 삶의 불확실함을 받아들이고, 그럼에도 불구하고 나아갈 수 있는 삶을 살기 시작하는 것이다. 그리하면 당신이 가진 두려움이나 불안을 극복할 수 있을 뿐만 아니라 그로 인해 생겨나는 삶에 대한 신뢰가 당신의 삶을 변형시킬 것이며, 당신을 통해 하늘의 은총이 전해지는 도구가 되게끔 준비시키게 될 것이다.

두 번째 스와(성) 차크라

성(천골) 차크라를 차단하는 흔한 의식 패턴들 중 하나는, 착하고 바른 행동을 하고, 규칙을 따르는 것이 다른 이들에게 사랑과 존중을 받을 수 있는 방법이라는 것을 배우게 될 때 생겨나는 것이다. 그리하여 주의는 자연스럽게 옳고 그름의 잣대에 기준을 두고 자신의 행동이나 다른 사람들을 판단하는 방식으로 가게 된다. 내면의 비평가와 심판이 아주 액티브하게 된다. 이는 당신이 어떤 사람인가에 대해 자신을 편안하고 가만히 자유롭게 두는 데 어려움을 겪는 것을 의미한다. 흑백논리의 도덕적 사고에 스스로를 개입시키려는 경향이 있고, 색채가 불분명한 영역들은 받아들이는 데 어려움을 겪게 된다. 자제력을 잃는 것이 위협적으로 느껴지며, 욕망이나 성적 본성을 표현하는 것이 불편해지게 된다. 그리하여 욕망, 분노, 성적 본성 등을 억압시키는 결과를 초래하게 된다.

당신에게 이러한 성향이 있든 아니든, 자신 안에 있는 모든 감정과 느낌, 욕망들을 인정하고 받아들이는 연습을 함으로써 천골 차크라의 에너지를 열고 통합하는 데 많은 도움이 될 수 있다. 모든 생명들에 내재하고 있는 성적, 쾌락적 본성의 심오함과 신성함을 인식하는 것이다. 만약 그렇지 않다면, 무엇이 당신에게 섹스를 포함한 인생의 즐거움을 누리지 못하도록 막고 있는가? 내면의 비평가와 심판이 작동을 하고 있는가? 만약 그렇다면, 쾌락이 주는 즐거운 경험에 대한 수용과 감사함으로 대응하는 것이다. 당신이 이러한 경험들을 누릴 자격이 있다는 것을 알고, 건강하고 균형적인 방식으로 즐기는 것이다.

성(천골) 차크라를 차단할 수 있는 또 다른 일반적 의식 패턴은, 인생의 고통으로부터 자신을 보호하기 위해 쾌락과 긍정적 경험들만 추구하는 충동적인 성향이다. 이러한 의식 패턴은 삶이 제한되고 실망스럽고 결과적으로 고통스러운 것이라는 믿음에서 비롯되었다. 당신은 이러한 고통을 피할 수 있다고 믿는다. 그래서 주의를 쾌락과 즐거움을 주는 것들에 돌리고 집중함으로써 제한되고, 잠재적 고통을 줄 수 있는 것들로부터 도피하고자 한다. 이러한 주의 패턴은 쾌락 중독을 낳고 욕망을 억제할 때와 마찬가지로 천골 차크라를 확실하게 차단시키게 된다. 이는 또한, 뿌리, 배꼽, 하트 그리고 목 차크라를 모두 차단하게 만든다. 그리하여 삶을 신뢰하고, 효율적으로 액션을 행하고, 깊이 느끼며, 진실을 찾고 말할 수 있는 당신

깨달음, 카르마 그리고 내면의 빛

의 능력을 제한하게 된다.

만약 이러한 주의 패턴이 당신 안에서 일어나고 있음을 알게 된다면 현재 순간에 대한 의식을 유지함으로써 대응할 수 있다. 실제로 일어나고 있는 일에 대해 도망치려 하지 않고 그대로 의식적으로 머무르는 것이다. 삶을 있는 그대로 유지하는 것이다. 쾌락이 주는 즐거움을 균형적이고 건강한 방식으로 즐기면서 현재 순간의 의식을 유지하는 것이다. 당신의 삶에서 일어나는 우여곡절의 자연스러운 삶의 흐름을 인식하고, 그러한 굴곡들이 당신의 성장과 행복을 위해 꼭 필요한 것이라는 사실을 인지하는 것이다. 그것이 한편으로는 다른 사람들에 대한 공감을 실천하는 것이 된다. 왜냐하면 도피는 종종 다른 사람들과 한 약속이나 동의를 파기하고 해를 입히는 것을 의미하기 때문이다. 이러한 공감 능력은 당신의 관계성과 약속들을 지키고 존중할 수 있게 하며, 당신의 감성 지성을 계발시켜 준다.

세 번째 마니푸라(배꼽) 차크라

배꼽 차크라를 차단하는 흔한 주의 패턴들 중 하나는 당신에게 중요한 것이나, 또는 해야 할 중요한 것을 잊거나 미루는 대신에 다른 사람들의 요청이나 요구, 의제를 해결하는 데 집중하는 것이다. 이처럼 당신 자신과 연관된 것에 취하게 되는 관성적 패턴은 어릴 때 무의식적으로 습득된 자세로서, 세상과 어울리려면 세상의 방식에 맞추어야 한다고 학습함으로써 비롯되었다. 다른 사람들에게 맞추고 조화를 유지하려는 과정에서 당신 자신에 대한 우선순위와 중요성의 감각이 고통받게 되었으며, 당신의 효율성이나 저력, 역동성이 약해지게 되었다.

만약 당신에게 이러한 경향이 있다면 다른 사람의 요청을 들어주기 위해 당신의 필요나 의제를 포기하는 자신의 모습에 주의를 기울이는 연습을 하는 것이다. 의식적으로 당신에게 중요한 것을 함으로써 그러한 반사적인 성향에 대한 대응을 하는 것이다. 비록 마음이 불편하더라도 당신 자신에게 중요한 것들을 먼저 해결하는 데 완전히 전념하는 것이다.

이처럼 당신에게 필요한 관심이나 주의를 잊는 경향이 있든 없든 배꼽 차크라의 열림을 통합하기 위해선 역동적인 액션을 하는 것뿐만 아니라 능숙한 행동의 기술도 필요하다. 능숙하게 행동하기 위해서는 무엇보다도 먼저, 당신 자신의 우선순위들을 바로 세워서 행동해야 한다. 이 뜻은 필요한 행동을 하기 위해서는 당신 삶의 흐름이 자연스럽게 다음 단계로 이어지는 행동을 할 수 있어야 한다는 것이다. 만약 당신이 세워 놓은 뚜렷한 목표들이 있다면, 다음 단계로 무엇을 하고 어떤 행동을 해야 하는지도 더 분명해질 수 있다. 때로는 당신 자신을 놀라게 할 정도로 다음 단계에 해야 하는 행동들이 의외일수도 있지만, 느낌적으로는 바른 일이라는 것을 당신은 이미 알고 있다.

깨달음, 카르마 그리고 내면의 빛

이것은 목표 설정에 대한 중요한 포인트를 제기한다. 목표를 세우는 것은 꼭 필요하지만, 열린 마음으로 마음속 깊이 생각해 보아야 한다. 스스로에게 물어보는 것이다. 과연 당신의 목표는 허황한 바람이나 소망에 기준을 두고 있는가, 아니면 우주 지성이 다스리는 삶의 법칙에 부합하고 당신의 삶이 진화하기 위해선 필요한 다음의 단계인가? 마음과 하트가 선명해지고 순수 존재로서 충족감과 편안함에 완전히 젖어 들게 되면, 당신은 자연스럽게 다음 단계들을 분별할 수 있을 것이며, 충분히 성취할 가치와 의미가 있는 목표들을 지성적으로 세우게 될 것이다.

당신의 의지와 디바인 의지는 점차적으로 하나가 되며, 당신의 행동은 제한된 에고 마인드로 행할 때보다 더 큰 힘의 지원을 얻게 될 것이다. 이것은 배꼽 차크라가 완전히 열렸다는 마크이다. 당신의 행동은 은혜와 축복을 받고 있다. 당신이 하는 행동들은 더욱 효율적이고 자연법칙에 부합하며, 삶과 성장에 기여하게 될 것이다. 가장 효율적인 행동은 적게 하고 많이 성취하는 것이다. 이것이 바로 행동의 비결이다. 어떤 액션을 행할 때 기꺼이 해야 할 일을 하되, 그저 행동의 도구로서 자신을 내맡기는 것이 바로 효율적인 행동의 비결인 것이다.

더 높은 수준의 의식을 당신 자신의 삶에 통합하게 되면 이러한 경험들이 더욱더 자주 일어나게 되고, 나중에는 마치 역설적인 것처럼 된다. 겉으로 보기에는 당신이 역동적으로 아주 많은 일들을 하고 있지만, 내적으로는 내면의 가장 깊은 자아의 자리에 안착한 채 영원히 고요한 침묵 상태에 잠겨 있게 된다. 모든 것은 자연적으로 당신을 위해 이루어지게 된다. 당신의 본질, 순수 존재는 행위자가 아니다. 모든 것을 이루지만 그러나 아무것도 하는 게 없는, 이것이 바로 효율적인 행동 비결의 정점이다. 다르게 말하면, 당신이 소망을 성취하는 데 필요한 것들을 창조계의 근원, 당신 내면의 가장 깊은 자아로부터 끌어 올 수 있는 능력이 점점 커지고 있는 것이다. 이 뜻은, 가만히 앉아서 눈을 감고 명상한다고 해서 원하는 모든 것이 자동적으로 이루어진다는 것이 아니다. 원하는 결과를 가져오기 위해서는 여전히 역동적인 액션이 필요하다. 그러면서도 겉으로 드러나거나 보이지 않는 디바인 은총의 도움을 불러일으키는 것이 바로 효율적인 액션의 큰 비결인 것이다.

네 번째 아나하타(하트) 차크라

하트 차크라를 차단하는 흔한 주의 패턴들 중 하나는, 자신이 느끼는 감정에 과몰입하고 충동적으로 분석하는 기질로 인해 오히려 당신의 감정들을 약화시키는 결과로 이어지는 것이다. 삶이란 받는 것보다 더 많은 것을 주게끔 요구한다고 믿고 있기 때문에 행여 자신의 에너지가 고갈되지 않도록 당신 자신을 보존하려 하며, 그리하여 어떤 관계성이든 깊은 감정적 연결을 피하는 경향이 있을 수 있다. 이런 식으로, 당신은 자신도 알지 못하는 사이에 당신의 지성이 위축되게 만든다. 적극적으로 삶에 개입하기보다는 관찰자가 되며, 당신과 자신의 자원이 안전하게 보호될 수 있는 편안한 사생활을 유지하기 위해 고립적인 삶을 영위하게 된다.

당신에게 만약 이러한 기질들이 있다면, 다른 사람들에게서 거리를 두거나 가슴보다 머리에 의지하려는 경향에 주의를 기울여 보아야 한다. 다른 사람들과 더 어울리거나 당신의 감정에 더 개입을 해야 한다는 신호이기 때문이다. 당신에게 외부적인 요구들이 들어올 때 회피하기보다는 현재의 순간에 감정과 주의가 머무르도록 하는 것이다. 당신은 지금 현재의 삶에 참여하는 데 필요한 모든 에너지를 다 가지고 있다. 그러므로 열린 하트로 삶에 참여하고 다른 사람들과 연결함으로써 오히려 당신은 더 많은 에너지를 얻게 될 것이다. 그런데 이것은 하트 차크라를 막히게 하는 많은 요인들 중 하나일 뿐이다. 다른 예로, 인생에서 부족한 것에만 너무 집중하는 사람은 오히려 더 잦은 슬픔과 외로움에 고통받는 경우도 흔히 볼 수 있다. 이런 경우, 타고난 감성적 능력을 자신의 삶에 없고 결여된 것에만 포커스를 맞추다 보니 폭풍처럼 휘몰아치는 나쁜 감정의 날씨에 그만큼 자주 시달릴 수밖에 없는 것이다. 그럴 때 자신의 삶에서 가진 좋은 것들에 대한 감사하는 하트와 마음을 키움으로 감정의 폭풍을 재울 수 있게 된다.

그 외에도 하트를 차단시키는 많은 패턴들이 있지만, 가만히 주의를 기울여 보면 모두 한결같이 하나의 공통적인 패턴이 있음을 알게 될 것이다. 겉으로 분명하게 드러나든 아니든, 자기 중심주의 기질이 바로 하트 차크라를 막고 있는 원흉이라는 사실이다.

어떤 형태를 하고 있든지 자기 중심주의는 인간이 가진 보편적인 특성으로, 사람마다 여러 가지 모습과 형태로 표출될 수 있다. 보편적인 예로, 다른 사람들로부터 거절이나 외면을 당할까 두려워 자신의 필요보다는 상대의 요구나 필요를 들어주는 것에 더 초점을 둠으로써 관계성의 연결을 유지하려 하는 경우를 흔히 볼 수 있다. 그런데 이처럼 겉으로 이타적으로 보이는 행동들은 사실상 자신의 웰빙을 보장받기 위해 하는 필사적 시도인 경우가 다반사이다. 설령 선(善)이나 신성에 대한 강렬한 욕망이라 하더라도 결국에는 자신에게 집중하고, 자신의 깨달음에 초점을 맞추기 때문에 본질적으로는 이기적인 욕망이다. 진정으로 신성과 하나가 되기 위해서는 나 혼자의 편안함과 행복만이 아니라, 다른 사람의 행복과 웰빙도 같이 진지하게 고려하고 지원할 수 있도록, 자기중심의 에고 영역을 먼저 확장할 수 있어야 하는 것이다.

사심이 없는 행동력을 개발하고, 하트를 열기 위해서는 친절함과 연민으로 행동하는 데 집중해야 한다. 그러나 그냥 간단하게 비이기적으로 되기는 어렵다. 이기심이란 의식 속에 아주 깊이 배인 기질이기 때문에, 이타심이라는 것이 처음에는 그저 추상적이고 거의

깨달음, 카르마 그리고 내면의 빛

얻기가 불가능한 자질처럼 여겨질 수 있다. 하지만 일부러 다른 사람들에게 친절하게 행동하고 고의적으로도 연민을 가지고 행동한다면, 충분히 계발할 수 있는 자질이다. 그러다가 어느 정도 익숙해지면, 자동적으로 다른 사람들의 행복과 웰빙에 깊은 관심을 가지고 그들을 대신해서 행동하는 자신을 발견하게 될 것이다. 당신의 시간, 에너지, 자원을 필요로 하는 것이 바로 이타적인 행동의 실체이다.

천 리 길의 여정도 한 걸음을 앞으로 디디는 것으로 시작하듯이, 처음에는 하루에 최소한 한 번씩 친절함과 연민의 마음으로 행동하는 것에 집중하다가 점차적으로 모든 소통과 관계성에서 그렇게 행동할 수 있도록 영역을 확장해 가는 것이다. 어떤 보상도 기대하지 않고 이렇게 할 수 있다면 영적인 이상을 실천하는 것뿐만 아니라, 더욱더 깊고 강한 자아의식을 키울 수 있게 될 것이다. 그리하여 더 이상 다른 사람들의 공정한 대우나 인정에 연연하지 않는 강력한 캐릭터로 변할 수 있게 된다. 이타적이고 사랑을 실천하는 행동만큼 하트 차크라를 통합시킬 수 있는 더 큰 힘은 없기 때문이다.

다섯 번째 비슈다(목) 차크라

진리를 지키고 진실을 말할 수 있는 능력은 무엇보다도 먼저 강하고 확고한 자아 의식에 달려 있다. 그래서 루트 차크라와 배꼽 차크라의 통합은 목 차크라를 통합하고 여는 데 중요한 기반이 된다.

마찬가지로, 하트와 연결할 수 있는 능력은 자신의 진실을 아는 데 필수적이며, 정화된 성(性) 차크라는 당신이 자신을 쉽고, 우아하며, 유려하게 표현할 수 있도록 서포트해 줄 것이다. 그러므로 하트 차크라와 성(性) 차크라를 정화하는 것도 아주 중요하다.

지금까지 여러 형태의 일반적 의식과 주의 패턴들을 위에서 다루었다. 이 모든 것은 생존 본능, 사랑의 취득, 자기 존중과 수용을 위해 에고자아가 펼치는 전략들로써, 당신의 존재 근원에 있는 진리로부터 멀어지게 하는 잠재의식적 장치들이다. 그러므로 목 차크라를 완전히 열기 위해서는 당신의 주의 패턴들을 관찰해 보아야 한다. 어떤 패턴이든지 그것을 이해하고, 비정상적이고 제한적인 패턴들에 적절한 대응을 함으로써 당신 자신이 진정으로 누구인지에 대한 사실을 발견해야 한다. 그리하면 존재 근원의 진실 속에 우뚝 서 있는 당신 자신을 발견하게 될 것이다.

자기 몰입이나 자기 중심성의 성향이 막힌 하트 차크라를 항상 동반하듯이 막힌 목 차크라로 인해 항상 나타나는 한 증상이 있다. 자기 방어성이다. 누구든 어떤 비난을 받을 때 자기 방어적이 되지 않는 사람은 드물다. 이것은 목 차크라가 열린 사람의 경우가 얼마나 드문지 보여 준다. 자기방어성이라 함은, 당신의 성장에 도움이 될 수 있는 정보를 인위적으로 거부하거나 차단하려는 것을 의미한다. 삶에 대한 언어적 저항은 목 차크라가 막혀 있거나 더욱 막히도

깨달음, 카르마 그리고 내면의 빛

록 강압적인 시도를 하는 것을 의미한다. 그러므로 방어성은 목 차크라의 정화를 시작할 수 있는 분명한 진입점 중 하나이기도 하다.

어떤 비난이나 비판에 직면했을 때, 그것이 공정하든 아니든 방어적으로 반응하려는 당신의 태도를 관찰하려고 노력하는 것이다. 가장 먼저 튀어나오려는 말을 참고 삼키며, 대신에 상대방의 관점에 대한 호기심을 가지고 경청해 보는 것이다. 상대의 관점이 최소한 한 가지라도 바르거나 혹은 더 많은 점들이 맞을 수도 있다. 당신이 자신에 대해 모르고 있던 어떤 것에 대해, 혹은 당신이 가진 잠재의식 주의 패턴으로 인해 의도치 않게 따라오는 사각지대에 대해 배울 수 있는 희귀한 기회가 될 수도 있다. 그런데 설령 다른 사람의 비판이 대부분 근거가 없는 것이라 하더라도 반사적으로 위축되는 에고의 저항을 거부하고, 열린 자세와 호기심으로 반응하며 에고의 마음 근력을 키우는 훈련을 하는 것이다. 만약 어떤 비판에 직면했을 때 열림과 비방어적 상태를 유지할 수 있다면 비판은 아주 큰 선물이 될 수 있다.

단순히 열려 있고, 비판에 대한 호기심의 자세를 가질 수 있는 것만으로도 목 차크라뿐만 아니라 루트 차크라, 성(性) 차크라, 배꼽 차크라, 그리고 하트 차크라를 열고 정화하는 데 아주 큰 도움이 된다. 당신의 스피치가 더욱 매력적이고 유려해질 뿐만 아니라 안정되고 자연스러운 자아의식, 개인적 파워를 얻게 될 것이며, 겸허하고 열린 하트를 키울 수 있게 될 것이다.

여섯 번째 아기야(영안) 차크라

영안 차크라를 막히게 하는데 가장 가능성이 높은 주의 패턴은 냉소주의 성향으로 기우는 것이다. 앞에서 루트 차크라와 관련해 설명한 것처럼, 잠재적 위험들뿐만 아니라 삶은 힘들고 불공평한 것이라는 믿음으로 인해 컨트롤과 파워에 초점을 맞추기 때문에 생겨나는 성향이다. 그래서 지배와 무시를 당하지 않고 강해지기 위해선 반드시 자신의 취약성들을 감추어야 한다는 강박관념에 시달리게 된다.

영안 차크라를 열기 위해서는, 삶은 위험하고, 어렵고, 불공평한 것이라는 믿음에서 올라오는 생각들을 관찰하는 연습을 하는 것이다. 그리고 이러한 것들을 정반대의 의식으로 대응을 하는 것이다. 삶은 유익하고 아름답다는 것이다. 당신 자신에게 있는 이러한 냉소주의 성향이 있음을 알게 되면, 정반대로 열려 있고 호기심적인 자세를 유지하면서 대응하는 것이다. 당신이 듣는 모든 것을 믿을 필요는 없지만, 미지의 것에 대해 최소한 열려 있는 자세를 유지해 보는 것이다.

열려 있고 호기심의 마인드를 유지하는 것이 직관을 계발하는 첫 단계이다. 다시 말해서, 다른 사람들이 하는 말, 설령 권위적 위치의 사람들 말이라도, 먼저 당신 자신의 느낌으로 맞는지 여부를 체크해 보기 전에는, 무조건 맹목적으로 받아들이지 말아야 한다. 이 것은 당신 자신의 직관에 튜닝을 하는 행동이기 때문에 냉소주의와는 다른 것이다. 만약 다른 사람이 당신에게 잘못 말하고 있는 것처럼 느껴진다면 왜 그런지 당신의 감정 깊숙이 들어가 보는 것이다. 그러한 감정의 밑에 깔린 당신 자신이 가진 두려움이나 편견을 발견하게 될 수도 있다. 만약 냉소주의가 당신의 느낌에 끼어들거나, 혹은 부정적 기질 때문에 가능성들을 미리 배제하는 경향이 있다면, 의식적으로 이러한 부정성을 중단하고 열린 자세를 유지하는 것이다. 그렇지 않으면 최소한으로, 당신이 가능하다고 생각하는 것이나 현재 상황에서 사실인 것을 찾아내서, 선험적으로 어떤 가능성도 부정하지 않으려는 노력을 하는 것이다. 이것이 보다 깊고 긍정적인 앎과 연결하는 데 도움이 될 것이다.

부정성에 기반을 두지 않은 지식의 앎에 일단 연결하게 되면, 당신은 그 느낌을 믿고 열린 자세를 유지하면서 행동을 하는 것이다. 직관적으로 살기를 선택하는 것이다. 명상은 아주 섬세하고 인지적인 의식의 섬세한 층들을 자연스럽게 열어주게 된다. 이러한 것들을 신뢰하는 연습을 하는 것이다.

영안 차크라뿐만 아니라, 배꼽, 하트, 크라운 차크라들까지 통합하는 데 도움이 될 수 있는 하나의 테크닉은 에너지 힐링이다. 에너지 힐링이 효율을 발휘하기 위해선, 무엇보다도 이성적이고 의심하는 마인드에서 올라오는 생각들을 밀어내고, 직관을 신뢰할 수 있어야 한다. 에너지 힐링은 당신이 에고가 없는 신성의 에너지를 채널하는 통로도 열어 준다. 적게 하고도 더 많이 성취할 수 있는 행동의 기술을 계발할 수 있게 한다. 또한 에너지 힐링은 연민과 조건 없는 베풂을 실천할 수 있는 훌륭한 기회를 제공한다. 당신이 힐링을 주는 사랑과 빛의 통로가 된다면 하트 차크라가 완전히 피어나는 것을 발견할 수 있을 것이다.

실질적인 이점들도 있다. 신체적으로도 심오한 힐링이 일어나기 시작할 것이다. 그리하여 암과 같은 어려운 병들도 자동적으로 치유되는 경우를 자주 생겨난다. 이처럼 에너지 힐링이 주는 효과들을 아주 놀라운 것일 수도 있지만, 무엇보다도 사랑과 빛의 힐링 에너지를 전달하는 통로가 될 수 있는 능력은 명상과 병합하게 되면 누구에게나 가능한 자연스럽고 자동적인 현상이다.

일곱 번째 사하스라라라(크라운) 차크라

크라운 차크라를 완전히 열려면 다른 모든 차크라들이 거의 열려 있고 정화되어야 한다. 그래야 루트 차크라에서 크라운 차크라까지 영적 에너지의 흐름이 막힘없이 흐를 수 있기 때문이다. 만약 다른 여섯 차크라들이 정화되었다면 당신은 더 이상 흩어지는 주의와 의식 패턴에 얽매이지 않는다는 의미가 된다. 당신은 자유롭고, 자연스럽고, 아무런 조건이 없는 존재의 상태에 언제나 있을 수 있게 되었다는 뜻이다. 다르게 말하면 당신은 신뢰하고, 안전하며, 당신에게 있는 모든 감정과 성감을 다 받아들인다는 것이다. 당신의 자아 감각은 안전하며, 다른 사람들도 똑같이 인정하고 수용하며, 자연스러운 인간적 겸허함과 열린 자세, 연민의 하트를 가지고 있다. 진실 위에 서 있으며, 당신의 스피치는 존재 전체와 일치하며, 잘 발달된 직관을 신뢰하고 있다. 이것은 초인적인 상태가 아니라 아주 정상적이고 자연스러운 삶을 사는 인간의 모습이다.

크라운 차크라를 완전히 열고 깨달음을 얻기 위해서는 단지 하나의 중요한 단계가 있다. 당신 자신과 다른 사람들을 분리시키는 에고 자아의 자기동일시를 해소하는 것이다. 이러한 경계가 풀어지게 되면, 세상의 모든 존재나 사물들과 하나가 되고, 신성과 하나 됨을 깨닫게 될 것이다.

차크라 명상법

명상의 기본자세

- 의자나 매트 위에 편안히 앉는다. 허리와 목을 편안하고 곧게 편다. (명상을 잘하려면 가부좌, 반가부좌 등의 자세를 해야 한다는 오해가 많다. 이러한 자세가 편안하면 괜찮지만 그렇지 못한 경우, 이내 불편함으로 주의를 산만하게 하여 오히려 명상을 방해하게 된다. 본인에게

가장 편안한 자세가 가장 이상적인 명상 자세이다.)

- 누워서 명상을 하면 그냥 잠이 들 수도 있다. (편안하고 잠잘 준비
  가 되어 있기 때문이다.)

- 좋은 자세로 앉으면 에너지가 위로 올라가서 더 높은 에너지 센
  터들을 일깨우게 된다. 반면에 누운 자세는 에너지들이 자연스
  럽게 위로 향하지 못한다.

- 손은 무릎 위에 올려놓거나 서로 포개서 중앙에 편안하게 놓기
  만 하면 된다. (무드라 자세들을 취할 수도 있다.)

차크라 비자(Bija) 만트라 명상법

7 Chakras

Bija Mantras

7 Chakras	Bija Mantras
1번째 천골 차크라(물라다라)	람Lam(옴, 람, 험/Om Lam Hum)
2번째 성性 차크라(스와디스타나)	밤Vam(옴, 밤, 험/Om Vam Hum)
3번째 배꼽 차크라(마니푸라)	람Ram(옴, 람, 험/Om Ram Hum)
4번째 하트 차크라(아나하타)	얌Yam(옴, 얌, 험/Om Yam Hum)
5번째 목 차크라(비슈다)	함Ham(옴, 함, 험/Om Ham Hum)
6번째 영안 차크라(아기야)	옴/크샴, Om/Ksham(옴, 크샴, 험/Om Ksham Hum)
7번째 크라운 차크라(사하스라라)	옴Om (옴, 옴, 험/Om Om Hum)

- 편안하게 앉아서 눈을 감는다.
- 얼굴과 몸의 긴장을 풀고 전체 근육을 최대한으로 이완시킨다.

깨달음, 카르마 그리고 내면의 빛

- 의식을 양미간 사이에 두고 입꼬리는 살짝 올려 주면서 부드러운 미소를 유지한다.
- 호흡을 체크한다. 길고 천천히 심호흡을 몇 차례 한 뒤에 자연스러운 호흡으로 안정을 시킨다.
- 주변에서 들리는 어떤 소리나 소음들은 방관자처럼 무심한 자세로 내버려 둔다.
- 물라반다를 행한다. (2-3분)
- 이제, 자연스럽게 일어나는 호흡의 리듬에 의식을 두면서 '고요한 침묵' 속에 '나'를 내맡긴다. 평소의 '나'를 채우고 있는 온갖 생각, 잡념, 근심·걱정, 기억, 몸의 느낌, 감각 등이 눈을 감으면 더욱 생생해질 수도 있다. 주변의 소리나 소음들을 대하던 방식과 마찬가지로 방관자처럼 무심하게 내버려 둔다. 계속해서 호흡의 리듬에 '나'를 내맡기면서 '고요한 침묵' 상태 속에 되돌아온다.
- 척추 주변에 있는 일곱 차크라들의 위치를 차례대로 짚어 본다. 1번째, 2번째, 3번째, 4번째, 5번째, 6번째, 7번째.
- 나마스테 자세로, 신성의 소리 '옴(Om)'을 나지막하면서도 깊은 목소리로 3회 길게 반복한다.
- 양손은 무릎 위에 바이라바 무드라(Bhairava Mudra)로 편안하게 포개서 놓든지, 혹은, 기야나·친 무드라(Jnana·Chin Mudra) 자세로 양 무릎 위에 놓는다.
- 일곱 차크라 비자 만트라 회전에는 두 가지 방식이 있다.

A. 각 차크라를 4회씩 반복하는 방법(4×7= 28회)

B. 일곱 비자 사운드를 차례대로 회전하는 것을 7회 하는 방법(7
×7= 49회)

- 이제 일곱 차크라 비자 만트라 회전을 시작한다.

루트 차크라에서 크라운 차크라까지 올라가는 긴 들숨을 한다.
쿰바카와 물라반다를 행한다. 해당 차크라에 날숨을 하면서 해당 차
크라의 비자 만트라를 되뇐다. (7 차크라들 모두 같은 방법으로 행한다.)

- 일곱 차크라 비자 만트라 회전을 모두 마쳤으면 이제 일곱 차크
라에 대한 비전을 계속 유지한 채 몸도 호흡도 잠시 내맡기고,
조용한 침묵 속에 잠시 기다린다.

- 이제 의식 속에 어떤 차크라의 비자 만트라가 떠오르는지 주시
한다. 떠오르는 한 차크라의 비자 만트라를 선택해서 계속 명상
을 이어 간다. 혹은 당신이 원하는 차크라의 비자 만트라를 선
택할 수 있다. 명상을 하는 중에 올라오는 상념이나 생각들은
의식이 샛길로 빠졌음을 의미한다. 이를 알아채는 순간, 다시
만트라로 되돌아와서 계속 명상을 이어 가는 과정을 반복한다.
명상을 하는 중에 바디 전체에 흐르는 에너지의 느낌들은 간간
이 재확인한다.

- 중간중간에 어떤 소음이나 다른 소리가 들릴 때마다 만트라로
되돌아오라는 리마인드임을 기억한다.

- 혹은 일곱 차크라의 비자 만트라(Om & Hum 추가해서)를 모두
사용하여 차크라 명상을 할 수도 있다. 일곱 차크라의 비자 만

깨달음, 카르마 그리고 내면의 빛

트라를 모두 사용하는 경우, 염주(Mala)를 사용한다.

A. 각 차크라에 해당하는 비자(Bija) 만트라를 1번째 물라차크라부터 시작해서 차례대로 108회씩 반복해서 마음 속으로 진언을 한다. (108 염주 사용 예: Om Lam Hum, Om Lam Hum…)

B. 하나의 차크라 만트라를 마치면, 염주를 다른 방향으로 돌리면서 동시에 길게 심호흡을 3회하면서 다음의 차크라에 의식을 옮겨 가서, 해당 차크라의 비자 만트라를 108회 반복하는 과정을 6번째 차크라까지 반복한다.

C. 여섯 번째 차크라의 비자 만트라 진언을 모두 마치면 양미간 사이에 있는 6번째 차크라에 편안히 주의를 유지한 채, 7번의 만트라 '옴'의 소리에 의식을 내맡기고 최소한 10분간 침묵의 명상을 계속한다.

- 명상을 마치면 계속 눈을 감은 채로 그대로 편안하게 누워서 사바사나(Savasana) 자세로 최소한 5분간 휴식을 취한다.
- 명상에서 나올 때는 그대로 눕거나 앉은 자세로 의식을 호흡으로 가져와 깊고 천천히 심호흡을 5회 반복한다. 천천히 눈을 뜬다.

영성의 하트 차크라 명상법

■ 영성의 하트, 흐릿 차크라(Hrit Chakra): 비자 만트라(흐림, Hreem)

지금까지 차크라 명상을 통해 순수의식(셀프, 참 나)을 경험하고 그 안에 머무는 법을 알게 되었다. 이러한 명상 과정을 통해 엄청난 에너지와 생기, 선명함, 집중력을 점진적으로 얻을 수 있었다. 차크라 명상으로 바디의 미묘한 에너지들을 깨우고 차크라들을 열고 정화한 뒤, 이제는 다음 단계로 영성의 하트 흐릿 차크라 명상을 행할 수 있는 준비가 되었다.

흐릿 차크라는 네 번째의 아나하타 차크라와는 다르다. 그 안에 영혼의 존재, 아트만이 들어 있는 곳이 바로 흐릿 차크라이다. 신체에서 심장은 대략 주먹 정도의 사이즈로 가슴 중간에서 약간 왼쪽을 향해 위치하고 있다. 영성의 하트는 실제로 확인할 수 있는 장기는 아니지만, 가슴 중간에서 약간 오른쪽을 향해 위치하고 있다고 알려져 있다. 그 안에 한 톨의 거자씨보다 더 작은 크기의 우리 영혼(참 나)이 담겨 있다. 첫 번째에서 여섯 번째 차크라들은 모두 일곱 번째 차크라 안에 포함된다. 그리고 일곱 번째 차크라는 영성의 하트 차크라, 흐리다야(Hridaya, 흐릿(Hrit) 차크라 안에 모두 포함된다. 흐릿 차크라가 열리고 정화되면 다정함과 친절, 애정과 연민, 사랑과 환희의 완전체로서 완벽한 자유, 깨달음을 얻게 된다

영성의 하트 명상은 약간 다른 앵글의 의식을 계발하고자 하는 목적을 가지고 있다. 영성의 하트 명상은 마인드(마음)의 전체 범위, 의식적인 사고 레벨에서부터 보다 섬세한 층들의 마인드(마음) 레벨까지 점차적으로 모두 경험할 수 있게 해 준다. 그리하여 내면의 기쁨

깨달음, 카르마 그리고 내면의 빛

과 조이, 평화로움, 사랑이 가득한 순수자아, 순수의식 속에 머물 수 있게 한다. 영성의 하트 명상은 다음과 같은 이점들을 가지고 있다.

먼저, 날마다 마음의 전체 영역을 순환하는 경험으로 인해 명상 밖에 있는 마음의 영역에서 더 많은 것들을 사용하는 능력이 커진다. 이것은 당신이 하는 생각과 사유에서 질적인 차이를 만들어 내게 된다. 보다 깊은 생각의 층일수록 더욱 추상적이고, 그다지 단단하게 묶여 있지도 않기 때문에 더욱더 확장적이고 모든 것을 포괄하고 있다. 당신은 세상의 모든 것이 서로 연결되어 있다는 것을 더욱 생생하게 보기 시작할 것이다. 옳고 그름, 흑백논리로 작용하던 마음은 과거의 일이 되어 버린다. 이처럼 더욱 고요한 생각의 층들은 또한 창의적인 에너지로 가득하다. 많은 과학자나 아티스트들이 한 가장 위대한 발견은 그들이 어떤 문제를 해결하려고 애쓰는 동안이 아니라 편안하고 조용하게 쉬고 있을 때-예를 들어 샤워를 하거나, 해변에서 산책을 하거나, 차 한잔을 마시거나 등등- 예상외로 답변이 순간적으로 나왔다고 한결같이 말하고 있다. 왜 이러한 경험들이 자주 일어나는가? 어떤 문제를 해결하기 위한 집중적인 노력을 할 때는 잠재의식을 개입시키기 때문이다. 잠재의식은 당신이 고요하고, 수용적인 상태에 있을 때 큰 통찰력을 얻을 수 있게 한다. '아하' 하는 순간들이 더욱 자주 일어나게 될 뿐만 아니라, 보다 깊은 마음의 수준들을 점차적이고 의식적으로 사용할 수도 있게 된다. 그리하여 더 큰 창의성, 그리고 확장되고 보다 전체적인 관점을 가질 수 있게 된다.

두 번째는, 영성의 하트 명상은 아주 편안하고 릴랙스하기 때문에, 스트레스 레머디에 특히 최상이다. 온갖 유형의 스트레스-불면증, 신경불안증, 우울증, 스트레스 관련 질병 등-들을 치유하는 데 아주 효과적이다. 영성의 하트 센터에 집중하는 만트라 명상은 또한 하트를 열게 하고, 더욱 큰 자애심과 공감, 사랑에 오픈할 수 있게 해 준다.

마음을 연다는 것은 무엇을 의미하며, 이 명상은 어떻게 이루어지는가? 먼저 당신은 명상을 하는 동안 만트라의 더 섬세하고 미묘한 상태를 초월하고 경험하게 된다. 당신의 모든 감각기관-청력, 시각, 미각, 촉각, 후각-은 정화되고, 당신의 하트와 이지도 마찬가지로 섬세해지게 된다. 세상과 당신 주변의 사람들에 대해 소중하고 감사할 수 있는 능력이 자라게 된다. (감사는 사랑과 밀접하게 연결되어 있다.) 당신이 명상을 하고 나오면 색깔이 더 밝게 보일 수도 있고, 공기는 수정처럼 보이고, 냄새는 더욱 향기롭고, 미각은 더욱 맛나고, 마인드는 더욱 예리하고 선명 해지며, 하트는 더욱 섬세한 감정과 느낌들에 대해 열리게 된다. 깊은 명상을 하고 난 후에, 비단 당신과 가까운 사람들뿐만 아니라 다른 모든 사람들과 모든 것들에 대해 자연스럽게 사랑의 감정을 느끼는 경험도 자주 일어나는 현상이다.

예를 들어, 젊은 연인들의 경우, 두 사람이 서로에 대한 감사하는 마음이 넘칠수록 서로를 향한 로맨틱 사랑도 더 훌륭하고 신선한 꽃을 피울 수 있게 된다. 다른 사람이 보기에는 알아보지 못하는 각자의 모습을 두 사람만이 알아볼 수 있다. 연인들이 서로에 대해 느끼는 소중함과 애틋함은 다른 사람들은 분명하게 알기 어려운, 그들만의 아주 미묘한 인식이고 느낌이다. 그리고 이러한 경험은 비단 젊은 연인들에게만 국한되지 않는다. 성숙한 커플들 간에도 마찬가지이다. 두 사람이 아주 조용하게 서로의 눈을 쳐다보고 있을 때, 파트너의 겉으로 드러난 모습 너머에 있는 가장 깊은 소울 영역 안을 들여다보고 있을 때 오게 되는 아주 깊은 사랑의 느낌이 바로 하트 차크라가 열렸을 때의 경험이다. 당신이 파트너의 가장 깊은 면들을 본다는 것은 자동적으로 하트를 열게 하는 아주 섬세하고 미묘한 감각이다. 명상은 당신의 모든 감각기관들을 정화하고 당신이 가진 순수함이 펼쳐질 수 있게 하면서, 점차적으로 당신이 모든 것과 모든 사람들에 대한 감사함과 사랑을 느낄 수 있게 만들어 준다. 일반적으로 영적 계발의 벤치마크로 간주되는 무조건적이고 보편적인 사랑의 감정을 자연스럽게 느낄 수 있게 해 준다.

이것이 바로 어떤 형태로든 명상이 거의 모든 영적 전통에서 수행의 중심에 자리 잡고 있는 이유이다. 삶의 에센스와 같은 영적인 진리는 아주 미묘하고 서틀하기 때문에 명백하거나 표면적인 수준의 삶에서는 잘 보이지 않는다. 그래서 보다 깊이가 있고 생동적인 영성을 경험하며 살기 위해서는 우리의 마인드와 하트를 아주 섬세하게 만들고 가장 미묘한 느낌과 인지적 감각에 오픈할 수 있어야 한다.

당신의 마인드와 모든 감각기관들을 더욱 섬세하게 만듦으로써 명상은 당신이 순진한 어린아이처럼 진정으로 보고, 듣고, 이해할 수 있게 해 준다. 이것이 바로 하트를 오픈하고 영적 경험들을 계발하는 핵심 키이다. 하트 차크라 명상은 당신이 가슴의 중앙, 하트센터에 집중하게 한다. 당신의 주의와 의식을 여기에 쉬게 함으로써 보다 깊고 파워풀한 레벨의 영역으로 초월할 수 있게 한다. 그리하여 보다 섬세하고 숭고한 느낌의 세계, 최상의 자애로움, 헌신, 디바인 사랑 그리고 형언할 수 없는 엑스터시 상태까지 경험할 수 있게 한다.

■ **영성의 하트 차크라 명상법**
- 편안하게 앉아서 눈을 감는다.
- 얼굴과 몸의 긴장을 풀고 전체 근육을 최대한으로 이완시킨다.
- 의식을 양미간 사이에 두고 입꼬리는 살짝 올려 주면서 부드러운 미소를 유지한다.
- 호흡을 체크한다. 길고 천천히 심호흡을 몇 차례 한 뒤에 자연스러운 호흡으로 안정을 시킨다.

깨달음, 카르마 그리고 내면의 빛

- 주변에서 들리는 어떤 소리나 소음들은 방관자처럼 무심한 자세로 내버려 둔다.

- 물라반다를 행한다. (2-3분)

- 이제, 자연스럽게 일어나는 호흡의 리듬에 의식을 두면서 '고요한 침묵' 속에 '나'를 내맡긴다. 평소의 '나'를 채우고 있는 온갖 생각, 잡념, 근심·걱정, 기억, 몸의 느낌, 감각 등이 눈을 감으면 더욱 생생해질 수도 있다. 주변의 소리나 소음들을 대하던 방식과 마찬가지로 방관자처럼 무심하게 내버려 둔다. 계속해서 호흡의 리듬에 '나'를 내맡기면서 '고요한 침묵' 상태 속에 되돌아온다.

- 척추 주변에 있는 일곱 차크라들의 위치를 차례대로 짚어 본다. 1번째, 2번째, 3번째, 4번째, 5번째, 6번째, 7번째.

- 위에서 언급한 일곱 차크라 비자 만트라 회전의 두 가지 방식 중 한 가지를 선택한다.

A. 각 차크라 4회씩 반복하는 방법 (4×7= 28회)

B. 일곱 비자 사운드를 차례대로 모두 7회 회전하는 방법 (7×7= 49회)

- 이제, 일곱 차크라 비자 만트라 회전을 시작한다.

물라 차크라에서 크라운 차크라까지 올라가는 긴 들숨을 한다. 쿰바카와 물라반다를 행한다. 근육 이완과 함께 날숨을 하면서 해당 차크라 비자 만트라를 되뇐다. (7 차크라들 모두 같은 방법으로 행한다.)

- 일곱 차크라 회전을 모두 마치면 이제 '흐릿 차크라'에 의식을 유지한 채 15-20분간 명상을 계속한다.

흐릿 비자 만트라를 행하는 데는 두 가지 방법이 있다.

A. 영성의 하트에 의식을 유지한 채 영성의 하트 차크라 만트라(흐림 Hreem)을 마음속으로 진언한다.

B. 바디를 세 파트로 나누어 (머리-몸통-엉덩이와 다리), 세 파트의 만트라(아임-흐림-쉬림, Aim-Hreem-Shreem)를 마음속으로 진언한다. '아임'의 진동을 머리 파트에, '흐림'의 진동을 몸통 파트에, '쉬림'의 진동을 엉덩이와 다리 파트에 의식을 느끼는 과정을 반복한다.

- 명상을 하는 중에 바디 전체에 흐르는 에너지의 느낌들은 간간이 재확인한다.
- 명상을 마치면, 계속 눈을 감은 채 고요한 침묵 상태를 유지하면서, 서서히 명상에서 깨어날 준비를 한다. (1분 정도)
- 시간이 허락한다면 그대로 누워서 계속 휴식을 취할 수 있다.
- 눈을 뜨기 전에 길고 천천히 심호흡을 몇 차례 한다. 눈을 감은 채로, 양손을 비벼서 얼굴로 몇 번 가져간다. 얼굴 전체를 마사지하듯 젠틀하게 쓰다듬어 준다.
- 천천히 눈을 뜨고, 팔과 다리 등을 펴고 가벼운 마사지나 스트레칭을 해 준 뒤 명상에서 나온다.

깨달음, 카르마 그리고 내면의 빛

Part 3

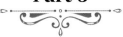

소울 크리야

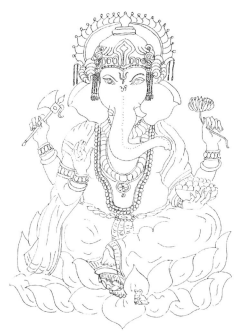

물라 차크라의 주재신 가네샤

"악에서 지지 말고 선으로 악을 이기라."

- 로마서 12장 12절

1.
운명을 바꾸는 소울 크리야

힌두 브라민 나라다(Narada) 이야기

성자 나라다(Narada)가 비슈누 신을 모시는 템플을 향해 성지순례를 떠났다.

어느 날 저녁에 한 마을에 도착하였는데, 아이가 없는 부부로부터 아주 후한 접대를 받게 되었다. 다음날 아침 다시 길을 떠나기 전에 남편이 나라다에게 청을 했다.

"나리께서는 비슈누 신께 헌신하러 가시는 것으로 알고 있습니다. 저희 부부에게 아이 하나를 점찍어 주도록 청해 주시겠습니까?"

"그리하겠네."라고 언약을 한 나라다는 다시 길을 떠났다.

템플에 도착한 나라다는 비슈누 신께 말했다.

"그 마을의 부부는 저에게 아주 후한 친절을 베풀었습니다. 당신의 자비로우신 은혜로 그들 부부에게 아이 하나를 내려 주십시오."

그러자, 비슈누 신께서는 단호한 목소리로 응답하셨다.
"그들 부부의 운명(Fate)에는 아이가 없다!"

그리하여 나라다는 비슈누 신께 올리는 헌신의 기도만 마치고, 집으로 돌아갔다.

5년 후에, 나라다는 다시 같은 성지순례 길에 올랐는데, 이전에 자신을 후하게 대접해 주었던 부부가 사는 마을에도 다시 들르게 되었다. 그런데 이번에는 두 명의 어린아이들이 부부의 오두막 입구에서 뛰어놀고 있었다.

"애들이 누구 아이들이요?"라고 나라다가 물었다.
"제 아이들입니다."라고 남편이 말을 했다.

나라다는 혼란스러워졌다. 남편은 계속 말을 이어 갔다.
"5년 전에, 나리가 떠나신 후 얼마 지나지 않아, 어떤 산야시(Sannyasi, 출가자)께서 저희들 마을에 오셨습니다. 저희들이 하룻밤

깨달음, 카르마 그리고 내면의 빛

모셨지요. 다음 날 아침 떠나시기 전에, 저희들에게 축복을 내려 주셨습니다. 그리고 애들이 그분 축복의 열매입니다."

나라다는 이야기를 듣자 다시 비슈누 템플에 도착할 때까지 심신의 안정을 제대로 찾을 수가 없었다. 템플에 도착하자마자 나라다는 템플 입구에 대고 소리를 질렀다.

"당신께서는 그들 부부의 운명에 아이들이 없다고 하시지 않았습니까? 그런데 이제 그들에겐 두 명의 아이가 있습니다!"

비슈누 신께서는 나라다의 원망에 찬 항의를 듣자 껄껄 웃으시며 대답하셨다.

"아마 그 일은 '성인(Saint)'에 의해 생겨난 일인 것 같다. 성인들은 운명(Destiny)을 바꿀 수 있는 힘을 가지고 있다!"

우파니샤드에 나오는 이야기로 깨달은 이들은 자신의 운명뿐만 아니라 다른 사람의 운명까지 바꿀 수 있는 능력이 있음을 은유적으로 보여 주고 있다.

영어로 'Sage, Saint'는 같은 뜻으로 '성자, 성인'를 의미한다. Sage는 힌두교의 브라민(Brahmin), 철학자 또는 현자 같은 학자적 의미를 가지고 있다. 그런데 Saint라 하면 '깨달은 이'의 의미를 가지고 있다. 나라다는 신의 말을 그대로 따르고 헌신하며 충실하게 사는 무결점의 성자(Sage)였다. 그래서 비슈누 신께서 그 부부는 아이가 없을 운명이라고 하시자 어떤 의혹이나 이의도 제기하지 않고 그대로 믿고 받아들였다. 그런데 나중에 두 명의 아이를 가지게 된 부부를 눈으로 확인하자 신에 대한 극도의 배신감과 분노 그리고 혼란을 느끼게 되었다. 그는 자신의 믿음 대상을 내면적 본질이 아닌 외부적 우상에 두었기 때문이다. 그런데 산야시의 모습을 하고 있던 성인(Saint)은 내면과 외면이 서로 다르지 않다는 삶의 본질을 '깨달은 이'였다. 깨달은 이들이 하는 말과 행동은 진실과 진리의 표상이 되어 하늘의 신도 거스를 수 없는 막대한 영향력을 미치게 된다. 카르마의 법칙에서 자유롭고 다른 이들의 운명을 바꿀 수도 있는 능력을 가지게 된다.

운명은 영어로 Fate 또는 Destiny라고 한다. 일반적으로 두 단어는 비슷한 의미로 사용되고 있지만, 실제 의미는 서로 다르다. 우리가 Fate이라 할 때는 프라라브다 카르마, 즉 이미 고정되어 있어 노력이나 의지의 힘으로도 변할 수 없는 어떤 숙명적 요소들을 의미한다. 예를 들면 타고난 성별, 인종, 외모, 가족 사항, 출생환경과 국가 등이 그에 해당한다. Destiny라 할 때는 아가마 카르마, 즉 노력이나 의지의 힘으로 바꿀 수 있는 운명적 요소들을 의미한다. 예를 들면, 천성적으로 급하고 욱하는 성격들을 잘 다스리면 매사에 적극적이고 솔선수범하는 리더로 될 수 있는 것이나, 매사에 소심하고 주저하는 성격들을 잘 다스리면 꼼꼼함과 인내심을 요하는 회계사나 통계사 등이 될 수 있는 것 등이 그에 해당한다.

숙명(Fate)은 가만히 앉아 무슨 일이 일어나기를 기다리는 수동적 의미가 강하다. 매사에 피해의식으로 대응하는 성향도 강해서 주어진 현실에 대해 변화를 꾀하고자 하는 개척 의지도 결여되어 있다. 그에 비해 운명(Destiny)은 이미 지나간 일이나 주어진 상황에 대해 왈가왈부하기보다는, 현재와 미래에 대해 능동적이고 적극적인 의지로 대응하는 성향이 강하다. 하늘을 울린다는 말도 있듯이, 적절한 의지와 노력으로 자신의 타고난 불운을 보다 나은 방향으로 개척해 나가는 많은 사람들의 예가 여기에 속한다. 위의 스토리에서 부부가 타고난 프라라브다 카르마에 의하면 현생에 자녀가 없을 것이었지만, 성심과 메리트로 그들은 아가마 카르마를 자녀를 가지는 데 유리한 방향으로 바꾸었다. 깨달은 성인들은 다른 사람의 산치타 카르마를 볼 수 있는 능력이 있다. 그리하여 산야시는 부부의 진심에 대한 보상으로 그들의 산치타 카르마 안에 있는 미래 생의 카르마를 현생에서 누릴 수 있는 축복을 내려 줄 수 있었던 것이다. 이처럼 타고난 숙명(Fate)을 더 나은 운명(Destiny)로 바꿀 수 있는 가장 강력한 방도는 성자(Sage)가 아니라 성인(Saint)이 되는 것이다.

소울 크리야
- 야마, 니야마 그리고 우파야(Upaya, '레머디')

파탄잘리의 아쉬탕가 요가 중에서 1번째와 2번째 앙가는 성자처럼 바르게 삶을 살아가는 데 도움이 되는 야마(5가지 바른 세상의 법칙)와 니야마(5가지 바른 삶의 법칙), 총 10가지 덕목들이다. 야마는 '제어한다'는 의미로 우리가 하지 말아야 할 다섯 가지 법칙이며, 니야마는 '제어하지 않는다'는 의미로 우리가 지켜야 하는 다섯 가지 법칙이다.

이처럼 우리가 해야 하고 하지 말아야 할 것들은 우리가 길을 가는 데 옆을 지켜 주는 가드레일과도 같다. 우리가 바른 코스에서 행여 너무 멀어지면 알지 못한 위험한 길로 빠질 수 있다. 그러나 가드레일에 기대고 있으면 바로 트랙으로 되돌아올 수 있다. 이러한 가드레일과 같은 야마와 니야마는 우리의 트러블메이커인 무절제적 열정과 성적 충동, 말, 행동, 욕망 등을 잘 다스려서 우리가 적절한 경계선 안에 머물 수 있도록 가르친다. 그에 더하여 부정적 카르마의 장애물 제거를 위한 우파야(Upayas, '레머디') 방법들은 모두 수행자들의 캐릭터와 품행을 크리야(정화)하는 목표를 가지고 있으므로 소울 크리야로 분류한다.

소울 크리야는 우리가 더 나은 사람이 되도록 내면의 구나스

(Gunas, '행위의 자질들')를 정화하고 변형시킨다. 우리의 부정적인 삼스카라를 제거하고 긍정적인 삼스카라를 키워서 우리의 성격과 캐릭터를 더 낫게 만들어 준다. 내면의 사고 과정을 무심히 생각 없는 행동을 하는 것에서 보다 신중하고 의도적인 의사 결정을 할 수 있도록 바꾸어 준다. 우리의 뇌 안에는 어릴 때 받은 양육 방식과 자라면서 받은 영향 등으로 형성된 자동 반응 모드의 알고리즘이 있다. 의도적인 의사 결정은 우리 뇌 안에서 어떤 식으로 행동하고 반응할지를 결정하는 자동적인 알고리즘을 제어할 수 있게 한다. 그리하여 각 수행자들의 내면에 있는 성자의 자질들이 활짝 피어날 수 있게 한다.

야마와 니야마를 마스터할 수 있기 위해선 바디 요가와 마인드 요가를 통해 몸과 마음의 수련을 먼저 하는 것이 훨씬 효율적이고 유익한 수행 방식이다. 일반적으로 파탄잘리 아쉬탕가 요가가 1번째, 2번째… 8번째 하는 식으로 단계적인 순서의 수행 방식으로 오해하는 사람들이 많다. 하지만 '앙가'의 뜻은 요가라는 몸통에 달린 요가의 수족을 의미한다. 잉태된 태아의 신체가 자랄 때 어느 한 부분이 먼저 자라는 것이 아니라 모든 바디 파트가 동시에 자라는 것처럼, 8 파트로 구성된 앙가들은 어디에서 시작하든 요가라는 몸통 전체를 동시에 활성화시키게 된다.

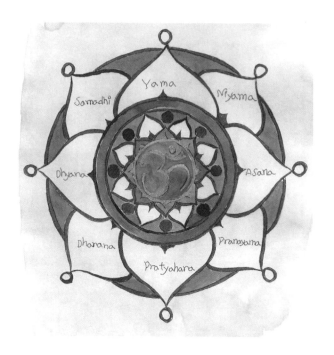

또한 야마와 니야마는 몸과 마음의 수련 단계 이전이 아니라 수련 과정에서 자연스럽게 일어나는 캐릭터의 변형을 의미한다. 무결점이고 완벽한 캐릭터, 아라한과 같은 깨달은 성자로 만들어 주는 자질들이라 할 수 있다. 즉, 야마와 니야마는 수행을 하기 위해서 먼저 필요한 조건이나 지켜야 하는 규율들이 아니라, 수행을 하는 과정에서 자동적으로 갖추어지게 되는 수행자의 자질들을 뜻한다. 이에 더하여 요가수트라 제1장 33절에서 기술하고 있는 하트의 자질들(정다움, 자비심, 행복, 평정심)을 같이 계발하게 되면 보디사트바, 즉 깨달은 성인(Saint)으로 완성될 수 있다.

깨달음, 카르마 그리고 내면의 빛

"비폭력성에 굳건하게 자리하고 있으면 모든 주변 생명들이 우리에 대한 적대감을 멈추게 된다. 진실성에 굳건하게 자리하고 있으면, 우리의 모든 행동이 원하는 결과로 모두 이루어진다.

진정성에 굳건히 자리하고 있으면, 온갖 부가 사방으로 들어온다.

정숙함에 굳건히 자리하고 있으면, 섬세한 에너지장이 생성되어 나온다.

비집착성에 굳건히 자리하고 있으면, 존재의 본성과 목적이 이해된다.

단순성은 육체와 동일시하는 무지를 깨트리며 다른 육체들과 접촉에서도 자유로워진다.

만족성을 통해 어떤 것도 능가할 수 없는 행복이 얻어진다.

수련을 통해 육체와 감각 기관이 완벽해진다.

공부는 원하는 천상의 존재와 소통을 가져와 준다.

로드에 귀의함으로써 사마디 상태가 완벽해진다."(PYS 제2장 35-45절)

"다음과 같은 하트의 자질들을 계발하면 마음은 청명하고 평화로워진다.

즐거운 이를 만나면 정다움으로, 고통받는 이들을 만나면 자비심으로, 순수한 이들을 만나면 행복으로, 불순한 이들을 만나면 치우치지 않는 평정심으로 대하는 것이다. "(PYS 제1장 33절)

2.
'나'와 '너' 사이에 '우리'가 있다

천국과 지옥의 차이

어떤 사람이 죽어서 저승사자를 따라 하늘로 올라갔다. 저승사자가 하늘나라 투어(Tour)를 해 주었다. 한 문을 여니 커다란 테이블에 진수성찬이 가득 차려져 있고, 많은 사람들이 방 안 가득히 앉아 있었다. 그런데 입으로 들어가기엔 너무 긴 젓가락들 때문에 음식을 제대로 집을 수가 없어 허기가 진 채 다 죽어 가는 우거지상으로 앉아 있었다. 여기가 바로 지옥이라고 저승사자가 말했다. 다른 방문을 열었더니 이전 방처럼 똑같은 진수성찬이 테이블 위에 가득 차려져 있고, 주어진 긴 젓가락들도 같았다. 그런데 사람들은 모두 즐겁게 먹고 웃으며 좋은 시간을 보내고 있었다. 여기가 천국이라고 저승사자가 말했다. 그래서 그 사람은 저승사자에게 지옥이나 천국이나 똑같아 보이는데 어째서 한 곳에선 허기가 진 채 다 죽어 가고 있고, 한 곳에선 저렇게 즐길 수 있느냐고 물었다. 저승사자가 대답하기를, 지옥에선 긴 젓가락으로 모두 각자 서로 먹으려고 하니까 그런 것이고 천국에선 긴 젓가락을 이용해 서로를 먹여 주고 있으니까 그렇다고 했다.

종교적 모임과 사교 모임은 종이 한 장 차이

어느 한 해에는, 교회 다니는 화교 친구의 초청으로 크리스마스 특별집회를 다녀온 적이 있다. 말레이시아에 온 뒤 두 번째로 참가해 보는 크리스마스 집회였다. 이전에 처음으로 다녀온 곳은 천주교회 미사였다. 그날 다녀온 곳은 가스펠식 기독교회였다. 예수의 탄생을 축하하고 기념하는 크리스마스라는 사실은 같은데 두 교회 스타일이 서로 많이 달랐다. 천주교회에서는 좀 더 경건한 분위기였던 반면, 그날 다녀온 곳은 두 시간 내내 서서 단체로 신나게 노래하고 춤추는 일종의 집단 파티 같았다. 마치 노래방에 가서 몸 흔들고 손뼉 치며 탬버린에 장단 맞춰 한탕 신나게 놀다 온 기분이었다.

같은 크리스찬이라도 천주교도들은 차분하고 정적인 기질들이 두드러지는 반면, 그날 다녀온 가스펠 기독교회 사람들은 떠들썩하고 과장된 제스처를 많이 사용하는 활발한 기질들이었다. 처음 본 사람이든 아니든 서로 안아 주고, 악수를 하고, 뺨에 키스를 하는 등 오랜 친구들처럼, 한 가족처럼 친밀하게 서로를 반갑게 대해 주었다. 무종교이던 사람들이 외국에 나오면 왜 교인들로 많이 개종을 하는지 이해가 되었다. 누구든 교회 안에 들어서면 아주 쉽게 '소속'된 느낌을 느끼게 만들어 주기 때문이다. 그 분위기에 휩쓸려서였는지 아니면 진짜 신앙심이 생겨나서였는지, 집회 마지막 부분에 이르러서 영국인 여목사는 이십 여명이 넘는 사람들을 기독교인으로 둔갑시키는 데 성공했다.

그리고 말레이시아에 온 지 얼마 안 되었을 때부터 알게 된 현지 불교인 모음에도 가끔씩 참여하곤 하였는데, 굳이 나 자신을 불교인이라 칭할 만큼 종교적인 정체성은 있었던 건 아니지만 그래도 타고난 기질상으로 교회보다는 절이 더 편안함을 느낄 수 있는 장소였기 때문이다. 외국에 나온 한인들이면 누구나 공감하듯이 세계 어디를 가든지 자연스럽게 한인들끼리 모여 형성되는 한인사회가 있다. 말레이시아는 많은 사람들이 아직 잘 모를 만큼 생소한 외국이었기에, 당시만 해도 한인들이 많지 않았다. 그럼에도 어찌어찌 연결된 불자들끼리 모여서 만들어진 법회 모임이 회원의 가정집에서 돌아가며 행해지고 있었다. 그러다가 어느 정도 자리가 잡히자 사무실 공간을 하나 임대해서 내부를 작은 절로 꾸민 뒤 가끔씩 현지를 다녀가는 스님이라도 계시면 초청해서 법회를 열 수 있도록 불자들의 공식적인 모임 장소가 만들어지게 되었다. 그곳에 가뭄에 콩 나듯이 한 번씩 들르게 되면 언제나 반갑게 맞아 주시며 각자 집에서 만들어 온 온갖 정겨운 한국 음식들을 내어 주시곤 하던 보살님(절에서 여회원들을 칭하는 호칭)들에게서 한국 문화만의 따뜻한 정(精)과 세심하게 챙겨 주는 손길, '우리'라는 소속감을 느낄 수 있어 좋았다.

우리는 살다 보면 누구나 한 번씩 인간의 인식 경지를 벗어나 존재하는 어떤 '절대적 힘'에 대해 의문하고 귀의할 동기를 느끼는 순간들이 오게 된다. 외롭거나 어려움을 당했을 때, 고난에 부닥치게 되었을 때, 몹쓸 병이나 가까운 이의 죽음을 경험하게 되었을 때 등, 보통 삶의 절망적인 순간이나 힘든 시련의 시간에서 사람들은 가장 많이 기존종교의 문턱을 두드리게 된다. 그런데 사람마다 외모도 다르고 성격도 다르듯이 타고난 종교적 성향도 다르다. 출생과 더불어 종교가 결정되어지는 이슬람교만 제외하고 인간에겐 누구나 자신에게 맞는 믿음이나 종교를 선택할 자유가 있다. 우리나라 사람들은 절반 이상이 스스로를 '무종교'인으로 자처한다고 한다. 어쨌거나 천주교든, 기독교든, 불교든 아니면 무종교든 절대적 존재에 대한 경외감을 가슴속에 가지고 있는 사람들은 그렇지 않은 사람들보다 인간적으로 더 정감 있고 '겸손'하게 느껴지는 게 사실이다.

사는 게 너무 순탄하거나 모든 것이 자기가 원하는 대로, 자기 뜻대로 잘 풀리고 잘나갈 때 우리는 자만심에 절어 있거나 오만해지기 쉽다. 모두가 서로 잘났다고 다른 사람들을 비방하고 삿대질하게 되면 아무리 호의호식하는 환경 속에 살아도 지옥에 있는 거나 다름이 없다. 그러나 서로를 먹여 주고 나눠 가지다 보면 비록 꽁보리밥에 나물과 고추장만 있어도 천국이 따로 없다. 인생은 자기에게 돌아오는 것이 좀 적게 느껴지더라도, 설사 좀 손해 보는 느낌이 들더라도 다른 이를 위해 나눠 가질 생각을 할 수 있다는 자체만으로도 벌써 그만큼 영혼이 부자일 수 있기 때문이다.

과연 당신이 옳고 다른 사람이 틀린 것일까?

지금처럼 인터넷과 유튜브가 활성화되기 이전에, 필자처럼 오랫동안 외국에 살고 있는 사람들은 국내 뉴스나 인물들에 대해 제대로 알 수 있는 방법이 없었다. 그래서 유학을 떠났던 1990년 이후부터 한국 사회의 흥망성쇠와 변천사 과정들에 대한 지식이나 경험은 거의 전무한 채 오랜 세월을 보냈다. 한국인으로서 나의 시계는 유명한 시리즈 드라마였던 〈응답하라 1988〉의 시대적, 사회적, 가족적 배경에서 그대로 멈춘 채 고정되어 있었다.

그러던 어느 날, 유튜브를 통해 법륜스님의 즉문즉설 강의 시리즈를 접하게 되었다. 당시만 해도 법륜스님이 누군지 몰랐던 나는 결혼이나 가정생활을 전혀 안 해 보신 스님께서 속세 사람들이 겪고 있는 온갖 애환들을 어찌 그리 잘 알고 계시는지 신기했다. 또한

깨달음, 카르마 그리고 내면의 빛

강의장에서 박장대소가 끊이지 않을 만큼 실질적이고 현명한 조언들을 하시는 능력과 유머, 깊은 지혜에 감탄하게 되었다. 그래서 한동안 밤낮으로 영상을 찾아보며 수백 개의 강의들을 거의 다 듣게 되었다. 그 덕분에 80년대 후반에 멈춘 채로 있던 내 시계는 빠르게 20여 년을 배속하여 금방 현시대로 따라잡을 수도 있었다. 무엇보다도 1997년 IMF 사태를 기점으로 그동안 한국인들의 삶에 일어났던 황망한 어둠의 실상, 아픔, 고통들을 질문자들의 질문을 통해서 적나라하게 엿볼 수 있었는데, 그때까지 내가 외국의 미디어들을 통해서만 접하던 한국의 눈부신 경제 발전과 화려한 성공 사례들과는 너무나 이질적이어서 놀랐다. 마치 산속에서 오랫동안 수행하던 승려가 하산해서 겪는 혼란스러운 감정과 비슷했다. 그보다 더 놀라웠던 것은 거의 모든 질문자들이 한결같이 억울한 피해자이고, 불공평한 고통을 당하는 것처럼 호소하고, 다른 사람들에 대한 원망과 한탄으로 가득 찬 채 하는 질문들에 대해 스님께서는 침착하고 차분하게 그들을 자기회귀와 자기성찰 방식으로 유도하여 자신의 질문 속에서 스스로 답을 볼 수 있게 만드는 '아하!'의 감동이었다. 그리고 오랜 외국 생활로 내가 미처 알지 못하던 모던 한국인들의 다양한 사고 세계와 살아가는 모습들에 대해 간접적이나마 경험하고 이해할 수 있게 해 주었다.

그동안 내가 살아가던 방식은 힘들면 힘든 대로, 즐거우면 즐거운 대로 하루하루 사는 데 집중하는 것이었다. 그것이 고통보다 축복의 삶으로 살아가는 비법임을 오래전에 깨우쳤기 때문이다. 어떤 고난이나 문제가 있더라도 그저 내 안으로 의식을 돌리면 늘 최선의 답이나 대응책을 찾을 수 있었기에 굳이 어떤 일을 좋고 나쁨, 사람을 옳고 그름, 인생을 고통이나 행복 등으로 이분화할 필요성도 느끼지 못했다. 아마도 오랫동안 요가인으로 재가 수행자의 길을 걸어왔던지라 자연스럽게 자기성찰적 삶이 습관화되어서 그럴 수 있었는지도 모른다. 그럼에도 늘 의식 한편에는 다른 사람들이 가진 자기중심적 사고와 행동 방식에 대한 의문과 의아함이 남아 있었다. 눈앞의 작은 이득이나 쾌락에 너무나 쉽게 회유되어 전체 인생을 담보 잡는 선택들을 거침없이 하는 것이 이해하기 힘들었다. 그러다가 일이 잘못되면 언제나 자신이 옳고 다른 사람이 틀리다는 식으로 자기변호 하기만 바쁜 것이 참으로 불가사의처럼 느껴졌다. 사람들의 이기적인 논리와 아집 앞에 어떻게 해결할지 답을 찾지 못하고 있었다. 그러한 때 알게 되었던 법륜스님의 즉문즉설은 그동안 내가 알지 못하던 다른 사람들의 정신세계를 비로소 이해할 수 있는 문을 열어 주었다. 또한 당시에 종교처럼 나를 받쳐 주던 사이더리얼 시스템의 베딕 점성학을 포기하던 데서 오는 영적 정체성의 혼란을 극복하는 데도 많은 힘이 되었다. 그동안 한 치 의심도 없이 지구가 평평하다고 믿고 있다가 갑자기 둥글다는 것을 알게 되었을 때 받은 것과 같은 큰 충격이었다. 그러나 믿음의 도약을 통해 사이더리얼 시스템에서 트로피컬 시스템으로 무사히 전환할 수도 있었다.

깨달음, 카르마 그리고 내면의 빛

결국 답은 나를 포함한 그 아무도 옳거나 그른 것이 아니며, 우리 모두가 옳고 그른 것이다. 단지 각자가 있는 인생의 계절, 칼라(Kala, 시간)가 달라서 그때는 맞고 지금은 틀리거나, 또는 그때는 틀리고 지금은 맞을 수도 있는 것이다. 우리 인간의 시간과 법칙은 고무줄처럼 유연하기 때문에 생겨나는 모순성이라 할 수 있다. 그에 비해 파탄잘리의 야마와 니야마는 시, 공, 생, 환경을 초월하여 적용되는 전우주적인 법칙이며, 모든 시대와 문화에 공통적으로 적용되는 바른 삶의 법칙들이다. 그리고 하트의 네 가지 자질들은 나와 너라는 이분성을 '우리'라는 하나로 통합하여 함께 지상의 천국을 누릴 수 있게 하는 참 진리이며, 현생에서 깨달은 성인이 될 수 있는 비법이기도 하다.

3.
세상을 살아가는 바른 삶의 기술
- 야마 & 니야마

하늘도 감동시키는 겸허함의 레슨

"장씨라는 이름을 가진 사람이 있었다. 그는 재주가 많았으며, 지식도 아주 많고, 뛰어난 명성도 가지고 있었다. 과거시험을 보았는데 불합격을 하자, 아주 화를 냈다. 시험관에게 인재를 보는 눈이 부족하다며 대들기 시작했다. 이를 한편에서 지켜보고 있는 도승이 비웃는 웃음을 지었다. 그러자 장씨는 도승에게 대신 분풀이를 하기 시작했다.

도승이 말했다.
"자네의 글이 부족했던 게 분명하다."

장씨가 말했다.

"당신이 어떻게 아시오? 내가 쓴 글을 보지도 않았잖소."

도승이 말했다.

"사람이 글을 잘 쓰려면 먼저 마음이 침착하고 평화로워야 한다. 자네를 지켜보니 입으로 다른 사람들을 꾸짖기 바쁘다. 자네는 분명히 마음이 아주 평화롭지도 않고, 또 침착하지도 않은데 어찌 글을 잘 쓸 수 있겠는가?"

장씨는 이내 조용해졌다. 그리고는 돌아서서 도승에게 조언을 부탁했다.

도승이 말했다.

"시험에 통과하는 것은 운명에 연관되어 있다. 자네가 통과하지 않을 운명이라면 아무리 많은 시간을 보낸다 하더라도 통과하지 않을 것이다. 자네는 자신부터 먼저 바꾸어야 한다."

그러자 장씨가 물었다.

"만약 운명이라면, 어떻게 바꿀 수 있겠습니까?"

도승이 말했다.

"운명은 비록 하늘에서 비롯되지만, 운명을 짓는 것은 그 사람에게 달려 있다. 만약 좋은 덕을 쌓으면, 그러면 원하는 모든 것을 얻게 된다."

장씨가 물었다.

"저는 가난합니다. 어떻게 좋은 일을 행하고 덕을 쌓을 수 있겠습니까?"

도승이 말했다.

"좋은 일과 덕을 쌓는 것은 마음에서부터 시작된다. 항상 다른 사람들을 친절하게 대한다면 그 자체가 좋은 덕이다. 예를 들어, 겸손하는 데는 아무런 돈이 들지 않는다. 돌아서서 시험관을 원망하는 대신에 스스로를 들여다보라. 아마도 자네가 충분히 겸손하지 않았거나 혹은 자네가 아직 모자라는 게지."

장씨는 갑자기 깨어났다. 그리고는 자신의 방식을 바꾸기 시작했다. 3년 후에 꿈을 꾸었는데, 아주 큰 건물 안에서 작은 장부를 집게 되었다.

의아해진 장씨는 옆에 서 있던 누군가에게 물었다.

"이 장부는 무엇이오?"

옆에 있던 사람이 대답했다.

"올해에 시험을 통과할 사람들의 명단이요."

그러자 장씨가 물었다.

"근데 왜 빈 공간들이 많은 것이요?"

그가 답했다.

깨달음, 카르마 그리고 내면의 빛

"매 3년마다 천상에서 체크를 하는데, 덕을 많이 쌓은 사람들과 악행을 많이 저지른 사람들 이름만 리스트에 남아 있소. 빈 공간들은 원래는 시험을 통과하기로 되어 있으나 최근에 저지른 실수 때문에 이름들이 지워진 경우요. 지난 3년 동안 당신은 아주 주의 깊고, 부지런히 자신을 증진시켰소. 당신은 이 빈 공간들을 채워도 되오. 잘해 보시오."

그해에 장씨는 과거시험에 통과를 하였다. 그는 105번째로 합격한 사람이었다.

이런 식으로 속담에도 있듯이, 사람이 살아가면서 어떤 비굴한 일도 하지 말아야 한다고 했다. 우리보다 높은 의식이 있어 모든 것을 다 알고 있기 때문이다. 그래서 '우리 삶에서 좋은 일이 있든 나쁜 일이 있든, 모두 우리가 가진 생각에 달려 있다.' 하는 생각을 점검하고 바르게 지킬 수 있다면(또한 겸손함도 명심하고), 그러면 신과 영들에게 항상 보호를 받을 것이다. 사람이 오만하고 자만심으로 가득하고, 자기가 가진 파워, 재능, 부를 과시하거나 다른 사람들 이용하기 위해서 사용한다면 그 사람의 앞날은 밝지가 않다. 그 사람은 아무것도 되지 않을 것이다. 작은 복조차도 누릴 수 없을 것이다. 그러므로 현명한 이들은 도를 이해하고 있으며, 자신의 미래나 복을 파괴하지도 않을 것이다. 오직 겸손한 이들만 다른 사람의 가르침을 받을 수 있고, 그것이 바로 지혜와 복, 이득을 많이 받을 수 있는 길이다. 이것이 바로 삶을 사는 데 필요한 기본적 이해이다."

-『요범사훈』, 제4장 중에서

위의 스토리는 「운명을 바꾸는 열쇠」라는 타이틀로 번역이 된 16 세기 중국의 고서, 『요범사훈(了凡四訓)』에 나오는 에시들 중 하나이 다. 윤 요범의 사훈은 고대 중국인들의 의식 속에 깊이 배어 있는, '뿌린 대로 거둔다', 혹은 '호박씨를 뿌리면 호박을 거두고, 콩을 심으 면 콩을 거둔다'라는 인과법칙의 원리들에 대한 많은 에시들 그리고 캐릭터를 닦고 바꾸는 것이 운명을 바꾸는 핵심 열쇠라는 영적 교 훈들을 담고 있는 책이다. 원래는 요범이 자신의 아들을 위해 쓴 책 이었으나, 그 안에 담긴 심오한 영적 가치와 가르침으로 인해 널리 퍼지게 되어 대중적 인기를 많이 받은 책으로 꼽는다. 책이 쓰인 이 후 몇백 년이 지난 지금까지, 중국 대륙뿐만 아니라 대만의 모든 유 명한 절이나 영성 센터 들에서 가장 활발하게 무료로 배포되고 있 는 책이기도 하다.

예시에 나오는 장씨는 오늘날 우리 주변에서 아주 흔히 볼 수 있 는 사람이기도 하다. 많은 사람들이 장씨처럼 자신의 능력이나 자질 에 대한 과대평가를 하고, 다른 사람들의 노력은 과소평가하며 그들 에 대한 배려도 부족하고, 자신 삶의 불운의 원인을 내면이 아닌 외 부의 탓으로 돌린다. 하지만 진심의 거울로 우리 자신을 비춰 보면 사실상 모든 것이 내 안에서 연유되고, 외부로 나타난 모든 것은 단지 내가 행한 생각, 말, 행위의 결과임을 알 수 있다. 그러므로 장씨처럼 나의 행운과 운명을 바꿀 수 있기 위해서는 무엇보다도 내면의 나, 나의 캐릭터를 먼저 바르게 키우고 정화하는 것이 가장 중요한 해법인 것이다.

요가는 야마와 니야마로 시작하고, 야마와 니야마로 끝난다

파탄잘리는 바른 캐릭터 수양과 정화를 위한 소울 크리야의 해법으로 야마와 니야마의 열 가지 법칙들을 제시하고 있다. 아쉬탕가 크리야 요가는 야마와 니야마로 시작해서 야마와 니야마로 끝난다고 해도 과언이 아니다. 그런데 야마와 니야마를 단순히 요가인으로서 지켜야 하는 어떤 윤리강령 정도로 오해하는 사람들이 많이 있다. 하지만 파탄잘리는 어떤 도덕이나 윤리적인 법칙들을 규정하려는 것이 아니라, 우리가 요가 수행을 하는 데 도움이 되는 라이프 스타일을 권하고 있다. 야마와 니야마는 우리가 신체적, 언어적, 정신적 모든 세 수준에서 어기는 것을 피하거나 갖추어야 하는 자세들을 의미한다. 즉, 우리가 세상을 살아가는 데 필요한 바른 삶의 기술(技術), 우리가 지향하는 바른 캐릭터와 가치들을 키울 수 있는 내외적인 미덕의 기준들인 것이다.

동서양을 막론하고 모든 영적 전통에서는 미덕을 행동의 최우선으로 간주한다. 요가에서는 궁극적인 현실이 선과 악 너머에 있다고 생각하며, 덕스러운 행위, 말, 생각을 키우는 것이 필요하다는 인식의 관점에서 출발한다. 미덕은 전통적으로 좋은 것이라는 개념과 연결되어 있다. 따라서 생각이나 행동이 미덕에서 나온 것인지 부덕에서 나온 것인지에 따라 좋고 나쁜 것으로 간주된다. 메리트(공덕)는 실제로 좋은 카르마의 열매, 즉 긍정적인 신체적, 언어적, 정신적 행위의 결과로 마인드에 생성된 긍정적인 추진력이다. 긍정적인 행동은 정다움, 자비심, 사랑, 해를 끼치지 않음, 관대함, 인내, 만족, 올바른 이해들과 관련되어 있다. 부정적인 행동은 자기기만, 분노, 탐욕, 해로움, 인색함, 배려심 없음, 조바심 등과 관련되어 있다. 또한 의식의 깊은 곳에 삼스카라 라는 카르마의 잔재물을 남기게 된다. 이러한 삼스카라 잔재물은 미래에 싹을 틔울 씨앗 역할을 하며 그에 따른 좋은 결과나 나쁜 결과를 가져오게 된다.

파탄잘리에 의하면 덕이 없는 행동은 미래의 고통을 가져오는 반면, 덕이 있는 행동은 즐거운 경험을 가져온다. 그래서 요가 수행은 모두 덕행에서 시작해서 덕행에서 끝이 나는 것이다. 문제는 선한 행동이 어떻게 깨달음이라는 선과 악의 궁극적 초월상태로 이어질 수 있는가 하는 것이다. 미덕이든 부덕이든 우리의 소울을 인과법칙이라는 조건부 존재 상태에 제한을 시킨다. 우리가 덕행을 열심히 닦는 유일한 이유는 그것이 괴로움(두카, Duhkha)을 일으키는 정신적 요인을 감소시키기 때문이다. 그러나 즐거운 경험조차도 본질적으로 제한적이다. 왜냐하면 즐거움의 경험이란 그것에 집착할 가능성이 매우 높은 에고 자아의 성격을 전제로 하며, 그리하여 삼사라라는 조건부 존재의 순환이 영원히 계속되도록 하기 때문이다. 그러므로 니르바나, 깨달음만이 고통, 즉 원인과 결과의 법칙으로부터의 완전한 자유를 의미한다. 영혼의 자유로움을 재는 지렛대, 깨달음을 성취함으로써 우리는 고통스럽게 생과 생으로 이어지는 끝없는 삼사라의 바퀴에서 벗어나 삼스카라의 카르마적 조건화 사슬을 비로소 끝낼 수 있게 된다.

  하지만 우리가 아무리 위대한 덕행을 행하고 어떤 완벽한 다나(Dana, 베풂), 완벽한 도덕성의 성취, 인내, 노력, 집중력 유지 등의 기술(技術)들을 계발한다 하더라도 이들 중 어느 것도 우리를 니르바나의 자유로운 상태로 이끌 수 없다. 깨달음의 자유로움을 진정으로 갈망하는 사람은 산야스(Sanyas, '출가'), 즉 '나'라는 에고자아에서 벗어나 '너, 우리'라는 이타적 자아로 발전시키기 위한 명상을 해야 한다. 그리고, 보다 더 큰 어떤 운명에 성공하고자 한다면 당신 자신의 이득과 복지에 집중하는 것이 얼마나 해로운지, 그리고 다른 사람들의 이득과 복지에 집중함으로써 오히려 얼마나 더 많은 이득을 얻을 수 있는지 깨우칠 수 있는 자기 점검과 성찰의 시간이 정기적으로 필요하다. 이러한 것들이 없이는 당신이 하는 어떤 일도 당신이 원하는 운명으로 바꾸어 주지 않을 것이다.

그러므로 성공적인 운명과 영적인 깨달음의 삶을 위해서는 세 가지 필수 요건이 있다. 바른 관점, 바른 출가(산야스) 그리고 다른 사람의 이익을 위해 깨달음을 얻고자 하는 보살의 마음을 키우는 것이다. 바른 관점은 우리 안에는 '나'라는 독립적인 자아가 없으며, 모든 것이 비어 있음, 공(空)이라는 실체를 인식하는 것이다. 모든 것은 카르마의 힘에 의한 상호관계와 의존 속에서 발생한다. 그러므로 바른 출가는 단순히 집착, 특히 '나'라는 독립된 실체 또는 자아라는 개념에 대한 집착을 버리는 것이다. 그리고 다른 사람의 이득에 집중한다는 것은 보리심 수행, 즉 중생을 위해 깨달음을 얻으려는 확고한 결심의 의지, 마하야나 전통에서 보살님(보디사트바, Bodhisattva)들이 하는 위대한 서원과 같은 뜻을 담고 있다. 이러한 세 가지 타오(도, 道)를 따를 때 우리는 진정한 메리트(공덕) 그리고 깨달음을 얻는 데 필요한 지혜(프라즈나, Prajna)들을 축적할 수 있게 된다.

미덕은 소울의 크리야, 진정한 영적 수련과 실천에 필수적인 부분이다. 우리가 행하는 미덕의 행동들이 단지 도덕적, 종교적일 뿐만 아니라 영적인 연관성을 가지기 위해서는 위의 세 가지 요건들에 상응하는 맥락에서 전개되어야 한다. 그래서 파탄잘리는 우리가 야마와 니야마의 실천을 통해 캐릭터 정화와 수련을 하고, 정신적 영적으로 성장할 수 있기를 희망하는 것이다. 해를 끼치지 않고, 도둑질하지 않고, 진실하고, 탐욕하지 않고, 순수성을 지키는 등의 미덕 행

깨달음, 카르마 그리고 내면의 빛

동들을 통해 '나, 너, 우리' 사이에서 조화로운 관계를 형성해 나갈
수 있기를 바라는 것이다.

4.
야마

- 바른 세상의 법칙

"사랑으로 인해 내 영혼의 문이 열리고, 자유로움의 새로운 공기를 호흡하고, 나 자신의 하찮은 에고 자아를 잊게 된다."

– 칼 라흐너(Karl Rahner, 1904-1984)

1번째 앙가- 야마(Yama)는 수행자가 따라야 할 사회 도덕적인 규율로써, 세상의 부정적 영향들에 대한 내성內性을 높여주는 다섯 가지 긍정성의 수행법이다. 1) 비폭력성(아힘사), 2) 진실성(사티야), 3) 진정성(아스테야), 4) 정숙함(브라마차리야), 5) 비집착성(아파리그라하).

깨달음, 카르마 그리고 내면의 빛

비폭력성(아힘사, Ahimsa)

"비폭력성은 인류에게 부여된 가장 큰 힘이다."

— 마하트마 간디(Mahatma Gandhi, 1869-1948)

아힘사는 해하지 않음, 비폭력성, 사랑을 의미한다. 이는 그가 하는 말, 언어, 행동, 생각, 감정, 의식 등을 모두 포괄하고 있다. 즉, 아힘사는 몸과 마음, 영혼의 자비로움에 관한 법칙으로 요가에서 가장 중요한 자질이다. 만약 아힘사의 자질이 제대로 갖추어지지 않으면 나머지 자질들은 계발되기 어렵다. 야마와 니야마의 덕목들이 모두 아힘사에 의지하고 있기 때문이다.

아힘사는 '폭력'을 뜻하는 힘사(himsa)의 반대말이다. 아힘사는 주로 '비폭력성'으로 해석하지만, 또 다른 의미는 '조작이나 조종을 하지 않는, 간섭을 하지 않는'의 뜻도 가지고 있다. 그러니까 어떤 식으로나 인위적인 힘을 가하지 않는다는 것이다. '폭력성'이라는 힘사 단어에는 어떤 '힘'을 사용한다는 의미가 들어 있다. 그러나 폭력(Violence)과 힘(Force)과 서로 약간의 차이가 있다. 힘을 가하지 않고 폭력적일 수 있기는 불가능하지만, 폭력적이지 않고도 힘을 사용할 수 있다. 어떤 행위도 에너지, 파워, 힘을 사용하지 않고는 이루기가 어렵기 때문이다. 힘의 에너지는 원하는 것을 이룰 수 있는 파워를 주게 된다. 하지만 잘못된 힘의 에너지는 폭력적이게 만든다.

예를 들어, 자신이 연모하는 사람에게 만약 자신의 사랑을 받아 주지 않으면 자살하겠다고 협박하는 경우에는, 비록 실제로 폭력을 가하지는 않았지만 감정적인 블랙메일로 상대에게 폭력을 가한 것이 된다. 하지만 일본제국의 이토 히로부미 총리를 피격한 안중근 의사(1879-1910)의 경우에는 조국에 대한 지극한 사랑과 헌신이 주요 모티브였기 때문에, 겉으로는 아힘사에 반하는 행위처럼 보였지만 실제로는 사랑과 자비심에 솟아 나온 아주 이타적인 아힘사 행위였다. 그리하여 사형당한 지 100여 년이 지난 지금까지 국민적 영웅으로 추앙을 받고 있다. 이처럼 폭력과 비폭력은 겉으로 드러난 모습으로만 판단하기 어렵다.

아힘사의 중요한 기준은 내면에 어떤 '의도'를 가지고 있는가에 달려 있다. 자신을 포함한 다른 누구에게도 해가 되지 않도록 생각, 말, 행동을 하는 것이 진정한 아힘사이며, 반대로 어떤 식으로나 누구에게 해가 되는 생각, 말, 행동을 하는 것은 힘사에 해당한다. 비록 겉으로 하는 말이나 행동은 온순하고 바를지 모르나, 속으로 다른 사람에 대한 온갖 기만이나 악의를 품고 있다면 그는 힘사를 행하고 있는 것이다. SNS를 통해 다른 사람들을 현혹하는 허위 정보들을 퍼뜨리거나 또는 익명의 이름으로 온갖 험담이나 악의적 댓글을 다는 사람들도 심각한 힘사를 행하고 있는 좋은 예이다. 아이러니하게도 이들은 실제로 만나면 다른 사람한테 해가 될만한 일은 전혀 못 할 것 같은 아주 선하고 점잖은 사람들인 경우가 자주 생겨난다.

아힘사의 또 다른 오해는 '채식주의'가 요가의 기본인 것처럼 잘 못 생각하는 것이다. 이러한 오해는 특히 초보 요가인이나 개종한 불교인들에게 자주 볼 수 있는 광경이다. 일례를 들자면, 불교에 새로이 심취하게 된 필자의 오랜 지인이 있었다. 그런데 어느 날 갑자기 채식주의를 선언하는 바람에 그렇지 않아도 섭식장애를 앓고 있던 어린 두 딸이 엄마를 따라 채식 식단만 고집하다가 건강이 더욱 나빠졌다. 육식이 주류인 중국계 음식 문화에서 혼자 채식주의를 고집하던 지인은 주변 가족과의 심각한 마찰과 갈등도 일으키게 됐다. 그로 인한 가정불화로 지인은 남편과 이혼 직전까지 가는 위기를 겪게 되었는데, 다행히 그녀가 반 채식주의로 양보하고 자녀들에게 채식을 강요하지 않는다는 약속으로 갈등을 잘 마무리할 수 있었다.

살아 있는 생명에 해를 가하지 않는 것은 당연한 아힘사의 기본이다. 그러나 '채식주의, 육식주의'라고 하는 것은 음식 문화와 라이프 스타일에 해당한다. 채식주의가 기본문화인 힌두교인들과 육식주의가 기본 문화인 서양이나 중국인들의 라이프 스타일은 처음부터 다르기 때문에 힘사와 아힘사를 재는 잣대도 서로 다를 수밖에 없다. 우리의 신체는 태아로 있을 때 어머니가 섭취한 음식의 영양분으로 자랄 수 있었으며, 태어난 이후에도 주변 환경과 고유의 음식 문화에 지대한 영향을 받으며 성장하였다. 그렇기 때문에 자신의 몸과 체질에 가장 적합한 음식을 섭취하고, 주변이나 가족 사회 일원들과 조화를 이루는 라이프 스타일을 유지하는 것이 진정한 아힘사의 의미이다. 어떤 음식을 먹느냐가 아니라, 어떤 의도와 자세로 음식을 대하고 먹는가 하는 것이 더 중요하다. 어떤 형태로든 식단에 올라온 것은 여러 사람들의 노력과 땀으로 만들어진 '소중한 음식'이기에 존중과 감사함의 자세로 받아들여야 한다. 그렇게 섭취된 음식은 몸에 필요한 피와 살, 영양분과 에너지 자원이 되어 우리의 귀한 생명을 이어 갈 수 있게 한다. 반대로 무분별한 다이어트나 편식, 불량식품이나 과음과식, 과도한 음주, 불순한 의도로 먹는 음식 등은 그만큼 자신의 몸에 폭력을 가하는 것이 된다. 다른 사람들의 음식 문화에 대한 편견이나 비평, 매도를 하는 것도 폭력을 행사하는 것이다. 그리하여 몸과 마음의 건강에 심각한 질병을 가져오고, 주변과의 불협화음을 일으키는 원인이 된다.

"비폭력성에 굳건하게 자리하고 있으면 모든 주변 생명들이 우리에 대한 적대감을 멈추게 된다." (PYS 제2장 35절)

그러므로 아힘사는 어떤 형태로든 트러블을 일으키거나, 언제 어디서든지, 비단 사람만 아니라 생명을 가진 세상의 모든 존재들에게 어떤 피해나 상처도 주지 않는다는 뜻이다. 그리고 요가 수행이 깊어질수록 식생활 습관도 자연스럽게 가볍고 심플한 음식을 선호하

깨달음, 카르마 그리고 내면의 빛

는 형식으로 변하게 된다. 그러한 비폭력성에 자리하고 있으면 그의 주변에 신비로운 에너지장, 특별한 아우라가 형성되어 누가 다가오든지 강력한 영향력을 느끼게 만든다. 그리하여 주변 이들이 어떤 적대감도 느끼지 않게 된다. 그는 모든 위험하고 해악적인 콤플렉스의 영향력으로부터 완전히 자유로워진다.

진실성(사티야, Satya 또는 진리)

"세상에는 많은 종류의 눈들이 있다…. 그러므로 많은 종류의 '진실'들이 있어야 하며, 결과적으로 단 하나의 진실은 있을 수 없다."
　　　　　　　　　　　　　－ 프레드릭 니체(Friedrich Nietzsche, 1844-1900)

사티야는 진리, 진실성, 성실성, 자기진실성 등의 의미를 가지고 있다. 우리가 하는 모든 생각이나 말, 행동을 진실되게 하는 것이 사티야이며, 다른 사람에게 해가 되는 생각이나 말, 행동을 하는 것은 비록 진실이라도 비(非)사티야이다.

대체로 우리는 진실의 의미를 단순히 거짓말을 하지 않는다는 스피치 측면에서만 이해하는 경향이 있다. 이러한 유형의 진실은 상대적이고 정확하지 않은 경향이 있다. 진실은 많은 다른 방법으로 전달될 수 있다. 그런데 현대사회에서는 무례할 정도로 갑자기, 상대방의 입장이나 감정을 고려하지 않은 채 '바른' 말들을 해 대는 경향이 있다. 아무리 진실이더라도 좋은 일들과 좋은 감정들을 가져오지 않는다면 말하지 않는 것이 더 바람직하다. 대부분의 사람들이 자신이나 다른 사람들의 사생활, 애정 관계 등에 대해 바로 앞에선 말하지 않지만, 그런 일들에 관심을 가지고 뒤에서 떠들기를 좋아하는 사람들도 있다. 그러한 언행들은 남을 해하는 것이기 때문에 진실을 말했다고 할 수 없다. 또한, 많은 사람들이 단지 다른 이들의 비위를 맞춰 주기 위해 "아, 참 잘했어.", "널 만나서 너무 반가웠어." 등등 마음에도 없는 소리를 하는 경우가 있다. 이런 말들을 비록 듣기엔 좋을지 모르나, 만약 진심이 아니라면 차라리 아무 말도 하지 않는 것이 더 사티야에 가깝다. 어떨 때는 남녀 관계에서 화가 났음에도 말로 표현하지 않고 차가운 태도나 침묵으로 상대에게 무언의 압력을 가하는 경우가 있다. 그래서 마침내 상대를 떠나게 만드는 예들이 자주 일어난다. 이러한 경우, 단지 마음에 없는 말을 하지 않았다고 해서 진실한 것이 아니라 왜 불만이거나 화가 났는지 진실을 말해 주지 않았기 때문에 비(非)사티야를 행한 것이 된다. 또는 다른 사람들에게 겁을 주면서 권력을 행사하고자 하는 예들도 많이 있다. 의사들, 건강 상담원들이 환자들에게 만약의 상태에 대비하여 이런저런 테스트들을 하도록 두려움들을 많이 심는 경향이 있다. 하느님을 믿지 않으면 지옥에 떨어진다고 겁을 주는 성직자들도 많이 있다. 이들은 설사 진실을 말함으로써 상대가 다치게 되더라도 상관하지 않는다. 하지만 때로는 진실이라 하더라도 상대가 알고자 하는

깨달음, 카르마 그리고 내면의 빛

것을 모두 말하지 않는 게 더 사티야를 따르는 것이라고 할 수 있다.

사티야란 진실한 것이며, 진실이 아닌 것은 말하지 않는 것이며, 진실을 과장하지 않는 것이며, 진실을 하찮게 여기거나 진실을 왜곡하지 않는 것이며, 진실을 유익한 방식으로 표현하는 것이다. 반면에 비(非)사티야란 진리를 거스르는 것을 말한다. 거짓말은 비(非)사티야에 속하기에 하지 말아야 한다. 비록 어떤 사람을 생각해서 한 거짓말이거나, 다른 사람을 구하기 위해 한 거짓말이라도, 본인 자신에게 나쁜 카르마를 만들게 된다. 차라리, 아무런 말도 하지 않는 것이 서로를 위해 더 사티야적이다. 하지만 실제로 우리 삶에서 이렇게 사티야, 비(非)사티야를 그대로 따르며 살기가 쉽지 않다. 우리가 보통 의식 수준에서 인식하는 진리, 진실이란 절대적이 아니라 상대적이기 때문이다.

"진실성에 굳건하게 자리하고 있으면, 우리의 모든 행동이 원하는 결과로 모두 이루어진다." (PYS 제2장 36절)

그러므로 파탄잘리가 의미하는 사티야, 진실성은 '리탐바라(rtambhara)'의 순수의식 상태에서만 인식 가능한 절대적 진리, 진실성을 뜻한다(PYS 제1장48절). 사티야는 진실해야 함을 뜻하는 것이 아니라, 어떤 행위로 나온 열매와 결과에 대한 것이다. 그가 하는 행동이 어떠한 의식 수준에 근원을 두고 있는가에 따라 그로 인해 오는 결과가 달라진다. 리탐바라의 순수 의식 상태에 토대를 두고 있는 사람이 하는 말과 행동은 원하는 결과로 모두 이루어질 뿐만 아니라, 세상과 사람들에게 진실성의 공명이 그대로 전달되어 그들 역시 사티야를 수행할 수 있도록 영감을 불어 주게 된다. 무의식적이고 습관적으로 다양한 거짓을 말하는 자신들을 발견하고 정화(스바디야야, Svadhyaya, 4번째 니야마)를 바르게 할 수 있기 위해서는 무엇보다도 캐릭터의 진실성, 사티야를 먼저 수행할 필요성을 깨닫게 해 준다.

진정성(아스테야, Asteya 또는 훔치지 않는)

"당신이 외부로부터 무언가를 원하는 한, 당신은 아직 완전히 소유하지 못한 어떤 것이 있기 때문에 불만족스러울 수밖에 없는 것이다…."

— A.H Almass(1944~, 미국인 작가 & 영적 티처)

아스테야는 자신의 것이 아닌 것은 실제로 취하지 않는 것뿐만 아니라, 마음으로도 다른 사람의 소유물을 탐하지 않는 것을 포함한다. 세상에 있는 온갖 좋고 풍요로운 것들을 있는 그대로 즐기는 것과 그들을 소유하는 것은 서로 다르다. 다른 사람의 소유인 것은 넘보거나 가지지도 않는 것이 아스테야이며, 다른 사람의 소유인 것을 넘보거나 가지는 것은 스테야(Steya, '훔치는')에 해당한다. 이는 비단 물질적인 것뿐만 아니라 적절한 가격을 지불하지 않고 누리는 어떤 특혜나 이득도 모두 포함한다. 티처나 현자들에게 삶을 살아가는 데 필요한 지식이나 경험, 통찰력, 깊은 지혜를 얻을 때도 어떤 식으로나 대가를 지불하지 않는다면 '스테야'인 것이다.

아스테야의 참다운 의미는 부정이 아니라 긍정적인 가치에 기준을 두고 있다. 남의 것이나 남의 영역을 존중하는 것을 뜻한다. 어떤 것이든 나의 소유가 아니라 다른 개인, 관공서, 정부 등에 소유인 것들, 비단 물건이나 물질적 재산뿐만 아니라 지적 재산이나 작품 등도 모두 포함해서 다른 이들의 권리나 소유권들을 존중해 주는 것을 의미한다. 또한 훔치지 않는다 함은, 어떤 형태로든 빚을 지지 말아야 하며, 지은 빚은 모두 갚아야 함을 의미한다. 만약 이러한 빚을 어떤 형태로든 갚지 않는다면 우리는 계속 이기적인 도둑으로 남아서 삼사라의 수레에서 벗어나기 힘들다.

인도에서 유래된 신성한 전통에 따르면 우리는 모두 태어날 때부터 자동적으로 세 가지 근본적인 빚(리나, Rina)를 가지고 있다. '근본적'이라는 말은 존재 속에 깊이 배어 있는, 원초적으로 주어진, 협상할 수 없는 것들이라는 의미이다. 그것은 하늘(우주, 디바인, 신, 우주적 지성)에 진 빚, 스승들에게 진 빚 그리고 조상에게 진 빚이다.

먼저, 우리는 하늘(우주, 디바인, 신)에 빚을 지고 있다. 전 우주에서 인간만이 유일한 존재가 아니다. 인간은 어떤 우주적 지성의 힘에 의해, 우리의 생명을 받쳐 주고 있는 다른 존재들의 힘에 의해 지탱되고 있다. 가장 분명한 수준에서 본다면 만약 다른 동물이나 식물이 없다면 인간은 생존을 이어 갈 수가 없다. 보다 깊은 수준에서 본다면 다른 무형의 존재들(신들)이 받쳐주고 있기 때문에 우리는 생존을 이어 갈 수 있는 것이다. 만약 하늘에서 비가 계속 멈추지 않고 내린다면 과연 어떻게 살아남을 수 있겠는가? 전통적으로 이러한 무형의 존재들이나 신(우주지성)들에게 되돌려주는 방법은 감사의식(야기야, Yagya)들을 행함으로써 우리가 느끼는 감사함을 표현하는 것이다. 하지만 이러한 의식들은 순수하고 사심이 없는 마음으로 행할 때만 비로소 진정한 의미를 가지게 된다. 아무런 마찰 없이 바침이 완성될 수 있기 위해서는 진심으로 완전한 감사함으로 올려야 한다.

순수하게 사심이 없는 마음으로 주기 위해서는 명상을 통해 머리의 소음을 줄여야 한다. 명상은 이러한 조율을 더욱 쉽게 만들어 준다. 우리가 더 잘 들을 수 있고 더 선명하게 볼 수 있게 해 준다. 그리고 우리가 행하는 기도나 감사의식이 맑고, 진실하며, 목표로 향하게 될 것이다.

하늘의 은혜를 갚을 수 있는 또 다른 하나의 간단한 방법은 자연

깨달음, 카르마 그리고 내면의 빛

적인 리듬에 맞추어 사는 것이다. 밤과 낮의 주기, 계절의 주기를 어기지 않도록 우리의 최선을 다하는 것이다. 낮에는 일을 하고, 밤에는 쉬는 것이다. 봄에는 씨를 부리고, 가을에는 열매를 수확하는 것이다. 자연의 어머니에게 우리들을 조율함으로써 그분을 가장 행복하게 해 줄 수 있고 진화, 진보, 성장이 계속될 수 있다. 우리 신체를 존중하고 잘 돌보며, 순수한 의도를 지키도록 한다. 그리하면 자연의 어머니는 우리를 계속 자랄 수 있게 해 준다.

다음으로 우리는 스승님들에게 빚을 지고 있다. 우리의 마음은 스승님들의 가르침으로 자랄 수 있었기 때문이다. 동양 문화에서는 스승이 우리의 두 번째 부모와 같다. 배운 지식을 잘 마스터하고자 하는 노력을 통해 스승님들에게 진 빚을 갚는다. 배움에 있어 사람의 마음이란 언제나 본질보다는 진흙이나 먼지를 모으려는 경향이 있다. 이러한 진흙과 먼지들을 스승님이 걸러 주고, 진정한 본질을 지키고, 또 우리에게 전달해 주는 것이다. 그래서 우리는 스승에게 빚을 지고 있는 것이다.

또한 우리는 다른 사람들을 가르침으로써 스승에게 진 빚을 갚을 수도 있다. 우리는 배우기를 원하지 않는 사람들을 가르칠 수는 없다. 배우고 싶지 않은 이들에게 가르치는 것은 지식을 모욕하는 것이다. 하지만 배우기를 원하는 이들에게는 전신을 바쳐 관대하게 가르쳐야 한다. 좋은 스승은 학생들이 시간이 지나면서 자신보다 더 나은 사람들이 되기를 바란다. 자신이 가르친 지식이 세상을 보다 낫게 만드는 데 보탬이 될 수 있도록 계속 발전하고 나아질 수 있기를 원하기 때문이다. 좋은 스승은 시간이 지나면서 학생들이 자신보다 낫지 못하면 실망하게 될 것이다.

다음으로 우리는 조상님들에게 빚을 지고 있다. 우리들이 가진 삶을 주었기 때문이다. 지금 우리가 어떤 현재에 있든지 오늘 우리는 존재하고 있다. 그러므로 생명을 주신 부모님에게 빚을 지고 있는 것이다. 그래서 부모님을 돌보는 것이 조상님에게 진 빚을 갚는 첫 번째 단계이다. 전통적으로 조상님에 진 빚을 갚는 방법은 자녀들을 가지는 것이다. 만약 모든 결혼한 부부들이 자녀를 원하지 않는다면 어떻게 인류가 계속 지속될 수 있을 것인가? 라오 스승님께서는 모든 여자들이 락시미(부의 여신)의 분신이라고 말씀하시곤 했다. 만약 당신 집안이나 사회에 있는 여자들이 형편없이 느끼고 있다면 부자가 되기를 원할 수 없다. 그러므로 부모에게, 아이들에게, 여자들에게 친절한 것이 조상님들에게 빚을 갚을 수 있는 아주 기발한 방법이다.

존재는 팽창과 수축이라는 서로 다른 두 세력이 서로를 포용하면서 이어진다. 우주는 수축과 팽창을 거듭한다. 우리는 맥박처럼 계속 뛰는 우주를 가지고 있는 것이다. 사람은 태어남(팽창)과 죽음(수축)을 마주하고 있다. 인간은 심장의 박동이 팽창하고 수축하는 동

　　　　　　깨달음, 카르마 그리고 내면의 빛

안 들숨과 날숨으로 계속 생명을 이어 간다. 그래서 우리의 삶은 팽창과 수축을 완전히 포용하지 않는 한 계속 이어질 수가 없다. 이렇게 세 가지 근본적인 빚을 갚음(수축)으로 인해 우리는 직접적으로 우리의 몸과 마음, 영혼을 돌보고 정화(팽창)하는 것이 된다. 몸은 하늘과 조율함으로써 정화하고, 마음은 스승과 가르침을 귀히 여김으로써 정화하고, 영혼은 우리의 조상님과 인류를 돌보고 이어 감으로써 정화한다.

마치 구름 한 점 없는 청명한 하늘처럼 몸과 마음에 어떠한 빚도 없고 모든 욕심과 탐욕이 그를 떠난 사람은 아스테야의 진정성을 마스터한 것이다. 그리하여, 오히려 세상에서 가장 부유하고 풍요로운 부를 누리게 된다고 파탄잘리는 기술하고 있다.

"진정성에 굳건히 자리하고 있으면, 온갖 부가 사방으로 들어온다." (PYS 제2장 37절)

또한 아스테야는, 다음에 오는 아파리그라하(비집착성)과 밀접한 연관성을 가지고 있다. 비집착성 안에 굳건히 자리하고 있으면 세상의 온갖 보물들이 우리의 즐거움을 위해서 가능해지게 된다. 소유하는 것과 즐기는 것은 서로 아무런 상관이 없다는 것을 깨닫기 때문이다. 그러므로 남의 것을 질시하거나 탐하는 부정적인 마음의 자세보다는 진정으로 존중해 주는 긍정적인 마음의 자세로 임할 때,

마치 모든 개울의 물들이 대양을 향해 흐르고 있듯이 자연이 가진 풍요로움의 법칙이 작용하여 온갖 부와 귀한 보석들이 자동적으로 그에게 흘러들어 올 수 있게 되는 것이다.

정숙함(브라마차리야, Brahmacarya 또는 브라만의 자리에 머무는)

"신체의 에너지들을 제어하는 것이 권위적 사회 시스템의 기능에 필요한 핵심 요소이다. 신체의 프라나를 자유롭게 하고 재균형을 맞추는 것은 이에 맞서는 데 필수적이다."

– 마이클 로스맨(Michael Rossman, 1930~2019)

브라마차리야는 행동 방식을 뜻하는 단어로, '브라만'이라는 존재의 자리에 머물고 있는, 정기(精氣)를 낭비하지 않는, 정숙한 품행을 지키는 등의 의미를 가지고 있다. 지나친 생각이나 말, 행동으로 에너지를 낭비하지 않는 것이 브라마차리야이며, 지나친 생각이나 말, 행동으로 에너지를 낭비하는 것은 비(非)브라마차리야에 해당한다. 정숙함(브라마차리야)은 창조주 브라마 신과 같은 방식으로 창조적 행위를 하며 사는 것, 성적 에너지를 잘 다스려서 불필요한 것들에 에너지를 절제하고, 바른 생각, 말, 행동으로 정숙하고, 창조적이고 생산적으로 사는 것이다.

깨달음, 카르마 그리고 내면의 빛

그런데 브라마차리야에 대해 가장 잘못된 번역이나 많은 사람들이 하는 오해는, 성적인 금기나 금욕으로 자주 여기고 있다는 것이다. 브라마차리야는 'Brahma+Carya'가 합해진 단어로, '브라마의 자리에 머물고 있는'이라는 의미이다. '브라마'는 말 그대로 '아주 광대한'이라는 뜻으로, '나'라는 에고자아, '자기중요성'에서 완전히 자유로울 때 비로소 진정한 '브라마챠리야'가 가능해진다. 그러나 세상 어디를 가나 성(性)에 대한 지대한 관심이나 판타지가 넘치고 넘친다. 상당한 수의 사람들이 죄에 대해서 물으면 성(性)을 가장 먼저 떠올리지만, 사실상 어떤 영적 전통이든지 모든 죄악 중에서 '자만심, 혹은 자기중요성'을 가장 첫 번째 죄로 여긴다. 그럼에도 불구하고 성(性)처럼 강력한 힘으로 사람들을 드라이브 하는 에너지는 없다. 자연의 모든 것들이 이러한 성적 에너지에 의해 드라이브 되고 있다. 그래서 많은 영적 가르침에서는 금기 또는 금욕처럼 성적 자제를 상당히 강조하는 경향이 있다. 그러나 성적 에너지를 잘 채널 하면 아주 놀라운 영적 에너지로 변형할 수 있다. 이러한 변형은 아쉬탕가 크리야 요가의 바른 수행을 통해서만 가능할 수 있다.

"정숙함에 굳건히 자리하고 있으면, 섬세한 에너지장이 생성되어 나온다." (PYS 제2장 38절)

성적 본성은 브라마 신과 같은 창조를 가능하게 하는 생명의 가장 근원적인 힘이기 때문에 억제하려 할수록 더욱 강렬하고 압도적이게 된다. 하지만 이처럼 파워풀한 성적 에너지를 잘 다스러서 정숙함 속에 굳건히 자리하고 있으면 브라마 신의 창조적 파워, 용맹하고 섬세한 에너지장이 생성되어 자신의 삶과 세상을 위한 유익한 창조적 행위들을 가능하게 만든다.

비집착성(아파리그라하, Aparigraha)

"우리가 우리들 자신을 저 깊은 곳으로 떨어지도록 허용할 때, 우리는 단순한 공허함에 빠지는 것이 아니다. 우리는 '깊음'을 여는 '높음'에 빠지는 것이다."

　　　　　　　　　　　－ 마틴 헤이드거(Martin Heidegger, 1889-1976)

비집착성은 생각, 말, 행동에서 절대적으로 필요한 요기의 자질들이다. 집착하지 않는 생각이나, 말, 행동으로 어떤 것이나 사람에도 속박되지 않는 것이 아파리그라하이다. 집착하는 생각이나 말, 행동으로 어떤 것이나 사람을 속박하는 것은 비(非)아파리 그라하에 해당한다.

아파리그라하는 그라하(Graha, '잡고 있는, 잡아채는')의 부정, 즉 잡지 않는, 놓는, 소유하지 않는, 욕심내거나 탐하지 않는다는 비집착성의 의미를 가지게 된다. 비단 육체나 물질적인 것뿐만 아니라 정신

　　　　　　　　　　　깨달음, 카르마 그리고 내면의 빛

적인 것도 같이 포함한다. 우리는 원하는 것이 물질적인 것이든, 파워나 지식, 혹은 즐거움의 경험들이든, 뭔가를 축적하는 데 쉽게 중독될 수 있다. 이렇게 어떤 것을 소유하고자 하는 힘은 주로 심리적인 요인에서 비롯된다. 그래서 진정으로 자유롭기 위해서는 축적하고자 하는 습관을 '죽일 수' 있어야 한다. '죽인다' 함은 실제 몸이 아니라, 보다 심리적인 것이다.

오늘날 전 사회가 더 많은 것들을 소유하고 축적하는 것에 중독되어 있다. 보리수나무 밑에 앉으신 싯다르타 부처님이 깨달음을 얻는 것을 방해하기 위해 마라가 던진 온갖 유혹들도 모두 물질적으로 더 많고 화려하고 웅대한 것들을 가질 수 있게 하겠다는 미끼였다. 그러나 모든 유혹들에 대한 비집착성을 유지하면서 비베카(Viveka)의 통찰의식으로 꿰뚫어 보니 마라는 곧 싯다르타 자신의 마음이 스스로를 프로젝트 한, 부처님 당신의 일부분임을 깨달으실 수 있었다. 그리하여 마음이 프로젝트 한 어떤 두려움이나 환영으로도 자유로워져서 완전한 니르바나를 성취하실 수 있었다.

전 사회적인 세력이 온갖 마케팅과 조작을 동원해 끊임없이 우리의 감각과 탐욕, 두려움을 자극하며, 다른 사람들보다 더 많고 좋은 것들을 소유하기 위한 경쟁을 부추기고 있다. 이러한 소유욕이나 축적하려는 경향이 우리 자신뿐만 아니라 우리가 속한 문화와 사회에도 깊이 배어 있음을 알아차리는 것이 중요하다. 그런데 아이러니

하게도 더 나은 어떤 존재가 되고자 하는 우리의 본성적 성향이 무지와 카르마로 인해 더욱더 많은 소유물을 가지고 싶은 충동이나 필요를 느끼게도 만든다는 사실이다. 우리 내면에 있는 소유 욕구, 그것이 부, 명성, 정보, 지식, 경험 혹은 다른 사람의 인정이든지 잘 들여다보고 이겨 낼 수 있는 비집착성의 힘을 기르지 않는 한, 다람쥐 쳇바퀴에 매인 노예처럼 삼사라에서 자유로울 수 없다.

> "비집착성에 굳건히 자리하고 있으면, 존재의 본성과 목적이 이해된다." (PYS 제2장 39절)

비집착성에 대한 이해가 안정될 수 있으면 에고자아의 끊임없는 소유 욕구, 왜곡된 관점들이 만들어 내는 다양한 부정적 감정들에 대한 이해가 생기기 시작한다. 어떻게 해서 인과의 법칙이 이어지는지에 대한 참지식이 얻어지고, 왜 우리가 새로운 생명으로 계속 태어나는 윤회를 거듭할 수밖에 없는지도 이해된다. 이러한 이해는 삶이 어떤 소유에 관한 것이 아니라, 어떻게 살아야 하는가에 대한 것임을 깨닫게 한다. 그리하여 가장 근원적인 질문, "인생이란 무엇인가? 나는 누구이고, 왜 태어났는가? 현재 삶에서 나는 무엇을 해야 하는가?"라고 하는 존재의 본성과 목적에 대한 탐구와 이해를 통해 궁극적인 자유를 얻을 수 있게 한다.

깨달음, 카르마 그리고 내면의 빛

5.
니야마
- 바른 삶의 법칙

"미덕은 늘 그 반대편에서 자란다. 인내심은 조바심을 수용하는
능력, 용기는 두려움을 다루는 능력이다. 혼란을 허용하지 않으면
지혜를 얻기가 불가능하다⋯."

– 스테픈 버터필드(Stephen T. Butterfield, 1942~, 불교명상 티처 & 작가)

2번째 앙가, 니야마(Niyama)는 수행자가 따라야 할 내면의 의식적
인 규율로써, 삶의 질(質)을 향상시키고 내외부의 부정성에 대한 외
성(外姓)을 높여 주는 다섯 가지 수행법이다. 1) 단순성(사우차), 2) 만
족성(산토샤), 3) 수련(타파), 4) 공부(스바디야야), 5) 로드에 귀의함(이
스바라 프라니다나).

사우챠(Saucha, 순수함, 청결함, 단순성)

"마음이 순수하면 세상의 모든 것들도 순수하다…. 그리고 달과
꽃들이 당신의 길을 인도할 것이다."

　　　　　　　　　　– 로칸(Ryokan Taigu, 1758-1831, 일본인 젠 마스터)

내면의 캐릭터와 외면의 표현이 단순하고 심플한 것이 사우챠이
다. 내면의 캐릭터와 외면의 표현이 혼란스럽고 복잡한 것은 비(非)
사우챠이다.

사우챠의 외적인 의미는 몸을 단정하고 청결하게 하며, 주변 환경
을 정리정돈해야 함을 뜻한다. 그러나, 보다 깊은 내적 의미는 마음
과 하트의 순수성과 단순성을 지키는 것이 진정한 수행을 위해 더
중요함을 뜻한다. 마음과 하트에서 느끼는 것은 몸에서 느끼는 것보
다 우리의 영혼에 더 밀접한 영향을 미친다. 그래서 몸에 끼인 먼지
나 때를 깨끗이 하는 것보다 마음과 하트에 끼인 화, 분노, 미움, 증
오 같은 부정적 찌꺼기들을 없애는 것이 훨씬 더 중요하다. 그런데
대체로 사람들은 내적인 부정적 요소들을 닦기보다는 외적인 순수
성과 청결함을 유지하는 데만 열심인 경향들이 있다.

예를 들어, 사람들은 날마다 샤워와 목욕으로 몸을 깨끗이 하는
데 열성인 반면, 일상적으로 마음과 영혼에 쌓이는 먼지나 때는 평

생 동안 제대로 씻거나 비워 내지 않는다. 그리하여 많은 현대인들이 만성 피로와 불면증, 극도의 스트레스, 우울증, 공황장애 등에 시달리고 있다. 이들은 비(非)사우차를 행하고 있기 때문이다.

또 다른 예로, 자신의 종교나 문화, 지식의 순수성을 고집하는 사람들은 다른 종교나 문화, 지식인들에 대한 차별과 무시나 경멸을 하는 정신적, 사상적 불순성을 범하는 경우가 흔히 생겨난다. 특히 카스트 제도가 엄격하게 유지되던 인도 사회의 브라민 계층에게서 이러한 극단적 경향들을 자주 볼 수 있다. 그들에게는 하위의 수드라 계층들과 서로 그림자조차도 터치하지 않아야 한다던 규칙이 지금까지도 암묵적인 불문율로 시행되고 있다. 이러한 카스트 제도 하에 외국인은 수드라보다 더 낮은 불가촉천민 계층에 속하기 때문에 보수적인 일부 브라민들은 요가나 명상과 같은 힌두 전통 지식들이 인도 사회 밖이나 외국인들에게 가르치는 것을 극도로 반대하였다. 그래서 20세기 초중반에 외국에서 성공한 많은 인도 구루들은 이단자로 몰려 본국 사람들에게 많은 지탄과 위험을 감수해야만 했다. 서양 사회에 처음으로 힌두이즘을 소개한 스와미 비베카난다(Swami Vivekananda)는 이처럼 일부 브라민들이 지식의 순수성을 지키고자 힌두이즘을 극단적 파시즘으로 전락시킨 현실에 대해 깊은 슬픔을 느낀다고 통탄하였다. 필자의 명상 스승님이셨던 성(聖)마하리쉬도 마찬가지였다. 그분은 크샤트리야 계층이었기에 스승님이셨던 구루데브(북인도 상카라챠리야 스와미 브라마난다)의 애(愛)제자였음에도 불구하고 브라민 계층에만 허용되는 상카라차리야 영적 지도자 직위를 계승할 수 없었다. 그래서 구루데브의 티칭을 서양으로 가져 나와 전파시킴으로써 오늘날 전 세계적으로 명상의 대중화와 과학화를 이루는 데 큰 기여를 하실 수 있었다. 하지만 같은 구루데브의 제자였던 일부 다른 브라민들은 지금까지도 성(聖) 마하리쉬에게 순수한 베다 지식을 불가촉천민들에게 가르쳐서 오염을 시킨 배신자 프레임을 씌워 공공연하게 비난하고 있는 현실이다.

> "단순성은 육체와 동일시하는 무지를 깨트리며 다른 육체들과 접촉에서도 자유로워진다." (PYS 제2장 40절)

오늘날 21세기 선진 대한민국에 살고 있는 우리들에게 적용되는 사우차는 주변을 청결히 하고, 불필요한 것들을 정리정돈하여 깨끗하고 단정함을 유지하는 습관을 뜻한다. 그리하여 몸의 건강과 신체도 최상의 상태로 유지할 수 있을 뿐만 아니라 건강한 마음, 단정한 언어와 품행으로 우리를 에워싸고 있는 에너지를 정화할 수 있게 해준다. 그리하면 마치 진흙 위에 피는 아름다운 연꽃처럼 어떤 부정적 영향들에 접촉하더라도 몸과 마음, 하트의 순수성이 오염되지 않을 수 있게 된다.

깨달음, 카르마 그리고 내면의 빛

산토샤(Santosha, 만족성, 평화로움)

"풍요로움은 흘러 들어오는 것이 아니라 흘러넘치는 것으로 측정
된다. 우리가 필요로 하는 그릇을 작게 만들수록, 우리는 더 빨리
풍요로움을 느끼게 된다."

　　　　　　　　　　　　　　　– 데이비드 신부(David Steindl-Rast, 1926~)

지금 현재와 미래에 있을 모든 것이나 사람에 감사하고 만족하는
것이 산토샤이다. 지금 현재와 미래에 있을 모든 것이나 사람에 불
평하고 불만인 것은 비(非)산토샤에 해당한다.

물질적인 성공과 풍요로움을 최고의 가치로 여기는 현재의 대한
민국이나, 또는 다른 선진 서양 사회에서 산토샤(만족성)는 전통적
으로 중요시 여기는 가치들 중 잘 포함되지 않는 아주 생소하고 낯
선 개념일 수 있다. 용기, 진실, 대범함, 겸허함 등은 흔히 강조되는
가치인 데 비해 만족성은 아니다. 그렇다고 만족성이 현재나 미래
를 바꾸기 위한 어떤 생각이나 노력도 할 필요도 없는 게으름을 뜻
하는 것은 아니다. 이처럼 무책임하고 수동적인 삶의 자세는 고통의
근원이 되는 다섯 클레샤 중에서 특히 아비니베샤(Abhinivesa, '삶에
대한 집착')를 강화하게 만든다. 변화에 대한 두려움으로 현재에 정체
된 삶은 마치 고인 물이 썩듯이 더욱더 깊은 고통의 수렁으로 빠져
들게 한다.

만족성의 진정한 의미와 가치는 끊임없이 '더 좋고 많음'을 추구하는 라가(Raga, '집착')에서 자유로워짐을 뜻한다. 특히 물질적 소유나 몸의 안락함을 추구하는 것은 정작 마음과 영혼의 안녕을 위해 필요한 주의와 관심을 자꾸 외부로 돌리는 경향이 있다. 그리하여 끊임없는 장애물들을 만들어 의식의 진화를 막게 된다. (Chittaviksepas, 치타-비크세파스, PYS 제1장 30절 참고)

"만족성을 통해 어떤 것도 능가할 수 없는 행복이 얻어진다."

(PYS 제2장 42절)

그러므로 샨토샤는 마음과 하트의 자질을 의미한다. 외적으로 어떠한 여건이나 상황에 있든지, 아무리 고통스럽거나 힘들더라도 내적으로 받아들이고 수용할 수 있는 긍정적인 마음의 자세를 뜻한다. 그리하면 세상의 온갖 좋은 것들을 다 준다 해도 바꿀 수 없는 절대적 행복, 환희의 아난다 의식에 안착할 수 있게 된다.

타파스(Tapas, 수련, 집중적 훈련, 고행, 열, 에너지)

"내 노력에 대한 유일한 보상은 그것이 우주의 본질적이고 지속적인 발전, 그리고 성장을 위해 사용된다고 생각할 수 있기를 바라는 것이다."

— 피에르 테일하드(Pierre Teilhard de Cardin, 1881~1955)

깨달음, 카르마 그리고 내면의 빛

타파스는 '뜨거운 열을 내는'이라는 뜻으로 불타는 탐구열이나 영감을 의미한다. 영적 집중적인 수련을 하는 수행자에게 나오는 영적 힘을 나타낸다. 모든 생각이나 말, 행동이 언제나 긍정적이고 고무적이도록 훈련하는 것이 타파스이다. 모든 생각이나 말, 행동이 무례하고 불쾌하고 부정적인 것은 비(非)타파스이다.

"수련을 통해 육체와 감각기관이 완벽해진다." (PYS 제2장 43절)

앞장에서 기술한 바디 크리야와 마인드 크리야를 통해 몸과 마음을 정화하게 되면, '트리카야(Trikaya)'라는 깨달음의 바디들을 단계적으로 얻을 수 있게 된다.

스와디야야(Svadhyaya, 공부, 자신에 대한 공부, 경전 공부)

"우리는 우리 각자가 일부이고 그 안에서 전체가 되는 역사적 우주 안에서 우리의 삶을 이끌어 낸다…. 우리는 진리의 가장 두려운 측면까지도 알고 사랑하는 법을 배운다."

– 존 플라타니아(Jon Platania, 미국인 심리학자)

부족함을 개선함으로써 자신의 캐릭터와 행동을 정화해 나가는 것이 스와디야야이다. 부족함을 개선하지 않고 자신의 캐릭터와 행동에 흠이 나게 하는 것은 비(非)스와디아야에 해당한다.

경전과 성자들의 가르침을 공부하고, 다양한 배움과 지식 탐구 루트를 통해 자기계발을 위한 부단한 노력을 쏟고, 명상과 자기 성찰로 좋은 품행과 인격 수양을 하는 것 등이 모두 스와디아야에 해당한다. 스와디아야는 소울 크리야의 핵심 가치로써, '나는 누구인가? 내 삶의 목적(스와다르마, Svadharma)는 무엇인가?'라는 본질적인 질문에 대한 답을 찾을 수 있게 한다.

고대 인도의 성자들이 죠티샤(베딕 점성학)를 계발하였던 이유도 각자가 타고난 스와다르마를 찾아 자신에 대한 공부, 스와디아야를 보다 효율적으로 할 수 있기 위함이었다.

힌두이즘과 죠티샤에서는 인간이 추구해야 하는 삶의 가치와 목표를 네 가지로 분류하고 있다. 첫째는 다르마(Dharma)로서, 정의와 도덕적 가치를 일컫는다. 둘째는 아타(Artha)로서, 부와 경제적 가치들을 일컫는다. 셋째는 카마(Kama)로서, 즐거움과 쾌락, 사랑 등 심리적인 가치들을 일컫는다. 넷째는 목샤(Moksha)로서, 자유와 행복, 깨달음 등 영적 가치들을 일컫는다.

그중, 첫 번째 가치인 다르마는 아주 중요한 역할을 한다. 그런데 많은 사람들이 다르마를 종교나 도덕적 법률 등과 같은 것으로 혼돈하고 있다. 그러나 다르마는 단순히 '바른 도덕성'이라는 개념보다 훨씬 더 포괄적인 의미를 가지고 있다. 다르마란 우리 삶의 목적, 우리가 행해야 하는 삶의 의무를 말한다. 그래서 바가바드 기타를 통해 크리슈나는 아르쥬나에게 우리 각자에게 맞는 '스와다르마(Sva Dharma, '본인이 타고난 다르마')'에 대해서 설명을 하고 있는 것이다. 우리 모두는 각자 따라야 하는 다르마가 있다. 선생의 다르마는 가르치는 것이고, 학생의 다르마는 배움이다. 어머니의 다르마는 아이들을 보살피는 것이며, 아버지의 다르마는 아내와 아이들을 안전하게 지켜 주고 보호해 주는 것이다. 불의 다르마는 태우는 것이고, 물의 다르마는 불을 끄는 것이다. 만약 하루는 물이 변덕을 부려 자신의 다르마를 행하는 대신에 가스의 다르마를 행하고자 한다면 불을 끄기 위해 부은 물이 더욱 폭파적인 화염을 일으키는 결과를 가져오게 될 것이다. 마찬가지로, 모든 사람마다 각자 다른 다르마를 가지고 있으며 자신의 다르마가 무엇인지 본인이 찾아야 할 의무가 있다. 우리의 본성이 가진 성향들을 스스로 관철해 보고, 우리가 타고난 유전인자, 환경, 교육, 문화 등의 여건에 따라 자신에게 가장 적합한 다르마의 길을 따르게 될 때 자연적으로 다음의 아타, 카마, 목샤 등 나머지 삶의 목표들이 달성되게 되는 것이다.

"공부는 원하는 천상의 존재와 소통을 가져와 준다." (PYS 제2장 44절)

그러므로 스와디야야는 마음과 의식을 정화하고 정제하는 데 필요한 자기 공부를 꾸준히 하는 것이다. 자신(스바)을 알기 위해 필요한 모든 공부, 탐구, 수련을 해야 함을 의미한다. 고전이나 경전에 있는 가르침들을 그저 수동적으로 읽고 외우고 듣고 하는 것이 아니라, '나'라는 주체가 보다 적극적이고 능동적으로 배움의 과정에 개입하여 '나'뿐만 아니라 다른 사람들과 주변, 세상에 대해 더 잘 이해하고, 공유와 기여를 하고, 함께 성장과 발전할 수 있는 수행의 수단으로써 자기 공부를 계속해야 한다는 뜻이다. 그리하면 자신이 원하는 신과의 합일도 이룰 수 있게 된다.

이스바라 프라니다나(Isvara-Pranidhana, 신께 하는 헌신, 로드에 귀의)

"우리가 작동하는 믿음을 바꿀 수 있는 능력은 에덴동산 이래로 지식의 나무에서 나온 가장 큰 것이다."
— 그레고리 베트선(Gregory Bateson, 1904~1980, 영국인 인류학자)

이스바라는 신(神), 로드(Lord), 하느님, 혹은 모든 자연 현상의 이면에서 작용하고 있는 자연법칙과 같은 절대적 존재를 칭한다. 프라니다나는 헌신이나 바침의 행위를 뜻한다. 두 단어를 합친 이스바라 프라니다나는 자신이 무엇을 하든지 '신 혹은 로드'라는 절대적 존재에게 내맡김을 하는 것을 의미한다. 그러나 다양한 종교나 문화마다 이러한 절대적 존재를 칭하는 이름이 다르기 때문에 '하늘 또는

깨달음, 카르마 그리고 내면의 빛

자연법칙'이라는 일반적 표현으로 대체하기로 한다. 이스바라 프라니다나의 진정한 의미는 전 우주의 질서를 관장하고 있는 어떤 절대적인 힘, 자연법칙에 내맡김을 하고 조화롭고 이타적인 자세로 삶을 살아가는 것이다. 자연법칙에 대한 믿음이 부족한 채로 부 조화적이고 이기적인 자세로 삶을 살아가는 것은 비(非)이스바라 프라니다나에 해당한다.

파탄잘리는 이스바라 프라니다나의 중요성을 여러 소절에서 강조하고 있다. 크리야 요가의 일부로써 이스바라 프라니다나는 먼저 몸과 신경계를 정화하여 삼매를 경험할 수 있기 위한 준비를 갖추어야 한다는 뜻이다. 즉, 은총을 받을 준비가 된 이들에게만 은총이 내려질 수 있는 것과 같은 이치이다. 니야마의 일부로써, 이스바라 프라니다나는 일상적 삶을 살아가는 기본자세를 뜻한다. 즉, 웃는 사람에게 복이 온다는 말처럼, 평소에 단정한 몸과 마음, 바른 품행으로 겸허하고 성실한 자세로 살아가는 사람에게 그만큼 은총이 가까이 있음을 뜻한다.

"로드에 귀의함으로써 사마디 상태가 완벽해진다." (PYS 제2장 45절)

절대적 존재에 내맡김을 한다 함은 사실상 우리의 가장 깊은 곳에 있는 대자아에 완전히 믿고 의지한다는 뜻이다. 신이라는 절대적 파워에 대한 믿음은 바로 나라는 개체적 생명의 파워에 대한 믿음과 동일하다. 불교 용어로 '천상천하 유아독존'이라고 하면, 하늘 위아래, 즉 이 세상에서 오직 나만이 홀로 존엄하다는 뜻으로, 모든 개체 생명은 부처와 같은 절대 존재라는 사실을 깨우쳐 주려 부처님께서 하신 말씀이다. 대우주와 소우주는 서로를 반영하고 있고, '이스바라'로 칭하는 대자아(Self)와 '나'라고 하는 소자아(self)는 서로가 같은 근원을 가지고 있다. 사람은 누구나 각자의 고유성과 존엄성을 가지고 있다. 내가 죽으면 세상도 없고, 내가 살아 있으므로 세상도 있는 것이다. 둥근 지구의 어디에서 땅을 파더라도 끝까지 파면 모두 지구의 중심에 닿는 것처럼 내가 있는 곳이 각자 딛고 있는 곳이 이 세상의 중심이라는 말이기도 하다. 그래서 이러한 이스바라에 대한 확고한 믿음으로 에고 자아를 귀의할 수 있을 때 완벽한 사마디 상태를 성취할 수 있게 된다.

야마와 니야마 수행의 요약

첫 번째와 두 번째 앙가를 간단하게 정리하여 '세상을 살아가는 바른 삶의 기술' 도표를 만든 것이다. 일상적으로 하는 생각, 말, 행동이 바르거나 바르지 못한지에 대한 기준을 꾸준히 확인해 나가다 보면 캐릭터 변형과 소울 크리야에 많은 도움이 될 수 있다.

깨달음, 카르마 그리고 내면의 빛

No	바름	바르지 못함
1	누구에게도 해가 되지 않도록 생각, 말, 행동을 하는 것이 바르다.	누구에게 해가 되는 생각이나 말, 행동을 하는 것은 바르지 못하다.
2	모든 생각이나 말, 행동을 진실하게 하는 것이 바르다.	다른 사람에게 해가 되는 생각이나 말, 행동을 하는 것은 비록 진실이더라도 바르지 못하다.
3	다른 사람의 소유인 것은 넘보거나 가지지도 않는 것이 바르다.	다른 사람의 소유인 것을 넘보거나 가지는 것은 바르지 못하다.
4	지나친 생각이나 말, 행동으로 에너지를 낭비하지 않는 것이 바르다.	지나친 생각이나 말, 행동으로 에너지를 낭비하는 것은 바르지 못하다.
5	집착하지 않는 생각이나 말, 행동으로 어떤 것이나 사람에도 속박되지 않는 것이 바르다.	집착하는 생각이나 말, 행동으로 어떤 것이나 사람을 속박하는 것은 바르지 못하다.
6	내면의 캐릭터와 외면의 표현이 단순하고 심플한 것이 바르다.	내면의 캐릭터와 외면의 표현이 혼란스럽고 복잡한 것은 바르지 못하다.
7	지금 현재와 미래에 있을 모든 것 혹은 사람에 감사하고 만족하는 것이 바르다.	지금 현재와 미래에 있을 모든 것 혹은 사람에 불평하고 불만인 것은 바르지 못하다.
8	모든 생각이나 말, 행동이 언제나 긍정적이고 고무적이 되도록 훈련하는 것이 바르다.	모든 생각이나 말, 행동이 무례하고, 불쾌하고, 부정적인 것은 바르지 못하다.
9	부족함을 개선함으로써 자신의 캐릭터와 행동을 정화해 나가는 것이 바르다.	부족함을 개선하지 않고 자신의 캐릭터와 행동에 흠이 나게 하는 것은 바르지 못하다.
10	자연법칙에 내맡김을 하는 자세로 삶을 사는 것이 바르다.	자연법칙에 대한 믿음이 부족한 자세로 삶을 사는 것은 바르지 못하다.

6.
우파야(Upayas, '레머디')

우파야 1
- 하트의 네 가지 자질들(사무량심(四無量心)의 계발)

"삼사라의 두려움과 집착의 악순환 속에서 끝없이 방황하는 이들에게… 부처님의 하트에서 나오는 헤아릴 수 없는 사랑, 자비, 조이, 평정심을 발산한다."

  – 지그메 링파(Jigme Lingpa, 1729–1798, 티벳 테르톤)

"다음과 같은 하트의 자질들을 계발하면 마음은 청명하고 평화로워진다.

즐거운 이를 만나면 정다움으로, 고통받는 이들을 만나면 자비심으로, 순수한 이들을 만나면 행복으로, 불순한 이들을 만나면 치

우치지 않는 평정심으로 대하는 것이다." (PYS 제1장 33절)

불교에서의 사무량심(四無量心)은 중생을 향한 보살의 네 가지 한량없는 마음을 이른다. 헤아릴 수 없을 만큼 많은 중생들에게 즐거움을 주고 고통을 없애기 위해 '자비희사(慈悲喜捨)'의 마음을 일으킨다는 의미로써, 모든 부처님과 대보살들이 가진 4가지 덕을 의미한다. 1) 행복과 즐거움을 주는 것은 자(慈)무량심, 2) 고통을 없애 주는 것은 비(悲)무량심, 3) 다른 사람이 행복하고 즐거워하는 것을 보고 함께 즐거워하는 것은 희(喜)무량심, 4) 타인에 대해 집착하는 사랑 증오 원망 미움이 없이 평등한 마음을 사(捨)무량심이라고 한다.

이러한 사무량심에 상응하는 개념으로, 파탄잘리가 제시하는 하트의 4가지 자질(정다움, 자비심, 행복, 평정심)들은 마음에 장애를 일으키는 부정적인 삼스카라를 극복할 수 있게 하는 구체적인 소울 크리야 방안이다.

하트의 4가지 자질들은 브라마 비하라(Brahma Viharas)로 알려져 있는데, 메타니삼사 수타(Mettanisamsa Sutta)에서는 '브라마가 머물고 있는 네 장소'라고 기술하고 있다.
석가모니 부처님께서는 우리가 창조주 브라마와 소통하기 위해서 네 가지 숭고한 하트의 자질들-모든 사람들을 다정한 사랑과 친절한 우정으로 대하는 마음, 고통받는 이들을 돕고자 하는 자애로운 마음, 다른 사람의 행복을 같이 기뻐해 줄 수 있는 즐거운 마음, 분별심의 온갖 감정에 흔들리지 않는 지혜에 안정된 마음-을 계발해야 한다고 하셨다.

창조주 브라마가 창조를 하는 이유는 지구상의 모든 생명들이 창조세계의 혜택을 골고루 누릴 수 있게 하기 위함이다. 그래서 브라마 비하라를 브라마가 살고 있는 장소라고 하는 이유이다. 이러한 하트의 자질들을 우리의 내면에서 생성시켜 모든 다른 생명 존재들을 향해 퍼져 나갈 수 있게 하는 사랑과 자애 수행을 의미한다. 사무량심(四無量心), '잴 수가 없는' 하트의 자질들이라고 한 이유는, 그로 인해 생겨나는 긍정적 카르마의 공덕은 잴 수도 없을 만큼 무량하기 때문이다. 그래서 사무량심의 수행은 아주 효율적인 소울 크리야 비법으로 빠르게 깨달음을 얻을 수 있게 한다.

하트의 4가지 자질들은 우리가 평소에 자신이나 다른 사람들에 대해 어떻게 생각하고 느끼는가 하는 마음가짐이나 자세에 대한 것이다. 평소의 감정이 기쁨이나 행복, 평정심, 사랑과 애정, 자애심 등 순수한 하트의 상태에 머물고 있다면 누구에게 해가 되는 생각, 행동, 말은 자연스럽게 하지 않을 것이다. 반대로 하트에 미움과 증오, 시기, 경쟁심, 원망 등의 부정적 감정들로 오염된 사람들은 자신과 다른 사람들에게 해가 되는 생각, 행동, 말을 자동적으로 하게 될 것이다. 행복하거나 잘사는 사람들을 보면 질투심을 느끼고, 고통받는 사람들을 보면 은근히 즐거워하며, 모든 관계성에서 실리를 따지고, 소소한 잘잘못까지 죄다 밝히려 따지면서 온갖 근심·걱정으로 가득한 마음은 한시라도 하트의 행복이나 평정성을 제대로 누리기 어려울 것이다. 그러므로, 하트의 4가지 자질들을 계발하는 것은 인간애적인 동질성과 공감으로 서로의 관계성을 향상시킬 수 있게 하는, 아주 실질적이고 효율적인 대책이다. 마음이 가진 자동적인 성향과는 정반대되는 자질들을 계발하는 것이기 때문이다. 그리하면 마음이 청명하고 평화로워지게 된다.

그리고 평정심을 뜻하는 '우페크샤'를 '무관심, 또는 무심함'으로 잘못 해석하는 사람들이 간혹 있다. 그로 인해 높은 의식 상태에 오른 요기나 승려라면 당연히 자신의 주변이나 사회적 상황에 무관심해야 한다는 잘못된 인식이 생긴 이유이기도 하다. 예외적으로, 아주 높은 의식 수준의 성자나 요기들의 경우에는 시공의 감각도 잃을 만큼 깊은 삼매에 있거나 자신의 몸이나 환경에 대한 어떤 것도 느끼지 못할 정도로 무감각해질 수 있다. 라마나 마하리쉬가 젊은 산야시로써 아루나찰라의 산 아래서 깊은 명상에 빠져 있을 때, 온갖 벌레나 곤충, 뱀, 이물들이 그의 몸을 해쳐서 반송장처럼 될 지경에 이르렀지만, 정작 본인은 전혀 알아채지 못할 정도로 깊은 삼매에 빠져 있고는 하시던 일화가 잘 알려져 있다. 아난다마이마(Anadamayi Ma, 1896-1982)도 마찬가지로 한번 삼매에 빠지면 자고 먹는 것도 잊어버릴 만큼 자주 무아의 경지에 있기 때문에 그녀의 건강을 걱정한 제자들이 어린애처럼 먹이고 입히며 돌보아야 했다. 그러나 우리가 수행을 하는 진정한 목적은 우리의 주변과 모든 관계성에서 보다 더 섬세해지고 케어하며, 깊은 이해와 수용을 하며, 사랑과 자애로운 하트를 더욱더 키울 수 있게 하기 위함이다. 그래서 우페크샤는 '평정성'을 뜻하는 것이다. 주변에서 일어나는 어떤 일이나 사건도 개인적으로 받아들이지 않는 것, 자신의 관심이나 생각을 상대에게 강압하거나 프로젝트 하지 않는 것, 모든 사람과 일에서 더욱더 평정심으로 있게 되는 것이다. 다른 사람들이 우리가 이해하거나 인정하지 않는 방식으로 행동하더라도 그들 자신이 타고난 삼스카라, 그들이 겪고 있을 내면의 갈등이나 환경의 영향으로 인해 그런 행동을 하는 것이러니 이해하면서 개입하지 않는 것이다. 그들에게는 어떤 비난이나 질타보다는 오히려 우리의 동정이나 이해가 더 필요할 수도 있다.

　하지만 파탄잘리가 의미하는 평정심의 수행이 말처럼 그리 쉽지는 않다. 대부분의 우리는 '너, 또는 우리'보다는 '나'라는 자신에게 몰두하고 있고, 나의 행복이나 불행, 내가 좋고 싫어하는 것 등으로 하트가 채워져 있기 때문이다. 대체로 우리는 다른 사람들이 '나'와 마찬가지로 각자 타고난 삼스카라에 따라 그들 삶에 대한 희망이나 바램, 두려움, 내면의 깊이 등을 가지고 있는 자발적 존재라는 사실을 잊고 있다. '나'의 기준과 이득, 그리고 그들의 기준과 이득 사이에는 서로 차이가 있다는 사실도 잘 보지 못한다. 그래서 '나'의 기준과 방식으로 다른 사람들을 재고, 판단하고, 평가하고, 이해하려고 하다 보니 종종 다른 사람들이 자신의 기준과 방식에서 행하는 행위들에 대해 갈등과 마찰을 느끼고 평정심을 잃게 되는 것이다. 다른 사람들의 행운과 행복을 같이 즐거워하고, 불운과 불행에서 고통받는 이들을 자애로움으로 대하기 위해서는 '나'라는 자의식으로부터 자유로워야 한다. 그리하면 청명하고 고요한 마음의 평화를 계발하는 데 도움이 될 수 있다. 좋은 일을 하는 이들과는 같이 축하하고 즐거워하며, 잘못된 일을 하는 이들과는 평정한 자세를 취하는 것이 하트가 좁고 편협하며 경직된 태도를 가지는 것으로부터 자유롭게 한다.

그러므로, 다음과 같은 사무량심 기도문을 하루 일과를 시작하기 전이나 잠자리에 들기 전에, 또는 명상을 시작하기 전에 진심을 다해 외우는 것은 훌륭한 소울 크리야 효과를 낳게 된다.

"모든 존재가 행복하소서,
더하여 행복의 인연을 짓게 하소서

모든 존재가 괴로움에서 벗어나소서,
더하여 괴로움의 인연을 짓지 않게 하소서

모든 존재가 고통을 넘어 행복으로 가게 하소서,

더하여 다시는 행복에서 멀어지지 않게 하소서

모든 존재가 좋은 것을 가까이하고,
싫은 것은 멀리하려는 마음을 넘어
오로지 평등심에 머물게 하소서"

우파야 2
- 삼 단계적으로 행할 수 있는 베풂(다나, Dana)

동서고금의 모든 문화에서는 사람들에게 관대하고 자비롭게 베푸는 마음을 가지도록 권유한다. 하지만 베푼다는 것은 비단 물질적인 것에만 한하지 않는다. 부처님 가르침에 따르면 삼 단계적으로 행할 수 있는 다나가 있다. 1) 물질적인 것을 주는 다나, 2) 두려움이 없는 대담함을 주는 다나, 3) 가장 높은 지식을 주는 다나, 이렇게 세 가지가 있다. 삼 단계적으로 행할 수 있는 다나는 우리의 몸과 마음, 영혼을 살찌운 것과 상통한다.

먼저 물질적인 것을 주는 다나는 가장 드러나고 흔한 형태의 다나이다. 물질적인 것을 베풂에 있어 돌아오는 대가에 대한 아무런 기대도 없이 주는 것이 최상이다. 다르게 말하자면, 우리는 자유롭게 주는 것이다. 전통적으로 우리가 자유롭게 주기 위해서는 보통

깨달음, 카르마 그리고 내면의 빛

익명으로 주는 방법이 있었다. 이러한 것을 음의 다나라고 한다. 조용히 남몰래 주는 것은 아주 음의 방식이다. 그래서 만약 자선단체에 다나를 할 것 같으면 우리의 이름이 기록되거나 밝혀지지 않도록 하는 것이다. 떠들썩하게 자선을 하는 사람으로 널리 알려지는 것은 아주 양의 방식으로 시끄럽고 빛이 난다. 이러한 양의 빛은 빠르게 흩어지며, 관대함의 씨앗이 뿌리내릴 기회를 주지 않는다. 다른 사람들의 주의가 주는 사람의 빛(죠티르, Jyotir)이 내면에서 자라는 것을 빼앗아 가기 때문이다.

두 번째로 두려움이 없는 대담함을 주는 다나는 사람들이 자주 무시하는 다나이다. 그러나 다른 사람에게 두려움이 없는 대담함을 주기 위해서는 먼저 우리들 자신이 용기를 키워야 한다. 생각해 보라. 본인이 겁쟁이면서 어떻게 다른 사람에게 대담함을 줄 수 있겠는가? 용감함은 눈먼 용기와는 다르다. 눈먼 용기는 위험할 수 있으며, 그를 어리석어 보이게 만들 수 있다. 눈먼 용기는 마치 훈련이 안 된 운전수가 스피드 운전을 하는 것처럼 위험하고 어리석은 것이다.

그러면 두려움이 없이 대담할 수 있는 용감함을 어떻게 키울 수 있을까? 제일 우선적 방법은 다른 사람들에 용기를 가지도록 북돋우는 것이다. 북돋우는 것(en-courage)은 내면(within, en)에 있는 용기(courage)라는 의미이다. 다른 사람들이 내면에서 용기가 자라도록 북돋우는 것이다. 자신에게 할 수 있는 가장 최악의 방법은 다른 사람들을 낙담(dis-courage)시키는 것이다. 낙담(dis-courage)은 '용기가 아닌'이라는 의미이다. 다른 사람들을 낙담시키는 것은 다른 사람들에게 용기를 주지 않는다는 것을 뜻한다. 다르게 말하면 두려움을 키운다는 것이다.

누구든 두려움을 경험하고 있는 사람이 당신과 함께 있다는 사실만으로 이미 두려움을 줄일 수 있을 것이다. 이것이 바로 다나의 한 방법이기도 하다. 그냥 함께 있기 좋은 사람이 되어 주는 것, 자기 말만 하기 바쁘기보다는 그냥 가만히 들어 주고, 그냥 함께 있어 주는 것 자체로도 이미 그 사람이 가진 두려움을 줄여 주는 경우들이 자주 일어난다. 가만히, 완전히 들어 주기 위해서는 어느 정도 훈련이 필요하다. 단순한 경청, 말을 들어 주는 것은 어떤 소리를 듣는 행위와는 다르다. 당신이 마음의 귀를 기울여 듣지 않으면, 설령 상대방이 하는 소리를 들었을지는 몰라도 그 사람이 하는 말을 듣지 못했을 수도 있다.

세 번째로 가장 높은 지식을 주는 다나가 있다. 이러한 다나는 가장 어려운 다나의 형태에 속한다. 사람들마다 무엇이 가장 높은 지식인지 하는 관점들이 다르기 때문이다. 모든 종교는 그들의 지식이 가장 높은 것이라 말한다. 하늘이나 신을 궁극적으로 아는 것보다 더 높은 지식이 어디 있겠느냐고 여기기 때문이다. 불교인들은 열반을 얻게 해 주는 지식이 가장 높은 것이라 말한다.

하지만 모든 사람들이 더 높은 지식을 다른 사람에게 줄 수 있다. 꼭 가장 높은 지식이어야만 할 필요는 없는 것이다. 우리가 주는 지식은 다른 사람이 서 있는 장소에 달려 있다. 산의 계곡에 서 있는 어떤 사람이 아는 지식은 산의 입구에 서 있는 사람, 중턱에 서 있는 사람, 혹은 정상에 서 있는 사람이 아는 지식과는 모두 다른 것이다.

또한 지식이란 어떤 사람의 사회적인 배경이나 연령 그룹에 따라 달라진다. 어떤 사람이 가진 사회적인 몸체가 분명히 있는 것이다. 한국인이 가진 사회적 몸체는 미국인이 가진 사회적 몸체와는 다르며, 또한 같은 한국 사회라도 어떤 지방, 사회에 속하는가에 따라서 달라진다. 같은 정보라도 청소년들이 듣는 것과 나이든 노인들이 듣는가에 따라 달라진다. 같은 사람이라도 삼십 년 주기마다 오는 토성의 회전을 서른 살 즈음에 처음 경험하는 것과 예순 살 즈음에 두 번째로 경험하느냐 따라 느끼는 토성의 경험도 달라지는 것이다.

그러므로 지식을 주기 위해서는 그 사람의 마음과 사회적 몸체에 맞게 상대적이어야 한다. 5살 아이에게 일출과 일몰 현상을 지구의 자전과 공전에 의해 생겨난다고 과학적으로 설명할 수는 없는 것이다. 그보다는 해가 동쪽에서 뜨고 서쪽에서 진다고 설명하는 것이 훨씬 쉬울 것이다. 혹은 3살짜리 아이가 아기들이 어디에서 오느냐고 묻는다면 당신은 어떻게 답할 것인가?

키 포인트는, 언제나 '이 지식이 그 사람을 더 낫게 만들 것인가 아닌가?'라고 물어보는 것이다. 만약 그렇다고 한다면 그 지식은 높은 지식인 것이다. 지식을 받는 사람이 더 나은 사람이 될 수 있고, 그 사람이 가진 마음과 관점을 넓히게 할 수만 있다면 그 지식은 가장 높은 지식이 될 수 있다. 언젠가 그들은 산의 가장 높은 정상에 다다를 수 있을 것이다.

우파야 3- 점성학적 레머디

베딕 점성학의 장점은 무엇보다도 우리가 타고난 세 가지 유형(산치타, 프라라브다, 아가마)의 카르마 패턴들을 잘 읽을 수 있다는 데 있다. 그뿐만 아니라 부정적인 카르마의 효과들을 조율하거나 상쇄시킬 수 있는 여러가지 레머디 기법들도 갖추고 있다. 해당 내용에 대한 건 필자의 저서 『죠티샤, 운명 그리고 시간의 수레바퀴』 하권 제3장 12절에 자세하게 기술하였으니 관심 있는 독자들은 해당 책을 참고하시면 되겠다. 그러나 어떤 레머디 방법을 채택하든지 가장 중요한 핵심은 명상으로 의식의 빛과 힘을 키우는 데 있다. 아무리 비싼 젬스톤이나 호마의식을 행하더라도 명상만큼 의식의 힘을 길러주고 부정적 카르마의 효과들을 정화시켜 주는 확실한 비법은 없다. 그러므로 본인에게 우파야가 필요한 행성을 찾아내어 만트라 진언(자파) 명상을 하고, 해당 행성이 다스리는 요일에 중점적으로 간단한 우파야 의식을 본인 스스로 행할 수 있으면 아주 효과적으로 소울 크리야를 할 수 있다.

- 본인에게 필요한 우파야 행성을 알기 위해서는 개인적인 점성학 리딩을 하는 것이 우선적으로 추천된다. (혹은 필자의 저서 중『베딕 점성학 입문서 1』3장과『죠티샤, 운명 그리고 시간의 수레바퀴』상권 540페이지를 참고하실 수도 있다.)
- 우파야 행성은 라그나 로드 행성, 아트마 카라카 행성, 혹은 현재의 메인 다샤 행성 중 가장 적합한 한 개의 행성을 선택할 수 있다.

■ 아홉 행성의 우파야 용(用) 만트라 명상법(『죠티샤, 운명 그리고 시간의 수레바퀴』하권, p418)

만트라 진언은 행성이 가진, 보다 고귀하고 순수한 영적 자질들을 강화시켜 주고 행성의 에너지를 균형 잡히게 한다. 그래서 많은 요기들이나, 특히 라오 스승님께서 강력하게 추천하는 우파야 방식이다. 아홉 행성들의 만트라 진언에는 긴 버전과 짧은 버전이 있다. 다음은 짧은 버전들로써, 누구나 쉽게 익힐 수 있다는 장점이 있다.

아홉 행성의 만트라
- 태양: 옴 숨 수리야야 나마하(Om Sum Suryaya Namaha)
- 달: 옴 솜 소마야 나마하(Om Som Somaya Namaha)/옴 춤 찬드

라야 나마하(Om Chum Chandraya Namaha)

- 화성: 옴 쿰 쿠자야 나마하(Om Kum Kujaya Namaha)

- 수성: 옴 붐 부다야 나마하(Om Bum Budhaya Namaha)

- 목성: 옴 브람 브리하스파타에 나마하(Om Brahm Brihaspataye
  Namaha)/옴 굼 구루베 나마하(Om Gum Guruve Namaha)

- 금성: 옴 슘 슈크라야 나마하(Om Shum Shukraya Namaha)

- 토성: 옴 샴 샤나예 나마하(Om Sham Shanaye Namaha)

- 라후: 옴 람 라하베 나마하(Om Ram Rahave Namaha)

- 케투: 옴 켐 케타베 나마하(Om Kem Ketave Namaha)

만트라 진언을 행하는 법

- 각 만트라들은 매번 108회씩 부드러운 소리, 혹은 속으로 조용
  하게 날마다 왼다. 세는 방식은 108알의 염주를 사용하면 된다.
  조용한 장소에 반듯하게 앉아서 호흡을 가다듬고, 눈을 감거나
  혹은 반쯤 뜬 상태로, 턱은 약간 아래로 향한 채, 의식을 양미
  간 사이에 두고, 오른손의 엄지와 중지를 이용해 염주를 든 뒤
  만트라를 한 번 왼 때마다 엄지손가락으로 염주 알을 한 번 굴
  리는 방식으로 108알까지 세면 된다. 진언을 하는 동안 만트라
  의 내적인 소리에 각별한 주의를 기울여야 한다.
- 만트라 진언 수행은 이른 아침이 가장 좋은 시간이지만, 개인적
  스케줄에 따라 방해받지 않고 정기적으로 수행할 수 있는 시간
  을 선택하여 꾸준히 해 나갈 수 있으면 언제든 충분하다.

깨달음, 카르마 그리고 내면의 빛

- 만트라 진언의 효과를 보기 위해서는 최소한 6개월 이상의 정기
  적인 수행이 필요하다.

제4장

클로징

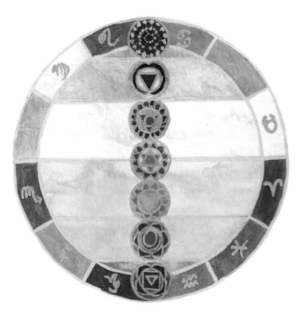

조디액과 일곱 차크라

"보디사트바는 찬란하고, 환상적이고, 초자연적인 존재들이 아니라,
단순히 우리 자신의 최고 자질들을 최대한 발휘하고 있는 존재들이다."

- 댄 레이톤(Dan Leighton, 젠 티처, 1950~)

I.
미션 임파서블이 아니라
미션 파서블이 깨달음으로 가는 지름길

"깨달은 존재들의 특징은 그들이 가진 비전의 강렬함이다. 깨달은 존재들은 자비심으로 인해, 다른 존재들의 고통에서 볼 수 있는 공포감을 절대 외면하지 않는다."

– 로버트 터먼(Robert Thurman, 1941~, 티벳불교 티처 & 학자)

제 삶의 미션은 무엇인가요?

미국인들이 라오 스승님께 "언제 제가 깨달음을 얻을 수 있을까요?"라는 질문 외에 자주 물었던 또 하나는 "What is my mission in this life?(제 삶의 미션은 무엇인가요?)"였다. 그럴 때마다 라오 스승님은 인도식으로 머리를 양옆으로 까닥거릴 뿐 즉답을 회피하시곤 했다. 나중에 필자에게 개인적으로 속마음을 털어놓으셨다. 스승님의 관점에선 백만 명의 사람들 중 깨달음에 관심 있는 사람은 1명도 있을까 말까 하고, 깨달음에 관심 있는 사람 중에서도 정작 깨달음을 얻은 사람은 더욱 드물며, 깨달음을 얻은 후에도 세상과 다른 사람들을 위해 헌신하고 봉사하는 미션을 가진 사람은 그야말로 희귀할 수밖에 없다. 그런데 이처럼 깨달음이니 라이프 미션이니 하는 엄청난 무게의 말을 너무나 쉽게 입에 올리는 그들이 스승님께는 그저 어처구니가 없었다. 정통적이고 고지식한 힌두 브라민 출신의 라오 스승님께 '미션'이라는 말의 의미는 지옥에 있는 모든 중생을 구할 수 있을 때까지 자신의 안위와 깨달음을 절대적으로 보류한 지장보살의 서원처럼 위대한 언약과 헌신성을 내포하고 있었다. 스승님께서는 40여 년에 걸친 긴 공직 생활 동안 인도의 오지 발령을 자청해서 다니시며 당신이 직접 만났던 많은 영적 구루와 무명의 요기들의 엄격한 수행적 삶을 통해, 무엇보다도 당신의 부모님께서 보여 주신 희생적 삶을 통해 '미션'이라는 말은 결코 아무나 함부로 입에 올릴 수 없는, 마치 미션 임파서블처럼 위대한 어떤 것이라는 확신을 굳게 가지고 계셨다.

라오 스승님의 부친은 인도의 내셔널 헤럴드(National Herald) 영어 신문의 창시자이자 독립운동가로서 영국 제국주의로부터 인도의 독립이라는 미션을 위해 평생 동안 저항하신 분이었다. 8명의 자녀들이 있었음에도 가족 부양도 등한시하고 감옥을 마치 당신의 집처럼 드나드시는 아버님의 빈자리를 지키신 분은 성자 같았던 어머님이셨다. 타고난 영기(靈氣)가 높으셨던 어머님은 굳이 차트를 볼 필요도 없이 사람의 얼굴만 봐도 정확한 예측과 레머디가 가능할 정도로 탁월한 능력의 베딕점성가이기도 하셨다. 그래서 라오 스승님 댁에는 밤낮으로 방문하는 사람들의 발길이 날마다 끊이지 않았는데, 그들이 답례 형식으로 들고 오는 곡식이나 과일 같은 것들로 넉넉하지 않은 대가족들의 생계를 근근이 유지할 수 있었다. 그러한 아버님과 어머님을 통해 '미션'이라는 말이 담고 있는 무게가 얼마나 막대하고 무거운 건지 너무도 잘 인식하며 자라난 라오 스승님은, 나중에 여러 구루들이 입을 모아 라오 스승님의 점성학적 미션을 예측하실 때 믿고 싶지도 받아들이지도 않으셨다. 어릴 때 몸이 심하게 아파 생사를 오가며 병원에 입원해 있을 때, 어머님께서는 병실에 누워 있는 아드님의 희미한 의식을 붙들기 위한 수단으로 점성학을 직접 가르치신 것이 입문의 계기가 되었다. 그렇게 가볍게 시작한 점성학이 라오 스승님께는 시간이 지날수록 바쁜 공무원 생활과 깨달음을 향한 영적 갈망 사이에서 족쇄처럼 느껴지는, 평생 동안 짊어지고 살아야 하는 십자가와 같은 무거운 짐이었다. 그래서 수차례 점성학을 포기하려 하셨지만, 그럴 때마다 그분의 구루들은 라오 스승님이 완수해야 할 삶의 미션, 베딕 점성학을 서양에 퍼뜨려야 할 의무를 상기시키면서 계속 점성학적 수행을 이어 갈 것을 종용하시곤 했다.

그러다가 공직 생활을 은퇴하고 서양에서 힌두이즘의 대가로 알려진 프롤리 박사(Dr. David Frawely)의 초청으로 1993년 처음 미국에 오셨을 때 과거에 구루들이 예측하신 대로 라오 스승님의 점성학적 미션이 실제로 펼쳐지는 모습을 필자는 곁에서 직접 목격할 수 있었다. 그리고 순전히 본인에게 주어진 '삶의 미션'이라는 이유 하나만으로 아직 해외여행이 오늘날처럼 쉽지 않던 시절에 62세라는 젊지 않은 몸으로 인도와 미국, 유럽을 오가며 투어 강연의 강행군을 하고, 밤낮으로 몰려드는 인파들을 감당하시는 모습을 생생하게 지켜보았다. 새삼 '삶의 미션'이라는 말이 내포하고 있는 무게감이 아무나 쉽게 감당할 수 없는 것임을 필자도 그때 어렴풋이 느낄 수 있었다. 라오 스승님께서 평생 흘리신 노력의 땀과 헌신, 개인적 삶의 희생이라는 가격은, 감히 나 같은 범인(凡人)은 언감생심(焉敢生心) 흉내도 내지 못할 거대한 것이었다. 그래서 미국인들이 너무나 가볍게 "제 삶의 미션은 무엇인가요?"라는 질문을 할 때마다, 무표정한 얼굴로 고개만 옆으로 까딱거리시던 라오 스승님의 모습이 30여 년이 지난 지금까지도 생생하게 가슴속 깊이 남아 있다.

미션에도 다른 급이 있지만, 신성(神性)은 모든 레벨에서 충만하다

그렇게 대쪽 같았던 힌두 브라민 스승님의 영향을 깊이 받았던

　　　　깨달음, 카르마 그리고 내면의 빛

필자는 태생적으로 타고난 자의식적 성향에 더하여 나 자신의 그 릇에 비해 너무 높이 세운 영성의 눈높이를 미처 깨닫지 못하였다. 미션에도 다른 급이 있다는 사실, 임파서블(Impossible)에서 파서블 (Possible)까지 본인이 타고난 카르마와 역량에 따라 선택할 수 있는 라이프 미션의 사이즈도 다를 수 있다는 것을 알지 못했다. 그리하 여 이후 오랜 세월 동안 출가자 못지않게 엄격한 육체적, 정신적 학 대를 진정한 수행의 기본으로 여기는 오류를 범하였다. 나 자신에게 어떤 편안함이나 느슨함도 허락하지 않는 혹독한 잣대를 들이댔다. 당연히 무수한 실패와 좌절을 경험할 수밖에 없었다. 그러다가 지천 명(知天命)이라는 나이가 되었을 때, 더 이상 의지만으로 버틸 수 없 을 정도로 육체와 정신, 영혼 그리고 삶이 한번에 모두 무너지게 되 었다. 짙은 어둠 속에서 한 치 앞도 나아갈 수 없는 위기에 처하게 되었다. 무엇보다도 수행이라는 이름하에 혹사해 왔던 몸과 마음이 더 이상 버틸 힘이 없었다. 그리하여 모든 것을 놓아 버렸다…

그러자 기적 아닌 기적이 일어났다. 의식의 문이 열리는 신성(神 性)의 경험과 함께 비로소 '내맡김'이 무엇인가 깨닫게 되었다. 오랫 동안 정작 '나'를 괴롭히고, 혹사하고, 무시하고, 학대하던 사람은 그 누구도 아닌 '나'였다. 내가 '나'를 너무 붙들고 있었기에 그렇게 처절 하게 괴롭고, 외롭고, 고단했던 것이다. 그런데 '나'를 놓아 버리니 애 초에 '나'라고 이름할 사람이 아무도 없었다. 언제나 '나' 혼자서 버 둥거리며 살고 있다고 생각했는데, 지나온 길을 되돌아보니 한 번도

신의 은총이 함께하지 않았던 적이 없었다. 무수한 사람들의 사랑과 티처들의 은혜로 가득 채워졌던 축복의 삶이었다. 단지 내 시야가 '나'라는 좁은 곳으로만 꽂혀서, 내내 곁을 지켜 주고 있던 '너, 우리'를 미처 보지 못하고 있었던 것이다. 눈물이 폭포수처럼 쏟아졌다. 울고 또 울었다. 억울하거나 슬퍼서가 아니라, 너무나 가벼워져서 그냥 그렇게 눈물이 났다. 그렇게 몇 개월 정도를 울다가 웃다가 한 것 같다. 명상을 하거나, 그림을 그리거나, 길을 걷거나 하다가도 수시로 눈물이 났다. 그렇게 불쑥불쑥 터지곤 하던 눈물샘이 어느 정도 말라 갈 즈음에는 다시금 털고 일어나 새로 시작할 수 있는 희망과 용기도 내면에서 솟아났다. 많이 쇠진해졌던 몸과 정신건강도 힐링과 정화로 빠르게 회복되어 갔다. 그렇게 혹독했던 영혼의 겨울이 지나고 다시금 봄이 오고 있었다….

돌이켜 보면 이제는 모두 꿈처럼 아련한 아픔과 각성의 시간들이었지만, 그러나 한 가지 분명한 깨우침과 확신은 남게 되었다. 내 삶의 의미와 목적, 라이프 미션은 다른 누구도 아닌 나 스스로 규정한다는 사실이었다. 현생에서 의식을 가진 존재로 태어난 이상 우리 모두는 자율 의지로 각자에게 맞는 삶의 미션을 스스로 정하고, 각자의 방식으로 그것을 충족시키기 위한 노력과 헌신을 하며 살아가게 된다. 그것이 크든 작든, 물질적이든 정신적이든, 무엇이든 상관없다. 단지 우리에게 삶의 의미와 충족감을 느낄 수 있게 해 주는 것이면 되는 것이다. 어떤 탁월한 능력의 점성가 혹은 구루도 대신해서 우리의 라이프 미션을 정할 수 없으며, 그렇다고 하늘이 내려주는 건 더더욱 아니다. 단지 우리 자신의 삼스카라에 따라 스스로 선택하고 결정하는 것이라는 깨달음을 그렇게 길고 어두웠던 영혼의 밤들을 통해 마침내 얻을 수 있었다. 그리하여 오랫동안 나 자신을 옭아매고 있던 속박 아닌 속박, 라오 스승님처럼 살지 못하는 데서 오는 깊은 죄의식으로부터 비로소 자유로워질 수도 있었다. 그리고 오래전 한국을 떠나기 전에 스스로에게 천명하였던 나만의 미션을 기억해 내게 되었다. 외국에 나가 지식과 견문을 넓힌 뒤 한국으로 돌아와 많은 사람들과 공유하겠다는 결심이었다. 그때는 5년 정도면 충분할 거라고 생각했는데, 어느새 강산이 3번도 더 바뀌는 세월이 흘렀다⋯.

당신 삶의 미션은 무엇인가?

우리 삶의 미션, 삶의 의미를 정한다는 것은 아주 주관적인 일이다. 그것은 당신이 스스로 정의하기 때문에 당신 삶의 미션도 당신이 결정하는 것이다. 당신의 미션과 나의 미션은 다르다. 두 사람의 미션이 다르고, 모든 사람이 똑같지 않기 때문이다. 당신은 삶의 목적이나 미션을 향상시키기 위해 다른 사람들로부터 영감을 얻을 수는 있다. 하지만 진정으로 당신의 것이어야 한다. 어떤 목적은 클 수 있고, 어떤 목적은 소박해야 한다. 현재 당신이 활용할 수 있는 자원과 상황으로 인해 더 큰 비전이 지금으로선 가능하지 않기 때문이다. 당신이 큰일을 하든 작은 일에 머물든 누가 당신을 비판할 수 있겠는가? 인생의 마지막 순간에 자신을 평가하는 최종 심판자는 바로 당신 자신이다. 그리고 성공 여부를 결정하는 주요 요소는 당신의 노력이 다른 사람들 삶에 과연 얼마나 도움이 되었는지 하는 것이다. 즉, 당신이 하는 일이 당신만이 아니라 다른 사람들에게도 중요하다는 의미이다.

남회근 선사에 의하면 우리가 가진 삶의 미션, 삶의 목적에는 '깨달음의 실현, 사람에게 이득이 되는 것, 세상에 이득이 되는 것'이라는 세 가지 목표가 포함되어야 한다고 하셨다. 하지만 대부분의 사람들은 이것을 자신들 삶의 목적으로 생각하지 않는다. 그래서 이러한 목표를 달성하고자 노력하는 삶이 가능하도록 어떤 구체적인 비전을 세워야 한다. 공자는 세상과 사람에 이득이 되는 것을 '경천애인(敬天愛人, 하늘을 공경하고 사람을 사랑하라)'으로 표현하였다. 이는 어떤 거창한 행동이나 사명을 수행해야 한다는 뜻이 아니다. 단순히 당신이 할 수 있는 한, 사람과 세상에 이득이 될 수 있도록 노력해야 한다는 뜻이다. 그런데 사람들은 너무나 자주 하나의 더 큰 삶의 목적을 찾고 있다. 대부분의 사람들은 큰 자원이나 능력을 가지고 있지 않으며, 모든 사람이 다른 사람들을 돕기 위해 슈바이처 박사처럼 자신의 목숨을 바치는 초인적인 헌신을 가지거나, 슈퍼맨처럼 위대한 연민을 펼칠 수도 없다. 마하트마 간디, 성 테레사 수녀,

깨달음, 카르마 그리고 내면의 빛

마틴 루터 킹과 같은 위인들의 미션은 감동적이지만, 그러나 그들이 치른 위대한 희생을 모방할 수 있는 사람은 거의 없다. 우리 중 그처럼 위대한 미션을 고려할 수 있는 사람은 거의 없다. 특히 그러한 길이 가난과 시련으로 가득 차 있다는 것을 알 때 더욱 그렇다. 그보다 이상적인 미션은 비록 당신의 기여가 작더라도 가능하면 많이, 다른 사람들의 삶과 세상이 더 나아지는 데 보탬이 되도록 도움을 주는 것이다. 당신이 기여할 수 있는 정도가 미약하고 작은 것 등은 중요하지 않다. 자신의 이득이나 안위가 우선인 이기적인 사람보다는 조금 손해 보고 불편함을 기꺼이 감수할 수 있는 이타적인 사람이 되는 것이 더 중요하다.

이타적으로 산다 함은, 주변과 세상이 좀 더 평화롭고 풍요로워지는 데 도움이 되도록 모든 유형의 방법으로 다른 사람과 같이 협력하는 것을 의미한다. 사람들이 실제로 인생에서 추구하는 것은 어떻게 하면 보탬이 될 수 있을지, 자신과 가족을 도울 뿐만 아니라 지역 사회, 국가, 세계에 도움이 될 수 있도록 어떤 더 큰 전체나 위대한 미션의 일부가 되는 방법이기 때문이다.

사람들은 자신이 성취해야 할 삶의 목적과 의미가 있다고 느끼기를 원하며, 대체로 다른 사람에 대한 봉사와 배려가 포함될 때 삶의 의미와 행복, 보람을 강렬하게 느끼게 된다. 삶이란 금욕주의적 고독과 절제가 아니라, 더 큰 전체에 대한 적극적이고 도덕적인 참여를 포함할 때 의미가 있게 된다. 그래서 모든 사람은 알게 모르게

'나'라는 에고자아를 잊고, 자신이 보다 신성하고 초월적이며 보편적인 존재라고 생각하기 위해, 즉, 더 크고 완벽한 어떤 위대함과 조화를 이루기 위해 노력하고 있다. 자신의 삶과 그 밖에 있는 더 큰 맥락 사이의 연결성을 찾고 있는 것이다. 그러한 더 큰 맥락은 당신이 속한 공동체, 사회, 국가, 세계의 상태이다. 우리 모두는 보이지 않는 끈에 의해 상호 연결 되어 있으며, 원인과 결과라는 상호 의존의 법칙을 통해 다른 삶의 짐과 이득도 자신의 것이 되도록 모든 사람과 밀접하게 연결되어 있다. 그러므로 다른 사람·사회의 고통과 재난을 완화하기 위해 당신이 할 수 있는 어떤 작은 역할이나 보탬을 줌으로써 당신은 그들뿐만 아니라 당신 자신에게도 도움이 될 수 있는 것이다.

세상에는 고통이 만연해 있다. 그러나 모든 사람이 전체를 개선하기 위해 아주 조금만 이타적으로 행동한다면 다른 사람의 짐이 줄어들어 더 나은 전체가 높아져 우리 모두가 이득을 얻을 수 있게 된다. 주는 사람을 포함하여 우리 모두가 그 혜택을 누리고 있다. 이것이 더 나은 사회의 꿈을 실현하는 길이 될 것이다. 거창한 계획은 필요하지 않다. 단지 수많은 작은 미덕의 행동이 필요할 뿐이다. 우리는 단순히 삼사라 수레 안에 갇힌 채 기계적으로 바퀴를 돌리고 있는 햄스터가 아니라 깨달음의 의식으로 변화를 만들 수 있는 기회를 가지고 있는 것이다. 우리의 삶은 실제로 가치가 있다. 이 우주에 있는 다른 어떤 생명체들에 비해 우리 인간은 의식을 갖고 있으

깨달음, 카르마 그리고 내면의 빛

며, 주체적으로 상황을 더 좋게 만들 수 있는 방식으로 생각하고 행동할 수 있는 드문 존재이기 때문이다. 그래서 우리의 진정한 다르마는 슈퍼 파워로 깨달음과 세상의 평화를 단번에 이루고자 하는 것이 아니라, 각자가 처한 자리에서 일상적이고 현실적인 삶에 필요한 여러 작은 책임과 의무들에 충실하고 헌신하는 것을 의미한다. 당신이 타고난 미션은 다른 사람을 위해 이득이 될 수 있는 미덕, 정의, 풍요로움, 혹은 다른 사람들을 위해 할 수 있는 무엇이든지 하는 것이다. 임파서블한 미션이 아니라 파서블한 미션에 대한 비전을 세우고, 그것을 달성하기 위한 노력을 쏟는 것이다. 그러기 위해서는 당신이 가진 카르마와 비전이 서로 통합될 수 있도록 바디, 마인드, 소울 크리야로 내공을 기를 수 있어야 한다.

2.
내면의 빛, 영원한 신성의 자리

"인식의 문들이 깨끗해지면, 모든 것이 있는 그대로의 모습으로 나타나 보일 것이다. 그런데 우리는 동굴의 좁은 틈을 통해 모든 것이 보일 때까지 우리 자신을 그 안에 가두어 두었다."

– 윌리엄 블레이크(William Blake, 1757-1827, 영국 시인 & 화가)

꾸준한 연습과 상기(想起)로 빌드업이 필요한 신성의 자리

돌이켜 보면, 남달리 내성적이고 소극적이었던 어린 시절부터 유독 내면세계를 향한 관심과 탐구에는 아주 절실하고 진심이었다. 그런데 쉽게 믿지 못하는 성향과 더불어 특별히 귀의한 종교는 없었던

깨달음, 카르마 그리고 내면의 빛

집안 환경 탓으로, 신과 같은 어떤 절대적 존재에 대한 믿음이나 신성에 대한 확신을 가지는 어려움을 겪었다. 혼자 있는 것을 좋아하고 철학적 사색을 즐겼지만, 그렇다고 철학자나 학자들처럼 너무 머리와 이성으로 삶이나 영성을 접근하는 방식도 체질적으로 맞지 않았다. 그러다가 요가 명상의 길에 입문하면서 만나게 된 파탄잘리 요가수트라는, 내외부적으로 그 누구도 믿거나 추종할 필요 없이 오로지 나의 내면에 있는 의식의 빛에만 의지하여 살아갈 수 있는 길을 보여 주었다. 그리고 이후 재가 수행자로서 현실적 삶의 책임과 의무를 이행하고, 동시에 영적 다르마의 탐구와 수행을 병행하며 니르바나를 향해 나아갈 수 있도록 길을 밝혀 주는 등불이 되었다. 여러 훌륭한 스승님들의 가르침을 직접 받는 행운도 누렸지만, 태생적으로 어떤 조직이나 사람에 너무 매이거나 제약받는 것을 잘 견디지 못했다. 그래서 부처님이나 성자 파탄잘리와 같은 외부보다는 내면에서 만날 수 있는 구루(Guru)들에만 의지하는 독자적인 수행의 길을 지금까지 걷게 되었다.

부처님께서는 숫타니파타 불경에서 "소리에 놀라지 않는 사자와 같이, 그물에 걸리지 않는 바람과 같이, 흙탕물에 더럽히지 않는 연꽃과 같이 무소의 뿔처럼 혼자서 가라"고 하셨다. 그런데 출가자가 아니라 경제적 활동과 가정생활을 병행하며 바쁘고 치열한 현실을 살아야 하는 재자가의 입장에선, 이러한 부처님의 말씀처럼 강하고, 의연하며, 부드럽고 실체가 없어 보이나, 도도하면서 깨끗하고, 외로

우나 홀연히 자기만의 길을 가는 것이 결코 말처럼 쉽지가 않았다. 그래서 혼자가 아니라 가족이 있고, 남에게 신세나 피해를 입히지 않고 생계를 유지할 수 있는 호구책이 있어야 하고, 더불어 살아야 하는 인간적 사회적 관계들이 있고, 세상은 점점 복잡하고 빠르게 변화하며, 정글과 같은 약육강식의 논리가 판을 치는 혼란스러운 작금의 현실에서 당당하게 자신만의 길을 간다는 것은, 어찌 보면 한가롭고 배부른 소리로 들릴 수도 있다.

하지만 '무쇠의 뿔처럼 혼자서 가라'는 말의 핵심은 외부 세계가 아닌 내면세계에 있다. '나'의 밖이 아니라 '나'의 안에 있는 세계를 마스터하는 사람이 되라는 의미인 것이다.

나사(NASA)에서 찍은 지구의 이미지를 본 적이 있을 것이다. 얼마나 작고, 푸르고, 아름다우면서도 앙증맞은지 놀라울 정도이다. 부처님 말씀에 의하면 지구와 같은 세계가 1,000개 모인 것이 소천세계(小千世界)이고, 소천세계가 1,000개 모인 것이 중천세계(中千世界), 중천세계가 1,000개 모인 것인 대천세계(大千世界)라고 한다. 우리가 살고 있는 지구별은 전체 우주에서 참으로 미세한 하나의 점과 같은 행성에 지나지 않는 것이다. 그 안에서 대한민국이라는 작은 분단국가 안에 살고 있는 오천일만 명 중 한 명인 '나'는 전 세계 80억 인구에 비해 볼 때 한 톨의 먼지조차 되지 못한다. 그런데 그렇게 미미한 존재인 '나'의 내면 세계가 무한대의 대천세계를 정복할 수 있다는 것을 부처님은 증명해 보이셨다.

대우주와 소우주, 나의 안과 밖은 거울처럼 서로를 반영하고 있다. 그래서 '나'의 컨트롤 영역 밖에 있는 외부 세계가 아니라 '나'의 컨트롤 영역 안에 있는 내면세계를 마스터하기만 하면 되는 것이다. 나의 내면세계는 오로지 '나'만이 주인이자 손님이고, 또 중재자가 될 수도 있다. 그래서 '나'만이 동굴 속에 갇힌 '나'를 깨달음으로 자유롭게 할 수 있고, 삼사라의 수레에 묶인 카르마의 족쇄를 자를 수 있고, 원하는 새로운 운명으로 바꿀 수도 있는 '내면의 빛' 마스터키를 가지고 있는 것이다. 이러한 마스터키를 오운 하기 위해서는 앉아서 명상이나 기도만 한다고 되는 것이 아니라 '내면의 빛'이라는 신성의 자리에 안착할 수 위한 꾸준한 디스플린과 연습 그리고 상기(想起)라는 빌드업 과정이 필요하다. 그러기 위해서는 '천 리 길도 한 걸음부터'라고 했듯이, 구체적인 디스플린 리스트를 작성하고 그에 따른 헌신적인 바디, 마인드, 소울 크리야 작업들이 요구된다.

당신의 삶에 신성한 방식으로 헌신해야 한다

무엇보다도 먼저 우리의 삶을 신성(神性)하게 고양시켜 신을 모시듯 신성한 방식으로 헌신할 수 있어야 한다. 어떻게 우리의 평범한 삶을 신성하게 고양시킬 수 있는가? 우리 내면에 있는 영원한 대자아를 받아들이게 되면 삶은 신성(神性)해진다. 에고자아의 세계에서는 특별하게 신성한 것이 없다. 그래서 당신의 삶과 다른 생명들을 존중하고 신성하게 대하는 방식으로 행동하게 되면, 당신이 하는 모든 행위는 당신의 의도를 그대로 반영하는 거울이 된다. 당신이 하는 말, 행동, 생각, 감정에서 당신 내면의 영성과 영원한 대자아에 대한 재확인을 할 수 있게 된다. 그러므로 삶에 대한 신성한 자세를 우선적으로 계발할 수 있어야 한다. 그러기 위해서는 당신만의 어떤, 간단하면서도 특별한 종교적, 영적 의식(儀式)을 일상적으로 행하는 것도 포함되어야 한다. 크리스천의 주기도문 외우기, 불교인의 반야심경이나 다른 경들을 외우기, 요가인의 사무량심 기도문 외우기, 또는 힌두교의 다양한 바잔(Bhajan, '영적 헌신의 노래')이나 레머디 용(用) 찬팅 외우기 등을 일상적 의식(儀式)으로 정하여 꾸준히 행하는 것이 하트의 신성함을 키우기 위한 아주 좋은 방법이다.

당신의 삶을 신성하게 여기기 위해서는 신성한 자세를 계발하는 것 외에도 신성함을 느낄 수 있는 당신만의 공간이 필요하다. 그리고 그 공간 안에 들어설 때 자동적으로 신성함을 느낄 수 있는 특정한 대상도 필요하다. 교회나 템플 등을 날마다 가야 한다는 것이 아니라, 당신이 일상적인 생활을 하는 곳에 작으나마 신성한 공간을 만들어야 한다는 뜻이다. 생활 공간을 어떻게 신성하게 만들 수 있는가? 어떤 것이든 당신이 신성하다고 느낄 수 있는 대상-십자가, 성모 마리아 상, 불상, 만달라 이미지, 힌두 신상 등(모두 작은 사이즈로)-을 집 안 어느 곳이든 두고 눈에 보이지 않은 성역을 그 주변에 정하는 것이다. 여건이 된다면 당신이 기도하고 수행하는 하나의 방

깨달음, 카르마 그리고 내면의 빛

을 별도로 두는 것이 선호되지만, 그렇지 못한 경우에는 방이나 거실 구석에 당신만의 성역의 자리를 만들어서 신성한 에너지가 그 공간 안에 쌓일 수 있도록 해야 한다. 집집마다 침실, 부엌, 거실, 화장실 등의 용도가 정해져 있는 것처럼, 기도, 명상, 수련 등 오로지 신성함을 리마인드할 수 있는 행위만 그 공간 안에서 하고, 일체 다른 용도로는 사용하지 않도록 해야 한다. 그리하면 언제든 당신이 그 공간에 들어서면 자동적으로 신성한 에너지와 존중, 편안함을 느낄 수 있는 성역이 될 수 있다. 그러면 공간에서 나와서 다른 일상생활을 하는 중에도 당신이 하는 말, 행동, 생각에서 성역의 신성한 에너지가 그대로 묻어날 수 있게 된다.

당신이 가진 진정한 파워, 즉, 내공(內功)은 디스플린에서 나온다

필자가 가장 꺼려하는 사람은 영성이나 종교, 혹은 영적(靈的)이란 말을 남발하고 물질적인 것에 대해 고고하고 무관심한 척 행동하지만, 실제로는 자신의 무능력이나 무책임함을 무소유나 청빈함 등으로 포장하는 사람들이다. 이들은 입으로만 그럴듯하게 온갖 지혜와 지식의 말들을 쏟아내지만, 정작 기본적 생활이나 자신의 몸을 건사하는 데 필요한 어떤 생산적인 일도 하지 않거나 못한 채 가족이나 주변 사람들의 호의, 비영리 단체의 자선에 의탁하여 하루

하루 연명하며 살아가는 위선자들에 지나지 않는다. 높은 깨달음을 얻은 선사들 중에는 하루라도 그날 밥값에 해당하는 노동을 하지 않았으면 밥 먹을 자격이 없다 하여 그날을 굶었던 일화들이 잘 알려져 있다. 법륜 스님처럼 유명한 인사도 손수 농사를 지으시며 당신의 식량을 직접 조달하시는 이유도 같은 맥락인 것이다. 우리 모두는 태어난 이상 생명을 영위하기 위해선 하늘과 자연 그리고 사람들에게 무수한 빚을 질 수밖에 없다. 그러므로 살아 있는 동안 부지런히 정진하여 빚을 갚기보다는 가장 기본적인 생활조차도 해결하지 못한 채 민폐만 끼치며 살다 간다면, 현생에서 깨달음의 바디를 성취하는 것은 고사하고 그는 오히려 산치타 카르마의 계좌를 완전히 마이너스 통장으로 만드는 중대한 실수를 범할 수도 있다.

진정으로 영적인 사람은 영성이라는 말조차도 입에 올리기를 꺼려하고 단지 행동으로 보여 주고 실천하기를 선호한다. 부처님께서도 35세에 깨달음을 얻으신 후 80세에 돌아가실 때까지 45년을 끊임없는 수행과 보살행을 이어 가셨다. 참다운 깨달음을 추구하는 사람은 온갖 이론이나 그럴싸한 말보다는 다양한 디스플린으로 내공을 쌓고, 그러한 파워를 이용해 자신이 속한 삶 속에서 보살행을 직접 실천하고 행동함으로써 진정한 깨달음에 대한 퍼즐을 풀어 나간다.

힌두이즘에서는 많은 깨달은 이들이 만든, 일종의 전화번호처럼 수없이 많은 만트라를 세상에 남겼다. 만트라 진언을 통해 가네샤, 칼리 여신, 사라스와티, 쉬바, 크리슈나 등과 같은 신(神)으로 가장 (假裝)한 깨달은 존재들에게 다양한 유형의 도움을 요청할 수 있게 하였다. 때로는 그들의 도움이 우리의 카르마를 바꿀 수도 있다. 그러나 카르마의 당사자 본인은 아무런 노력도 하지 않으면서 단지 하늘의 기적만을 바라는 일은 가능한 하지 말아야 한다. 대체로 사람들이 어려운 상황에 직면할 때 그것은 종종 바꿀 수 없는 무거운 카르마를 의미한다. 그래서 어려울 때일수록 생각과 말, 행동을 자제하고, 내공을 쌓기 위해 노력하면 아무리 무거운 카르마라도 거뜬히 이겨 낼 수 있게 된다. 그리고 수행으로 한층 순수하고 정화된 에너지체는 하늘의 감응과 도움도 그만큼 쉽게 끌어당길 수 있게 된다. 즉, 만트라 진언이 가장 효율적인 효과를 불러오기 위해서는 그만큼 우리 스스로를 신성한 에너지체로 고양시킬 수 있어야 하는 것이다.

파탄잘리의 아쉬탕가 크리야 요가는 오늘날 바쁜 삶을 살아가는 현대인들이 굳이 출가나 은퇴를 하지 않고도 일상생활 자체를 모두 깨달음을 위한 수행의 기회로 삼아 의식(意識)이라는 내면의 빛을 오운 할 수 있도록 총괄적인 비법을 제시하고 있다. 당신이 가진 신성한 파워, 내공(內功)을 다이렉트로 키워 주고 카르마를 극복하여 삼사라의 수레바퀴에서 벗어날 수 있도록 하며, 깨달음으로 새로운 운명을 밝힐 수 있게 하는 신의 선물과도 같다. 아쉬탕가 크리야 요가 안에는 고통을 제거하고 삶에 기쁨을 가져올 수 있도록 생각과 행동을 디스플린하고, 우리 자신을 신성한 영적 높이로 올려서 고귀하게 만드는 바디, 마인드, 소울의 수련 비법이 담겨 있다. '나'의 바디, 마인드, 영혼이라는 운송 수단에서 어떤 일이 일어나고 있는지 스스로에게 반추하고 반영하는 의식적 디스플린 과정을 통해 '데바 바디'라는 깨달음의 바디를 성취할 수 있고 나아가, 니르마나 카야라는 빛의 바디까지도 완성할 수 있는 잠재성을 보여 주고 있다.

당신만의 소명의식 - 카르마와 운명을 바꾸는 비법

타고난 프라라브다 카르마를 정화하고 운명을 바꾸는 아가마 카르마를 늘릴 수 있는 가장 효율적인 방법은 긍정적인 행위와 빛을 주변 세상에 펼치는 것이다. 당신은 세상에 어떤 빛을 주는 사람이 되고 싶은가? 먼저, 인생에서 궁극적으로 성취하고 싶은 것을 결정해야 한다. 당신 내면의 자아를 반영한다고 믿는 어떤 목적, 활동, 또는 목표를 향한 끌림을 느낄 때, 마음을 크게 먹고 그것을 활기차게 추구하는 것이다. 그리고 그것을 이루는 데 필요한 무엇이든지 수련하고 공부해야 한다. 이를 위해서는 의지와 노력, 인내심이 필요하다. 진정한 당신이 되기 위해 선택한 그 길을 헌신적으로 따라가고, 나와 다른 사람의 정신적 고통을 모두 끊을 수 있어야 한다. 그러기 위해서는 당신이 하는 모든 활동 속에 마음의 순수함, 지혜, 노련함, 미덕, 완전한 내맡김이 배어 있는 카르마 요기의 길을 마스터

깨달음, 카르마 그리고 내면의 빛

해야 한다.

삶은 영원히 계속되며, 깨달은 마스터나 부처, 보살님들은 그 영원함 속에서 자신의 활동과 삶의 목적을 결정하였다. 우리가 수행에 성공하지 못하더라도 세상과 사람들의 이익을 위해 일한다면 우리도 역시 성자이고 보살인 것이다. 따라서 살아가는 동안 당신 자신이 정한 삶의 목적과 방향을 따라 어떤 일이든 시작하거나 필요한 능력을 키울 수 있는 특정한 관심사를 결정해야 한다. 삶의 의미나 목적을 결정하는 것은 삶이 단지 생존을 위해 필요한 일을 하는 것보다 더 가치 있는 어떤 사명, 그리고 이를 이루기 위한 개인적 노력을 하는 선택으로 귀결된다. 세상에 태어나서 민폐만 끼치고 자원들만 낭비하다가 마무리하는 이기적인 삶이 아니라, 어떤 식으로든 세상에 공헌하고 타인에게 이득을 줄 수 있는 이타적인 삶을 선택하는 것이 진정한 카르마 요가이며, 완전한 깨달음을 빠르게 성취할 수 있는 지름길이기도 하다. 그러기 위해선 당신이 어떤 열망, 서원, 서약을 할 수 있을지 생각해 보아야 하며, 이러한 거시적 미션에 참여하려면 당신은 어떤 디스플린을 해야 하는지 깊이 성찰해 보아야 한다. 당신은 어떤 능력을 갖고 싶고, 어떤 서비스를 하고 싶은가? 당신만의 소명의식으로 삶의 의미를 스스로에게 부여하는 것이다.

대부분의 사람들이 하고 싶은 것은 좋고 편안한 라이프 스타일을 누리며 오랫동안 살 수 있기 위해 돈을 많이 버는 것이다. 그러한 라이프 스타일을 영위하면서 얻게 되는 온갖 이익, 향락, 사치, 오락, 또는 이국적인 경험을 행복이나 만족, 성공과 동일시하는 실수를 범하게 된다. 불행하게도 진정한 삶의 행복과 충족은 대체로 돈 때문에 얻어질 수 없다. 만약 당신이 돈을 버는 것이 인생에서 가장 중요한 것이라고 말한다면 당신은 인생을 완전히 시간 낭비만 하면서 어리석게 보내게 될 것이다. 왜 어리석다고 하는가? 당신은 자신과 삶의 노력을 신성하게 고양시키고 더 높은 삶의 목적 성취를 위해 쓰기보다는 그저 생계를 유지하는 데 인생의 대부분을 소비하고 있기 때문이다.

달라이 라마 존자께서는 "인간은 돈을 벌기 위해 건강을 희생한다. 그런 다음 그는 건강을 회복하기 위해 돈을 희생한다. 그리고 그는 미래에 대해 너무 염려해서 현재를 즐기지 못한다. 그 결과, 그는 현재나 미래에 살지 않게 된다. 그는 결코 죽지 않을 것처럼 한 번도 제대로 살아 보지도 못한 채 죽는다."라고 말씀하셨다. 벤자민 프랭클린도 사람들이 자신의 귀한 시간과 인생에 걸맞지 않은 직업과 물질들을 위해 "너무 많은 돈을 지불한다"라고 하였다. 사람들은 중요하지 않은 일들을 하면서 평생을 낭비하고, 그러다가 삶의 시간이 거의 다 되었을 때 자신이 하지 않은 일이나 자신이 원하는 것들을 얻기 위해 한 일들을 후회한다. 그것들이 그만한 가치가 없었다는 사실을 너무 뒤늦게 깨닫게 된다. 경제적 성공을 위해 평생을 바쳤지만 막상 그것을 얻었을 때 그다지 의미가 없다는 것을 알게 된다.

깨달음, 카르마 그리고 내면의 빛

사람들이 삶의 의미를 느낄 수 있으려면 어딘가에서 자신이 하는 노력이 어떤 식으로든 세상에 도움이 된다고 믿으며, 그것에 헌신할 수 있어야 한다. 그런데 "나는 오늘 다른 사람을 위해 긍정적인 일을 했다. 세상에 적게나마 기여하고, 의미 있는 변화를 만들었다."라고 말할 수 있는 사람은 과연 얼마나 될까?

세상의 모든 것은 결국 사라지게 되어 있지만, 당신의 행동은 영원히 계속되는 인과의 법칙 속에 이어질 것이다. 좋든 나쁘든 이것은 당신이 세상에 남길 유산이다. 가장 큰 유산은 당신이 태어날 때 처음 접했던 세상보다 더 나은 세상을 남기는 것이다. 즉, 삶을 변화시키고 주변을 더 나은 방향으로 개선하는 데 기여하는 것이다. 선한 일을 하고, 악한 일을 하지 말고, 악과 해가 일어나는 것을 막고, 존재하는 악과 해를 제거하고, 선이 일어나지 못하게 하는 장애물을 제거하고 선의 뿌리가 내릴 수 있도록 토양을 비옥하게 하는 것이다. 당신이 할 수 있는 모든 방법으로, 당신이 할 수 있는 모든 장소에서, 당신이 할 수 있는 모든 시간에, 당신이 할 수 있는 한 모든 사람과 주변에 할 수 있는 모든 선한 일을 하는 것이다.

인생은 그 자체가 목적이기 때문에 주어진 시간 동안 어떻게 잘 활용하느냐가 인생의 유일한 목적이 된다. 그러므로 어떤 소명의식, 어떤 삶의 목적이 당신에게 의미와 행복을 줄 것인지 결정하는 것은 당신에게 달려 있다. 당신에게 중요한 목표를 실현하기 위해 어떤 활동이나 기술을 마스터할지 결정하는 것도 모두 당신에게 달려 있다. 당신이 있는 삶의 현장, 그곳이 바로 당신의 행복, 성취, 의미, 만족, 보상을 얻을 수 있는 곳이기 때문이다. 그러기 위해서는 바디, 마인드, 소울의 모든 레벨에서 크리야(정화)를 해야 한다. 결국 모든 것은 타파스(수련)로 귀결되며, 타파스는 기본적으로 요가의 처음이자 마지막 과정인 것이다.

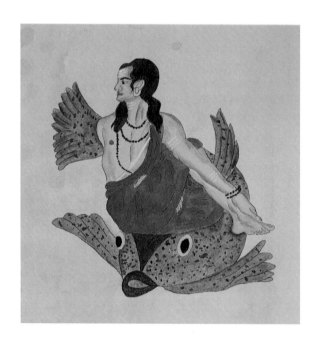

깨달음, 카르마 그리고 내면의 빛